動画で身につく

肝疾患の基本手技

インターベンション治療の秘訣

監修◆小池和彦
編集◆椎名秀一朗, 建石良介

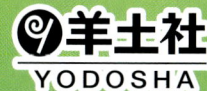

謹告

　本書に記載されている診断法・治療法に関しては，発行時点における最新の情報に基づき，正確を期するよう，著者ならびに出版社はそれぞれ最善の努力を払っております．しかし，医学，医療の進歩により，記載された内容が正確かつ完全ではなくなる場合もございます．

　したがって，実際の診断法・治療法で，熟知していない，あるいは汎用されていない新薬をはじめとする医薬品の使用，検査の実施および判読にあたっては，まず医薬品添付文書や機器および試薬の説明書で確認され，また診療技術に関しては十分考慮されたうえで，常に細心の注意を払われるようお願いいたします．

　本書記載の診断法・治療法・医薬品・検査法・疾患への適応などが，その後の医学研究ならびに医療の進歩により本書発行後に変更された場合，その診断法・治療法・医薬品・検査法・疾患への適応などによる不測の事故に対して，著者ならびに出版社はその責を負いかねますのでご了承ください．

監修の序

　肝疾患診療は，胆膵，消化管領域とともに消化器内科診療の一つの領域であるが，我が国においては肝臓病が国民病と言われてきた歴史もあり，我が国の消化器病診療を牽引してきたといえる．肝疾患に関する診断と治療の進歩は著しい．私は1980年（昭和55年）の卒業であるが，C型肝炎ウイルスが未発見であった80年代の肝疾患診療は，外来における採血（ALT値のフォローアップ）と「肝庇護剤」の投与に終始していた．肝の画像検査においてもシンチグラムで大きなSOLが見つかるという時代であり，肝癌治療においては，ようやく肝動脈塞栓術（TAE）が普及しつつあったが，肝癌診断後の平均余命は6カ月あまりという状況であった．

　その後，B型肝炎，C型肝炎に対する抗ウイルス薬が開発され，ウイルス肝炎は根治的なレベルで改善されてきた．これらの治療薬剤の進歩に歩を合わせて進歩してきたのが，肝臓に対する画像診断とインターベンション治療である．画像としては，CT，MRI，造影を含む超音波検査，それらを利用するソフトの開発も急ピッチで行われた．治療についても，肝癌に対するラジオ波焼灼術等の経皮的治療，経カテーテル治療・化学療法，食道静脈瘤の内視鏡的治療等，その進歩は著しく，肝疾患患者の予後を大きく改善した．しかし，当然ながら，これらの手技の習得は容易いものではなく，多くの時間をかけて習熟していく必要がある．

　技術習得においては見てマネをする行為が最も効果的である．しかし，誰もが「お手本」を身近にもてるわけではない．技術が高度なものとなればなおさらである．そこで今回，『動画で身につく肝疾患の基本手技—インターベンション治療の秘訣』なる本を上梓する運びとなった．基本的な超音波手技のコツ，ラジオ波治療の極意，IVR手技等を中心として，懇切丁寧な指導が続く．何よりも「動画付き」であることが，視覚に訴える領域の技術習得において最良のお手本となる．視覚重視世代の先生にも，また，その上の世代の先生にも，本書は必ず役立つであろう．

2013年7月

東京大学大学院医学系研究科消化器内科学　教授
小池和彦

編集の序

　本書は肝臓領域における診断・治療手技を効率的に学ぶために企画しました．何かを学習するために本を読むことは基本中の基本ですが，手技的なものを修得するためには専門家が実際に行っている手技を見ることが効率的と思われます．このため，本書では，専門家の実際の手技を見ることができるよう動画を作成してDVDに保存しました．本書の執筆は各分野の第一人者に依頼してあり，初心者だけでなく経験者にとっても得るところが大きいと思われます．スタンダードとなっている方法には合理的な理由があります．また，ちょっとしたノウハウの差が最終的に大きなアウトカムの差となることもあります．他施設の手技を見ることによって，自分たちの方法の不備を発見したり，自分たちの技術レベルを再認識したりできます．技術水準の向上を志す際の道標となるでしょう．

　わが国の肝臓専門医は多岐にわたる診断・治療手技を担当しています．腹部超音波およびそれを用いた各種の穿刺手技，腹部血管造影を基本とした各種のカテーテルインターベンション，上部消化管内視鏡と胃食道静脈瘤治療，果ては腹腔鏡下インターベンションまで挙げられますが，これらの手技のなかには，諸外国なら放射線科医，消化器内視鏡専門医，消化器外科医など細分化された各専門医のみしか行えないものも少なくありません．このため，外国の肝臓専門医からは「日本の状況が羨ましい」とよく言われます．日本の肝臓専門医は，ある意味では非常に恵まれた状況にあると思われます．

　本書では主に肝細胞癌，門脈圧亢進症といった病態の診断・治療手技を取り上げましたが，これらの病態の背景には慢性肝疾患・肝硬変が存在するため，全体としての治療の一貫性を保つためにも，肝機能障害の管理に精通した肝臓専門医が担当することが本来望ましいと思われます．しかし，高度に専門化した診断・治療手技を修得することは容易ではありません．そして，未熟な技術で侵襲的手技を行うことが社会的に許容されなくなっていることは，昨今の報道をみればよくわかると思われます．肝臓専門医，そして日本の肝臓病学の将来を担う若手医師が肝臓領域における診断・治療手技を修得していく過程で本書を活用いただければ幸いです．

　最後に，本書の執筆に携わっていただいた先生方や羊土社の編集部の方々に心から感謝致します．

2013年7月

椎名秀一朗
建石良介

動画で身につく

肝疾患の基本手技
インターベンション治療の秘訣

❖ **Contents** ❖

- 監修の序 .... 小池和彦　3
- 編集の序 .... 椎名秀一朗，建石良介　5
- DVDのメニューと内容 10

第1章　慢性肝疾患・肝腫瘍の診断

§1　慢性肝疾患の診断

1) 腹部超音波検査 .... 建石良介　14
2) フィブロスキャン DVD .... 榎奥健一郎　20

§2　肝腫瘍の診断

1) CT .... 上田和彦　24
2) MRI .... 山田 哲，上田和彦　38
3) 腹部超音波検査（非造影） .... 榎奥健一郎，内野康志　45
4) 造影超音波検査 .... 榎奥健一郎，内野康志　48
5) CTAP/CTHA DVD .... 喜多竜一，大﨑往夫　53
6) 肝生検 DVD .... 建石良介　61

7)	肝図システム ··· 建石良介	67

Column	ダイナミックCT上のコロナ濃染 ··· 上田和彦	23
	画像診断のスキル向上に役立つツール ··· 上田和彦	36

第2章 肝細胞癌の治療手技

§1 経皮的局所療法

1)	経皮的エタノール注入療法（PEIT） **DVD** ································· 椎名秀一朗	72
2)	経皮的ラジオ波焼灼術（RFA）Cool-tip型電極 **DVD** ················ 椎名秀一朗	77
3)	経皮的ラジオ波焼灼術（RFA）展開型電極 **DVD** ········ 今村雅俊，正木尚彦	85
4)	腹腔鏡下ラジオ波焼灼術（LRA） **DVD** ·················· 礒田憲夫，廣澤拓也	92
5)	CTガイド下ラジオ波焼灼術 **DVD** ·· 山門亨一郎	101
6)	肝外病変に対するラジオ波焼灼術（RFA） ·· 椎名秀一朗	107

Column	マルチモダリティ・フュージョンイメージング **DVD** ···················· 椎名秀一朗	111

§2 経カテーテル治療・化学療法

1)	肝動脈塞栓術 **DVD** ··· 那須章洋，大﨑往夫	113
2)	インターフェロン併用5-FU動注化学療法 **DVD** ······ 小尾俊太郎，佐藤新平	119
3)	インターフェロン併用5-FU全身化学療法 ················ 小尾俊太郎，佐藤新平	127

Column	肝細胞癌に対する分子標的薬の現状と近未来 ·································· 金井文彦	132

第3章 転移性肝癌の治療手技

§1 経皮的局所療法

1) 経皮的ラジオ波焼灼術（RFA）転移性肝癌の場合 DVD
　　　　　　　　　　　　　　　　　　　　　椎名秀一朗　136

§2 経カテーテル治療・化学療法

1) 肝動注化学療法 DVD ……………………… 多田俊史，熊田 卓　141
2) 全身化学療法のためのCVポート留置術 DVD
　　　　　　　　　　　　　　　　　　　祖父江慶太郎，荒井保明　150
3) 肝転移を伴う進行胃癌に対する全身化学療法 …… 高橋直樹，山田康秀　155
4) 肝転移を伴う進行大腸癌に対する全身化学療法 …… 伊澤直樹，朴 成和　160

Column 消化器がんに対する分子標的薬の近未来 …………… 朴 成和　167

第4章 門脈圧亢進症の治療手技

§1 内視鏡的治療

1) 内視鏡的食道静脈瘤結紮術（EVL） DVD ……………… 小原勝敏　170
2) 内視鏡的食道静脈瘤硬化療法（EIS） DVD ……………… 林 星舟　178

§2 IVR

1) バルーン閉塞下逆行性経静脈的塞栓術（BRTO） DVD
　　　　　　　　　　　　　　　　　　　廣田省三，阿知波佐千子　186
2) 経頸静脈的肝内門脈肝静脈シャント形成術（TIPS） DVD
　　　　　　　　　　　　　　　　　　　　　　　　　中村健治　193

Contents

第5章 肝膿瘍・肝囊胞の治療手技

1) 肝膿瘍ドレナージ（PTAD） DVD ……………………………… 田邊暢一 206
2) 有症状肝囊胞に対する硬化術 …………………………………… 近藤祐嗣 212

第6章 脾機能亢進症の治療手技

1) 部分的脾動脈塞栓術（PSE） DVD ………………… 吉田 寛, 内田英二 216
2) 腹腔鏡下脾臓摘出術 DVD ……………………………………… 川中博文 222

● 索引 ……………………………………………………………………………… 228

DVDのメニューと内容

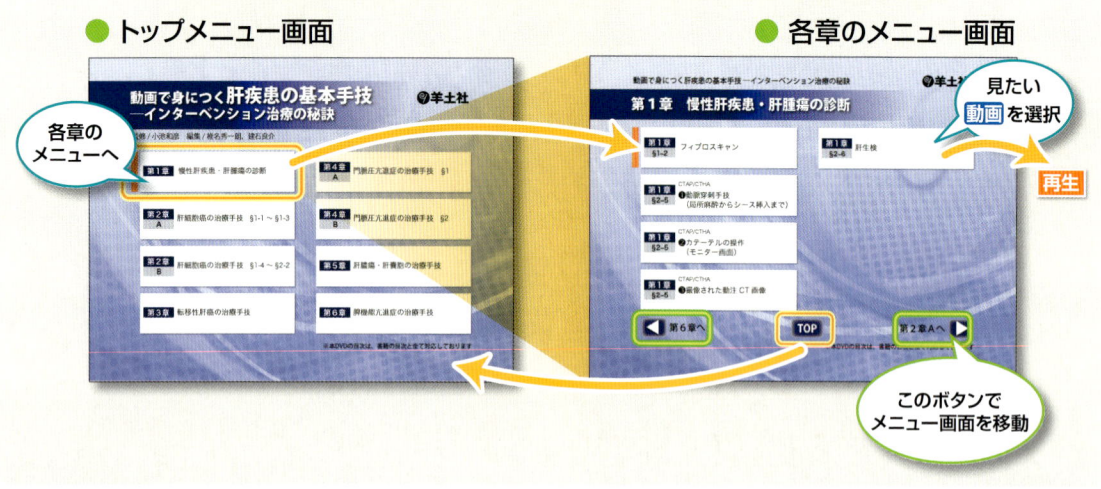

● トップメニュー画面　　　● 各章のメニュー画面

収録内容 （収録時間 約72分）

（[　]は各動画の収録時間，ページ数は本文参照ページ）

第1章　慢性肝疾患・肝腫瘍の診断

§1-2　フィブロスキャン　[00：44]　　p.21

§2-5　CTAP/CTHA
- ❶ 動脈穿刺手技（局所麻酔からシース挿入まで）　[01：41]　p.53
- ❷ カテーテルの操作（モニター画面）　[01：01]　p.55
- ❸ 撮像された動注CT画像　[00：33]　p.57

§2-6　肝生検　[01：22]　　p.64

第2章A　肝細胞癌の治療手技　§1-1〜§1-3

§1-1　経皮的エタノール注入療法（PEIT）　[04：20]　　p.73

§1-2　経皮的ラジオ波焼灼術（RFA）：Cool-tip型電極　[02：05]　　p.79

§1-3　経皮的ラジオ波焼灼術（展開型電極）
- ❶ 局所麻酔　[01：10]　p.87
- ❷ 穿刺と焼灼　[01：10]　p.87
- ❸ 焼灼　[01：53]　p.87
- ❹ 抜針　[00：50]　p.89
- ❺ 術後の消毒　[00：51]　p.89

第2章B　肝細胞癌の治療手技　§1-4〜§2-2

§1-4　腹腔鏡下ラジオ波焼灼術（LRA）
- ❶ 肝表面の腫瘍　[01：48]　p.97
- ❷ 肝深部の腫瘍　[02：10]　p.97

§1-5	CTガイド下ラジオ波焼灼術 [03:01]	p.103
§1-コラム	マルチモダリティ・フュージョンイメージング [03:39]	p.112
§2-1	肝動脈塞栓術	
	❶ 栄養血管の選択 [00:39]	p.115
	❷ エマルジョンの注入から血流遮断まで [01:31]	p.115
§2-2	インターフェロン併用5-FU動注化学療法	
	❶ 動注カテーテルの挿入からポートの埋設まで [12:59]	p.120
	❷ ポート穿刺の実際 [00:43]	p.120

第3章 転移性肝癌の治療手技

§1-1	経皮的ラジオ波焼灼術（RFA）：転移性肝癌の場合 [01:07]	p.138
§2-1	肝動注化学療法 [03:15]	p.142
§2-2	全身化学療法のためのCVポート留置術 [04:25]	p.151

第4章A 門脈圧亢進症の治療手技 §1

§1-1	内視鏡的食道静脈瘤結紮術（EVL） EVLの手技の実際 [03:02]	p.172
§1-2	内視鏡的食道静脈瘤硬化療法（EIS） [02:49]	p.181

第4章B 門脈圧亢進症の治療手技 §2

§2-1	バルーン閉塞下逆行性経静脈的塞栓術（BRTO） [02:30]	p.190
§2-2	経頸静脈的肝内門脈肝静脈シャント形成術（TIPS）	
	❶ 門脈穿刺 [00:13]	p.199
	❷ 穿刺目標としての肝動脈内ガイドワイヤー挿入 [00:14]	p.199
	❸ 門脈造影および門脈圧測定 [00:09]	p.201
	❹ 短絡路の拡張 [00:48]	p.201
	❺ ステント挿入，留置 [00:35]	p.201
	❻ 門脈造影および門脈圧測定（ステント挿入後） [00:05]	p.201

第5章 肝膿瘍・肝囊胞の治療手技

1	肝膿瘍ドレナージ（PTAD） [02:37]	p.208

第6章 脾機能亢進症の治療手技

1	部分的脾動脈塞栓術（PSE） [03:08]	p.217
2	腹腔鏡下脾臓摘出術 [03:33]	p.223

執筆者一覧

■ 監 修

小池和彦　　　東京大学大学院医学系研究科消化器内科学

■ 編 集

椎名秀一朗　　順天堂大学医学部附属順天堂医院消化器内科
建石良介　　　東京大学大学院医学系研究科消化器内科学

■ 執筆者（掲載順）

榎奥健一郎	東京大学大学院医学系研究科消化器内科学
上田和彦	信州大学医学部画像医学講座
山田　哲	信州大学医学部画像医学講座
内野康志	東京大学大学院医学系研究科消化器内科学
喜多竜一	大阪赤十字病院消化器内科
大崎往夫	大阪赤十字病院消化器内科
今村雅俊	国立国際医療研究センター国府台病院消化器・肝臓内科
正木尚彦	国立国際医療研究センター国府台病院消化器・肝臓内科
礒田憲夫	自治医科大学附属病院消化器・肝臓内科
廣澤拓也	自治医科大学附属病院消化器・肝臓内科
山門亨一郎	三重大学医学部附属病院IVR科
那須章洋	大阪赤十字病院消化器内科
小尾俊太郎	佐々木研究所附属杏雲堂病院消化器・肝臓内科
佐藤新平	佐々木研究所附属杏雲堂病院消化器・肝臓内科
金井文彦	千葉大学大学院医学研究院消化器・腎臓内科学
多田俊史	大垣市民病院消化器内科
熊田　卓	大垣市民病院消化器内科
祖父江慶太郎	神戸大学医学部附属病院放射線科
荒井保明	国立がん研究センター中央病院放射線診断科
高橋直樹	国立がん研究センター中央病院消化管腫瘍科消化管内科
山田康秀	国立がん研究センター中央病院消化管腫瘍科消化管内科
伊澤直樹	聖マリアンナ医科大学病院腫瘍内科
朴　成和	聖マリアンナ医科大学病院腫瘍内科
小原勝敏	福島県立医科大学附属病院内視鏡診療部
林　星舟	がん・感染症センター都立駒込病院肝臓内科
廣田省三	兵庫医科大学放射線医学教室
阿知波佐千子	兵庫医科大学放射線医学教室
中村健治	大阪市立大学医学部附属病院放射線科
田邊暢一	国立病院機構仙台医療センター消化器内科
近藤祐嗣	東京大学大学院医学系研究科消化器内科学
吉田　寛	日本医科大学多摩永山病院外科
内田英二	日本医科大学消化器外科
川中博文	福岡市民病院外科・消化器センター

第1章

慢性肝疾患・肝腫瘍の診断

§1 慢性肝疾患の診断
1）腹部超音波検査 …………………………………… 14
2）フィブロスキャン ………………………………… 20

§2 肝腫瘍の診断
1）CT ………………………………………………… 24
2）MRI ……………………………………………… 38
3）腹部超音波検査（非造影）……………………… 45
4）造影超音波検査 ………………………………… 48
5）CTAP/CTHA …………………………………… 53
6）肝生検 …………………………………………… 61
7）肝図システム …………………………………… 67
Column　ダイナミックCT上のコロナ濃染 …………… 23
　　　　画像診断のスキル向上に役立つツール ………… 36

第1章 慢性肝疾患・肝腫瘍の診断

§1 慢性肝疾患の診断
1）腹部超音波検査

建石良介

POINT
① 腹部超音波検査は，簡便かつ低侵襲でありながら，高い診断能をもつ．消化器内科医として身につけるべき必須の検査手技である
② システマティックな検査手順を用いることで見落としを防ぎ，診断精度を向上させることができる
③「知っている」だけでは，お箸が上手に使えないのと同じで，普段から慣れ親しんでおくことが重要である

1 適応と禁忌

あらゆる類の肝障害が適応になる．また，ウイルス肝炎など検査データ上正常値を示すような場合でも，スクリーニング目的の適応がある．一方でバイタルサインが安定していないなど特殊な場合を除けば特に禁忌はない．ただし妊婦に行う場合は，胎児に強い音圧の超音波があたらないように，超音波強度の調節を行う．

2 機器の選択

以前は，複数の周波数プローブを使い分けるということも行われたが，現在は1本のコンベックスプローブで浅部から深部までをカバーする．肝表の病変のみ高周波数リニアプローブを用いることがある．

3 検査の進め方

本稿は慢性肝疾患を対象としているため，結節病変の診断については，他稿にゆずる．超音波検査の進め方にはいくつかの流儀があるが，いずれのやり方でも，順序だって行っていれば，見落としのリスクを軽減することができる．われわれは，仰臥位で心窩部縦走査から開始する．

1 心窩部縦走査・横走査

縦走査では，**肝臓のエッジの鈍化の度合い**（図1），**肝表面の凹凸不整**（図2）を評価する．さらに，**肝実質の腫大・萎縮の度合い**も評価可能である．肝左葉の全貌が深吸気でないと観察できない場合は，ヘッドアップポジションまたは坐位にして観察する．

次に心窩部横走査に移る．横走査では，肝実質エコーの不整の評価や脈管の走行異常，特に**側副血行路の存在診断**を行う．肝炎患者では，肝裏面のリンパ節腫大を認める場合もある．

2 右季肋下縦走査・横走査

次に右側臥位，右季肋下走査にて右葉の観察を行う．同時に胆嚢・総胆管の観察も行う．右季肋下横走査では，肝実質をより広範囲に評価できるほか，**肝内の脈管の評価も行うことができる．肝内胆管の拡張やその範囲（限局性かびまん性か）**の評価も行う．

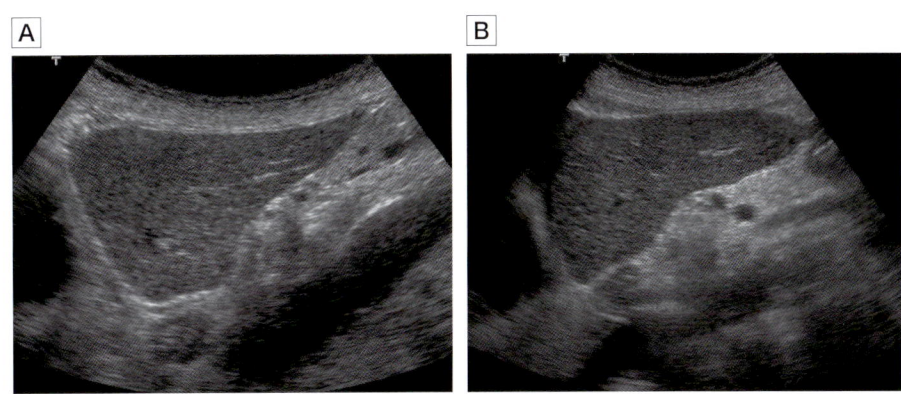

図1◆心窩部縦走査（エッジの鈍化の評価）
A）肝臓のエッジは鋭（sharp）である
B）肝臓のエッジは鈍（dull）である

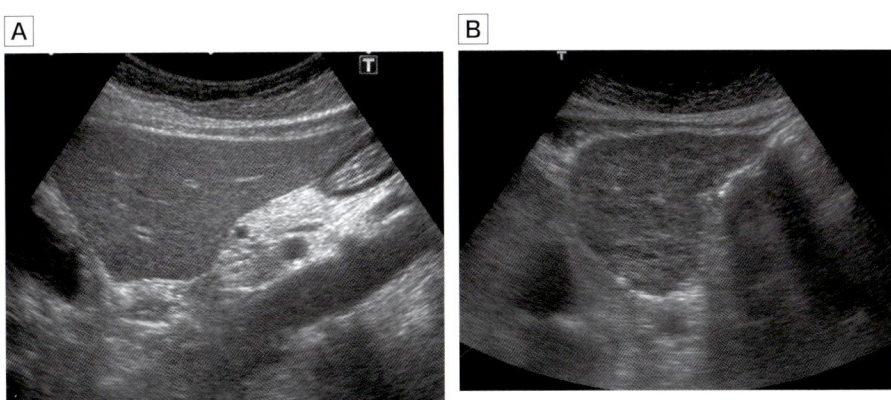

図2◆心窩部縦走査（肝表面の評価）
A）肝臓の表面は平滑（smooth）である
B）肝臓の表面は不整（irregular）である

次に季肋下縦走査では，門脈本幹，あるいは右1次分枝の観察を行い，**門脈の太さ，血流の方向**について評価する．右葉が高度に萎縮している場合，消化管が右葉前面に入り込んでいる場合などは，右季肋下走査での右葉の観察が困難である場合もある．

3 肋間走査

次に仰臥位に戻って肋間走査にて引き続き右葉の観察を行う（図3）．消化管ガスが多い場合などでも，肋間走査は影響を受けにくい．最大呼気で肝臓が描出できる最も頭側の肋間から始めて，尾側の肋間へと移っていく．同じ肋間であれば，腹側の肋骨弓形成部，あるいは胸骨結合部から，背側へと肋間を滑らせるように位置を変えて観察する．右葉が萎縮している場合など，右半側臥位やヘッドアップポジションを取ることで，横隔膜直下の肝実質が描出しやすくなる．原則として呼吸を止めずに行うことによって，肝表面の病変の見落としを減らすことができる．

腹水が大量にある場合は，どの体位でも確認することができるが，少量の場合は，肝腎境界で腹水の有無を評価する．

4 脾臓

本稿はびまん性肝疾患の診断を中心とするため，他臓器の所見については，詳述しないが，脾腫と脾腎シャント・胃腎シャントの評価は，門脈圧亢進症評価において必須である．通常，左肋間走査で観察する．

4 肝線維化

現在は，FibroScan®（第1章-2参照）に代表される超音波による定量的肝弾性度測定や血清マーカーによる評価が発達したため，肝線維化の評価を超音波検査のみで行うことの意義は大きくない．しかし，いくつかの所見を組み合わせることによって，ある程度の評価は可能である．

1 肝臓のエッジ

左葉心窩部縦走査，大動脈が描出される面で通常評価する（図1参照）．正常では，肝臓のエッジは裏面が上に凸の鋭角であるが，慢性肝疾患が進むにつれて徐々に裏面が下に凸の鈍角になっていく．ただし，例えば急性肝障害時には，肝腫大によってエッジが鈍になることもあるので注意が必要である．

2 肝表面の凹凸

肝臓の壊死炎症・再生のサイクルが進むと次第に肝表面の凹凸不整が目立つようになる（図2参照）．ただし，慢性肝疾患の成因によって再生結節の大きさが異なるため，必ずしも凹凸不整が目立つ場合に肝線維化が進行しているとも断言できない．一般にB型慢性肝炎においては，壊死炎症と再生のサイクルが大きいために，再生結節の径が大きいmacronodular cirrhosis（大結節性肝硬変）を呈

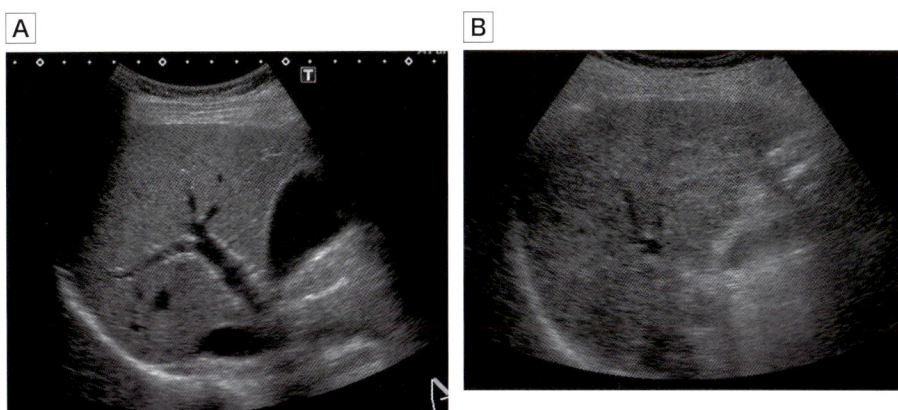

図3 ◆ 肋間走査（肝線維化の評価）
A）内部エコーは均一（fine）である
B）内部エコーは粗造（coarse）である

するのに対し，C型慢性肝炎では，再生結節はより径の小さいmesonodular（中結節性）であることが多い．

3 肝実質エコーの不整

　肝実質の壊死と再生過程で生じる線維化は，肝実質エコーを粗造にする（図3）．さらに線維組織の分布のばらつきも肝実質エコーの粗さの原因となる．これに種々の程度の脂肪化が加わると，肝内に微小な高エコー結節が散在性に存在するように見える場合がある．

5 門脈圧亢進症

　門脈圧亢進症に伴って種々の形態変化が生じる．

1 側副血行路

　遠肝性側副血行路のうち，最も描出しやすいのは**傍臍静脈**である．門脈臍部から肝外に連なる側副血行路が，心窩部横走査で確認できる（図4A）．次に確認しやすいのは，**左胃静脈**であり，心窩部縦走査で拡張した静脈の断面が数珠状に観察される（図4B）．脾腎シャントや胃腎シャントは，脾臓・腎臓を観察する際に認められる．

2 門脈血栓

　門脈圧亢進症の進行に伴って，門脈血管径の拡大，流速の減少が起こり，門脈血栓が好発する．血栓は乱流が生じやすい門脈臍部や血管径の大きい本幹や右1次分枝に生じやすい．初期は壁在血栓として認められることが多く，進行すると門脈内腔を完全閉塞する．

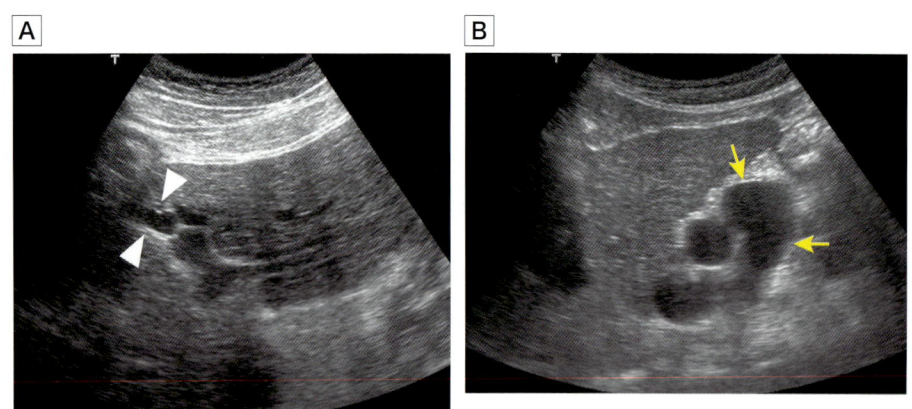

図4 ◆ 心窩部横走査・縦走査（側副血行路の摘出）
A）心窩部横走査．傍臍静脈が描出されている（▷）
B）心窩部縦走査．左胃静脈が描出されている（⇒）

3 | 胸腹水

　門脈圧亢進症の結果として，胸腹水が発生する．胸水は右に限局する場合がほとんどであるが，最重症例や心不全を合併した例などでは，左に認める場合もある．右肋間走査で観察する．腹水は，先述のように少量の場合は，肝表に限局している場合や，肝腎境界にのみ認められる場合がある．

4 | 胆嚢壁肥厚

　門脈圧亢進症に伴う血流のうっ滞のために胆嚢壁が浮腫状に肥厚する場合がある．限局している場合と全周性の場合がある．胆嚢炎との鑑別が問題になるが，胆嚢は腫大しておらず，またプローブで圧迫しても痛みを訴えないので，比較的容易に鑑別可能である．

6　脂肪肝

　脂肪肝は，肝細胞内に中性脂肪が蓄積した状態であり，種々の成因によって生じるが，近年は肥満・糖尿病に伴って出現する脂肪肝が大多数を占めている．

1 | bright liver

　脂肪滴の境界面で超音波が反射されるため，脂肪肝では肝全体が高輝度を示す特徴的な所見を呈する．ただし，超音波上の輝度は，ブライトネス設定の影響を受けるため，腎臓との輝度差を比較した**「肝腎コントラスト」**をもって脂肪肝の診断とする場合が多い（図5A）．

2 | 深部エコー減衰

　前述のように脂肪肝では，脂肪滴の表面で超音波が反射・散乱するため，深部に到達する超音波が減弱される．これは，画像上，深部に至るに従って輝度が暗くなる現象として観察される（図5B）．

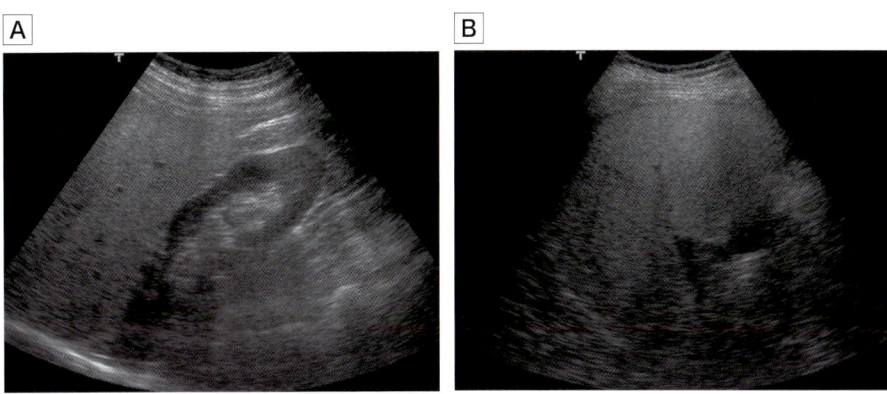

図5◆肋間走査（脂肪肝の観察）
A）肝腎コントラスト陽性
B）深部エコー減衰が認められる

3 その他の所見

肝内門脈枝・静脈枝の不明瞭化が認められる場合がある．また，肝臓の脂肪化は必ずしも均一ではなく，**まだら脂肪肝**と呼ばれる地図状に脂肪化の強い部分と弱い部分が混在する場合や，**限局脂肪化**と呼ばれる結節状の脂肪化を認める場合がある．逆に血流の関係で限局性に脂肪化の少ない部分が生じる場合があり，focal spared lesionと呼ばれる．

7 その他疾患特異的な所見

びまん性肝疾患のなかで特徴的な所見を示すものに，**日本住血吸虫症**があり，網目状や亀甲状と呼ばれる所見を呈する．これは，日本住血吸虫の虫卵が門脈枝に沿って死滅石灰化して存在しており，またその周囲に炎症に伴う線維化が発生しているためである．また，**うっ血肝**では，肝内静脈枝の拡張や下大静脈径の拡張や呼吸性変動の消失がみられる．**Budd-Chiari症候群**では，下大静脈の閉塞を認めるほか，静脈－静脈シャントを認める．

第1章 慢性肝疾患・肝腫瘍の診断

§1 慢性肝疾患の診断
2）フィブロスキャン

榎奥健一郎

POINT
① フィブロスキャンはプローブ先端から2.5〜6.5 cmの範囲での剪断波の伝搬速度を測定している．ゆえにその範囲に均質な肝実質がなくてはならない

② プローブは肋骨にかからないようにし，皮膚に垂直に当てるようにする

③ プローブの接触圧は適切に保たなくてはならない

◆ 術前に行うこと
- □ 腹部超音波Bモードにて肝実質がきれいに描出できる場所を確認しておく．
- □ プローブのキャリブレーションがなされているか確認しておく．

◆ 準備するもの
- □ フィブロスキャン測定機器
- □ 腹部超音波検査装置
- □ 超音波検査用のジェル
- □ ジェルを拭き取るもの（柔らかい布，ペーパータオルなど）

1 適応と禁忌

　肝臓の線維化はウイルス性肝炎，非アルコール性脂肪性肝炎（NASH），アルコール性肝炎，自己免疫性肝炎などあらゆる慢性肝疾患で生じる．肝線維化の程度を知ることは，慢性肝疾患の進行の程度を把握することである．また肝線維化の程度は発癌の危険性と比例することが知られており，インターフェロンなど今後の治療を選択するときや，外来診療の間隔を調節するときに非常に重要な指標となる．

　現在，肝線維化の評価には肝生検が必要だが，入院が必要な侵襲の高い検査であるため，外来で行うこともできず，同一患者に繰り返し行うことも難しい．近年，剪断波の伝搬速度から肝臓の弾性度・線維化の程度を推定する装置としてフィブロスキャンが開発され，非侵襲的な肝線維化推定に有用ではないかと期待されている．**フィブロスキャンは侵襲がほとんどないため，肝線維化が疑われるほぼすべての症例に適応でき，禁忌はない．ただし，腹水がある症例，肝臓と腹壁の間に腸管などがある症例ではフィブロスキャンの測定は不可能である．**

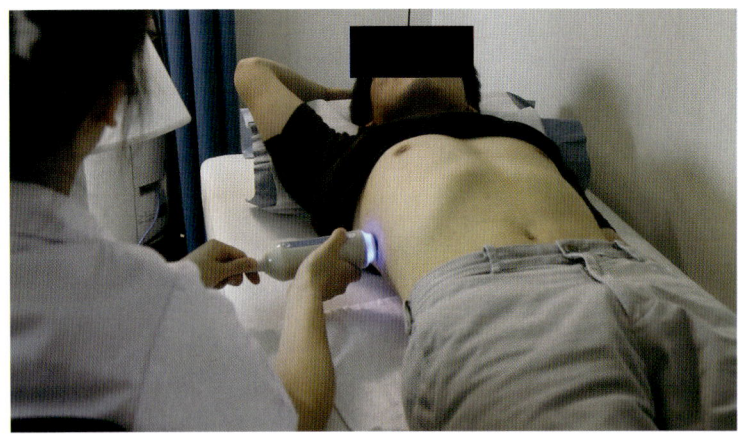

図1◆測定の様子

2 測定の実際

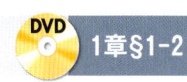

1 準備

　被測定者は仰臥位となり，右手を後頭部に回す．左手は脇につける．測定者は高さ調整のできる椅子に座り，被測定者の右肋間が手元の位置になるようにする（図1）．フィブロスキャン測定装置の位置を調整して，プローブとフィブロスキャンのモニター画面を同時に確認できるようにする．腹部超音波検査装置がある場合には，Bモードにて肝実質が明瞭に描出できる場所を確認しておく．フィブロスキャンはプローブ先端から2.5～6.5 cmの範囲での剪断波の伝搬速度を測定している．ゆえにその範囲に均質な肝実質がなくてはならない．大きな血管などは避ける．

2 測定

　プローブが接触する肋間にジェルをつけ，皮膚に垂直になるようにプローブを当てる．モニターのMモード画面に肝臓が写っていることを確認する．呼吸変動によって肝臓の層が波を描く様子が確認できる．Aモード画面の傾きが直線的になったところでプローブを両手でしっかり固定し測定ボタンを押す．プローブを同じ位置に固定したまま，有効な測定値が10回得られるまで測定を繰り返す．

> **コツ** ジェルは少し多めに感じる程度につけたほうがよい．

> **コツ** モニター画面ではなくプローブを見ながら測定した方が，プローブがきちんと垂直に当たっているか，固定できているかを確認できるため有効な測定値が得られやすい．

3 エラストグラム

　有効な測定値が1回得られるたびにエラストグラムが表示される（図2）．これは縦軸がプローブ先端からの距離（mm）を，横軸が時間（msec）を表している．黒い部分が肝臓の元の位置から離れる方向の変位を表し，明るい部分が肝臓が元の位置に戻る方向の変位を表している．エラストグラム

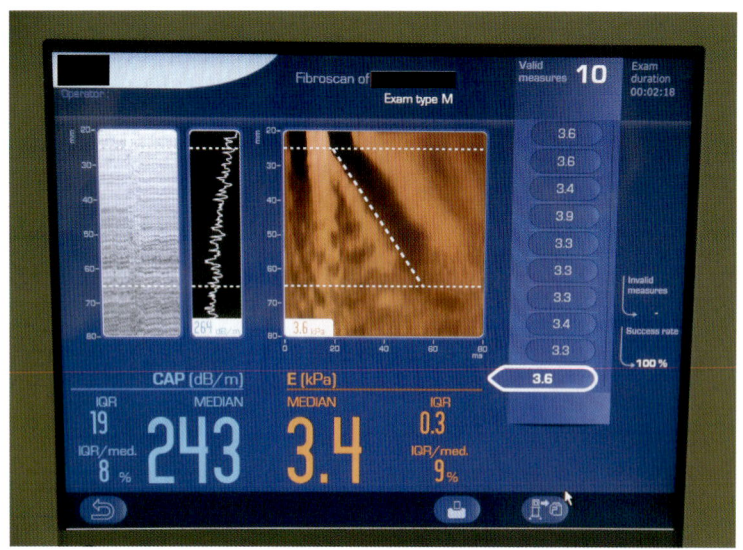

図2◆モニター画面：エラストグラム

を見ると，剪断波が肝臓の深部に伝搬するのに伴い黒い部分がより深部に移動してゆく様子を観察できる．肝臓の弾性度が高い場合は剪断波の伝播が速くなり，黒い部分はより短時間で深部に達する．逆に弾性度が低い場合には黒い部分はより長時間かけて深部に達する．

4 測定結果

フィブロスキャンの測定結果は中央値（median）と四分位範囲（interquartile range：IQR）で表される．IQRとは第1四分位点と第3四分位点の隔たりを表している．

5 測定後

被測定者のジェルを拭き取り，プローブに付着したジェルも柔らかい布などで速やかに拭き取る．そしてプローブをプローブホルダーに戻す．

Column

ダイナミックCT上のコロナ濃染

上田和彦

　コロナ濃染は門脈や類洞を排血路とする腫瘍とAP shuntとの鑑別に用いられる．CTHA（経肝動脈造影下CT，CT during hepatic arteriography）の造影剤注入停止後約30秒後に腫瘍の輪郭外の輪状濃染として描出されるのが一般的だが，経静脈造影のダイナミックCTやダイナミックMRIでもみられる（図）．

　経静脈性造影では腫瘍濃染が持続している造影早期相でみられ，輪状濃染ではなく，腫瘍がひとまわり大きく濃染してみえる箇所がコロナ濃染である．ダイナミックCTやダイナミックMRIでコロナ濃染がみられたら，造影早期相としては撮影タイミングは外れ（遅い）と考えてよい．

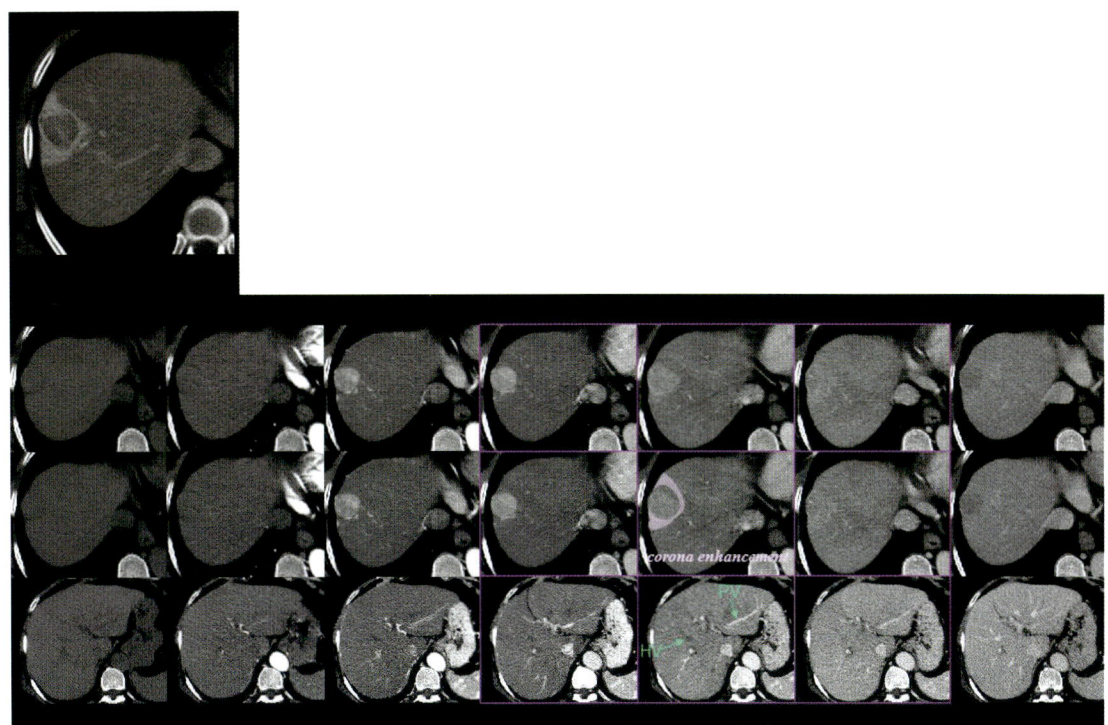

図◆ダイナミックCT上のコロナ濃染

第1章 慢性肝疾患・肝腫瘍の診断

§2 肝腫瘍の診断
1) CT

上田和彦

> **POINT**
> ①画像診断のプロセスは1) 画質のチェック，2) 背景肝のチェック，3) 肝腫瘤のチェック
> ②肝腫瘤の診断では病変の輪郭と病変が及ぼす背景肝への影響に注目する．それらには肝腫瘤の性状が表現されている

◆ 検査前に行うこと
- □ 被検者に治療の成否や予後を左右する検査であることを伝える．
- □ 造影剤使用に関する説明を添える．

◆ 準備するもの
- □ CT装置＋造影剤注入器
- □ 留置針
- □ ロック付き耐圧イクステンションチューブ（長さ100 cm以上）
- □ 画像診断システム

1 適応
肝疾患もしくは肝疾患の可能性がある場合

2 撮影禁忌
なし

3 造影剤使用禁忌
ヨード過敏

4 デバイスの選び方
CT撮影装置：検出器列16以上のMDCTが望ましい（16未満では1 mm厚の撮影は約20秒では困難なため）

1 手技の実際

1 撮影条件

① 被曝軽減を企図してX線管電流を過度に小さく設定すると，画質が劣化し，撮影の意義を失うので避ける．
② 撮影後は最小スライス厚を変更できない．検出器列が16ならばスライス厚が1〜1.25 mm，32以上ならば0.5〜0.625 mmの再構成ができるように撮影する（図1）．

> **コツ** MDCTでは撮影後に検出器幅の任意倍数のスライス層画像の追加作成が可能
>
> MDCT以前のCT（＝単検出器列CT）では画像のスライス厚を撮影後に変更することはできなかったが，MDCTでは撮影後であっても検出器幅の倍数のスライス厚の画像を任意に作成することができるようになった．なお，これらの画像は生データがないと作成できない．この生データは容量が大きく，保存期間は短いので消去される前に作成する．

2 撮影手順

単純CTを撮影後，造影剤100 mLを急速静注（3 mL/秒が目安）し，造影剤注入開始後40秒後と150〜180秒後に撮影する．

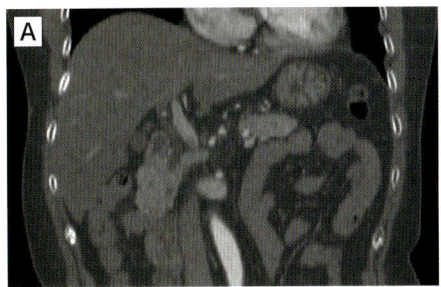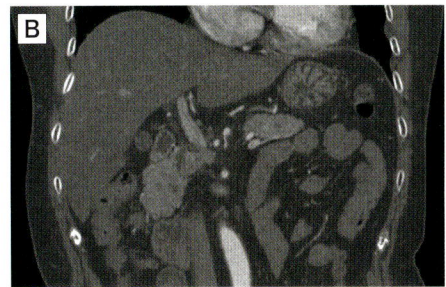
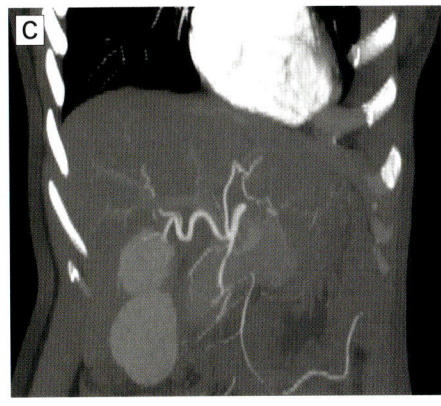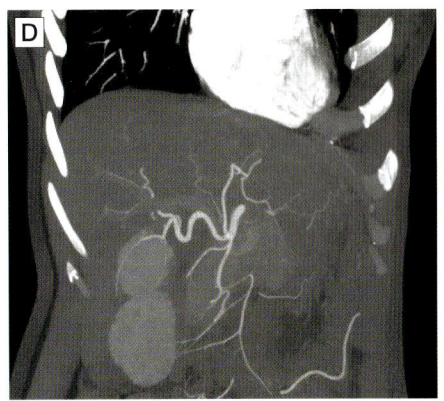

図1 ◆ MPR冠状断像
元画像の頭尾方向の空間分解能を高めるメリットの一例．Aは2.5 mm厚の元画像，Bは0.625 mm厚の元画像から作成．Cは2.5 mm厚の元画像，Dは0.625 mm厚の元画像から作成したMIP像

3 画像観察（画像診断）の手順

1) 撮影歴のチェック
① 前医で撮影された画像入手確認
② 前回撮影日から今回撮影日までの日数

2) 画質のチェック
① スライス厚，スライス間隔
② 造影早期相の撮影タイミング（図2～5）

> 1. 以下の場合，タイミングは外れている．
>   ① タイミングが早い
>   ・造影剤が門脈に未達
>   ② タイミングが遅い
>   ・上腸間膜静脈の内腔に造影剤が未達の部分がほとんどみられない
>   ・門脈本幹に脾静脈と上腸間膜静脈の層流がみられない
> 2. 上記1.の条件を満たすが，下記がみられる場合，肝臓への供血が動脈にシフトしており，タイミングは適当である．
>   ① 造影剤が肝静脈に到達
>   ② 肝の濃度が造影前よりも造影晩期の濃度に近い
> 3. <u>肝への供血が正常</u>なら以下の場合，タイミングは外れていない．
>   ① 造影剤が肝動脈，門脈，脾静脈に到達，肝静脈に未達
>   ② 上腸間膜静脈に未達もしくは内腔に未達の部分が半分以上残っている
>   ③ 肝の濃度は造影晩期よりも造影前の濃度に近い
>   ④ 門脈本幹に脾静脈と上腸間膜静脈の層流がみられる

3) 背景肝の観察
① 形態（輪郭，葉や区域のバランス）
② 濃度（血管を基準にする）
③ 血管（径，分岐様式，肝内副行路の有無）
④ 胆道拡張の有無
⑤ 造影早期の不均一な濃度（多くの場合，低濃度域が正常もしくは正常に近い）

4) 肝腫瘤の拾い上げ
① 背景肝が血管よりも高濃度かつ濃度差が大きい場合，単純CTで拾い上げるのが容易
② 背景肝と血管の濃度差が小さい場合は造影後CTが拾い上げやすい
③ 肝表下，下大静脈周囲は拾い落としがちなので要注意

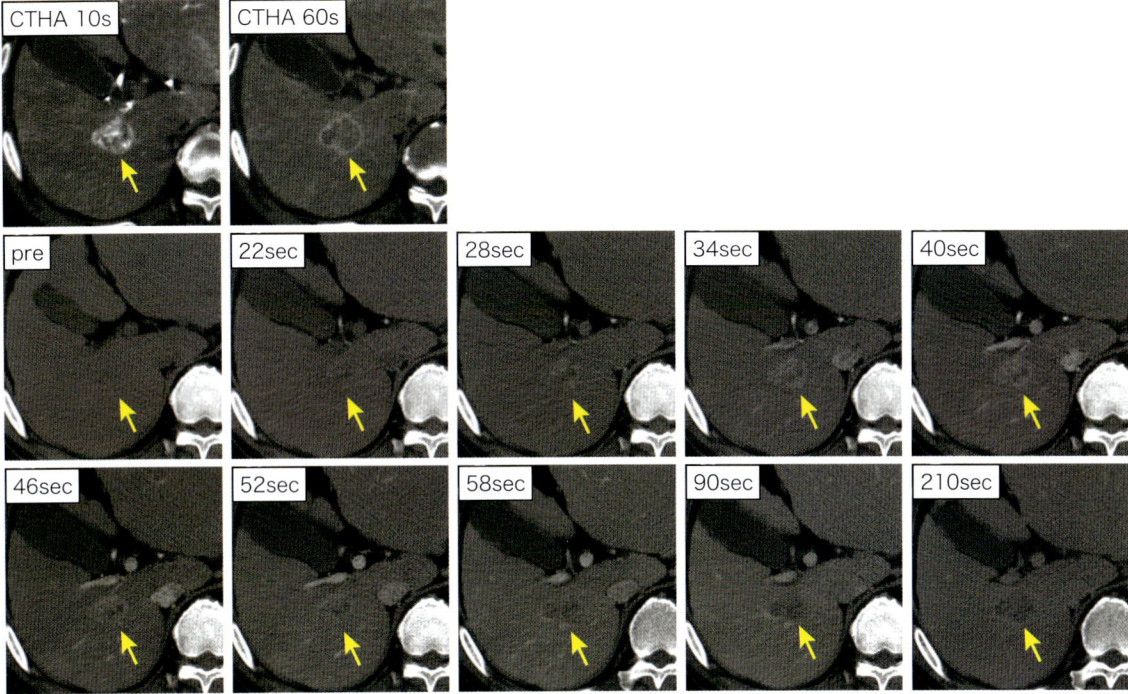

図2 ◆ 多血性肝細胞癌（→）のCTHA（上段）とダイナミックCT（中段と下段）
このダイナミックCTははじめに単純CT（中段左端，pre）を撮影．その後，造影剤100 mLを毎秒3 mLで静注開始後22秒，28秒，34秒，40秒（中段右端），46秒（下段左端），52秒，58秒に撮影し造影早期相とし，これに造影晩期相として90秒，210秒（下段右端）に追加して撮像された

5）肝腫瘍の質的診断
① 輪郭
② 背景肝への影響（図6）
③ 単純CT上の濃度（図7，8）
④ 腫瘍の内部
⑤ 既存脈管の貫通

6）肝以外の臓器の観察
① 心血管
② 肺
③ 胸水，腹水，皮下脂肪組織
④ 骨，筋
⑤ 門脈−大循環短絡
⑥ 脾臓
⑦ 胆道
⑧ リンパ節
⑨ 消化管

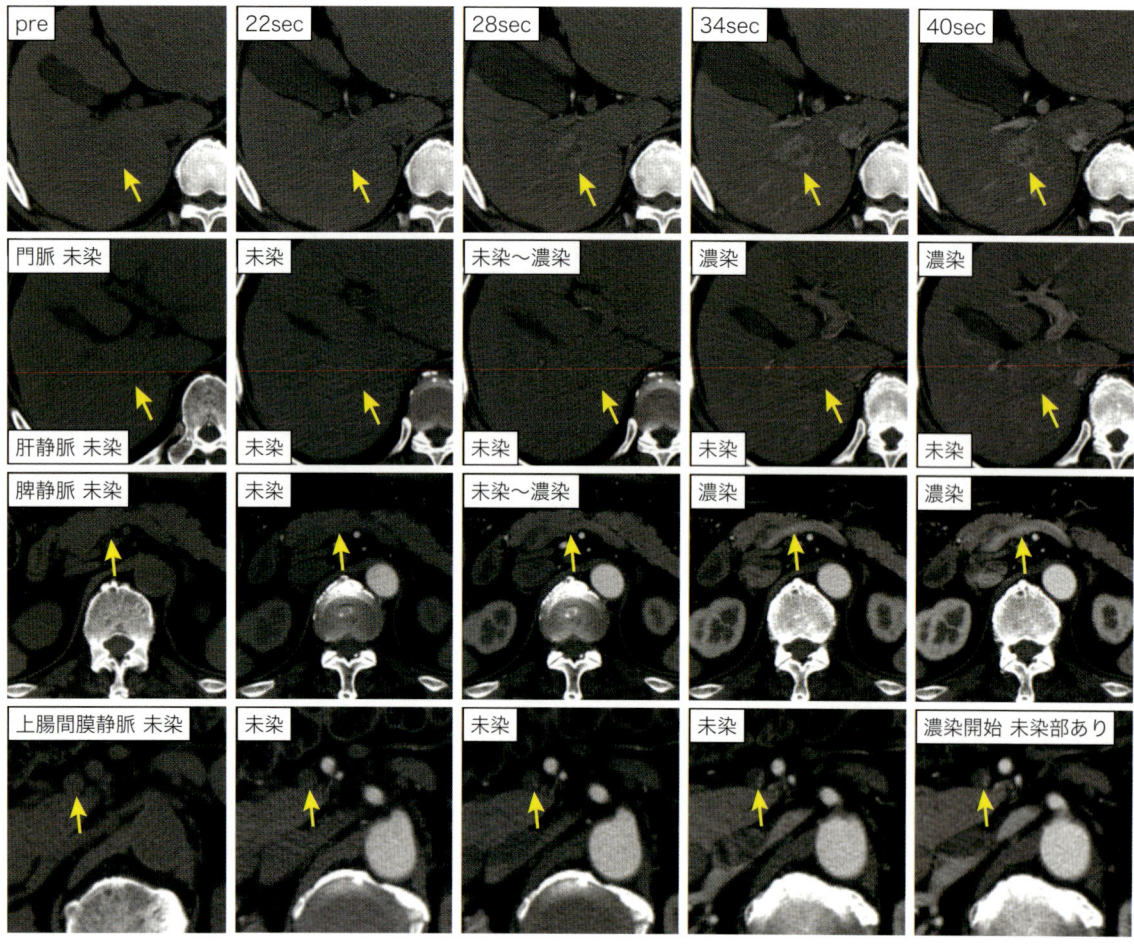

図3◆図2のダイナミックCT画像の撮影時相ごとの比較（造影前～40秒後）

図2に呈示したダイナミックCTの4つの断面，すなわち1）肝細胞癌（→）がみられる断面（最上段，図2と同じ断面），2）門脈と肝静脈がみられる断面（第2段），3）脾静脈と上腸間膜静脈合流がみられる断面（第3段），4）上腸間膜静脈がみられる断面（最下段）を撮影時相を上下にそろえて並べたもの

4　肝細胞癌のダイナミックCTの撮影タイミングのチェック法（図2, 3）

　肝細胞癌（図3最上段，→）は静注開始後28秒以前では背景肝よりも高濃度を呈しておらず，門脈と脾静脈はいずれも未染である．28秒になると肝細胞癌はわずかに高濃度を示し，門脈と脾静脈に造影剤が到達し始めている．34秒から40秒にかけて肝細胞癌は相対的に最も高濃度を呈し，門脈と脾静脈は濃染する一方，肝静脈に造影剤は未達であり，上腸間膜静脈の内腔に未染部が残っている．

　46秒になっても肝細胞癌は相対的に高濃度を呈しているものの，背景肝との濃度差は随分小さくなっている．この時期，肝静脈に造影剤は到達し始めている．52秒になると肝細胞癌は大部分が背景肝と等濃度になり，肝静脈は高濃度を呈し，上腸間膜静脈の未染部は小さくなっている．58秒以

慢性肝疾患・肝腫瘍の診断 第1章

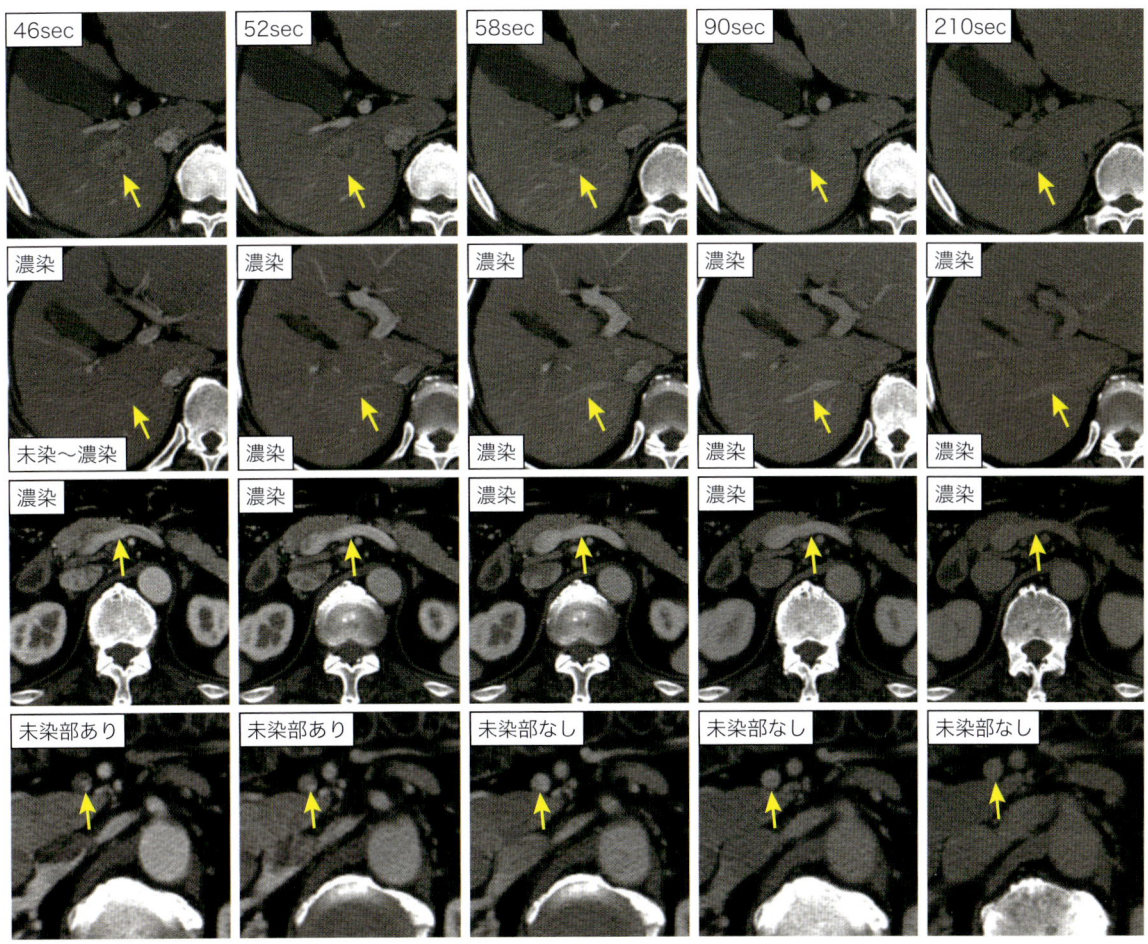

図3つづき◆図2のダイナミックCT画像の撮影時相ごとの比較（46～210秒後）

降には肝細胞癌は相対的に低濃度を呈している．肝静脈は高濃度になり，上腸間膜静脈の未染部はもはやみられない．

以上，肝細胞癌が背景に対し，相対的に高濃度になるのは，**1）門脈と脾静脈に造影剤が到達，2）肝静脈に造影剤が未達，3）上腸間膜静脈の内腔に造影剤が未達の部分がほとんどみられない時期**であることがわかる．

なお，被膜の描出は90秒よりも210秒の時期に明瞭である．肝細胞癌の診療で被膜の有無は悪性度を評価するのに重要であるため，造影後期相は十分時間が経過してから撮影する．具体的には肝静脈が門脈よりも高濃度なら撮影は早すぎたと考えてよい．

> **コツ** 肝細胞癌の被膜の描出に有利であるため，造影後期相は十分待って撮影する（図3，90秒よりも210秒が優れている）．

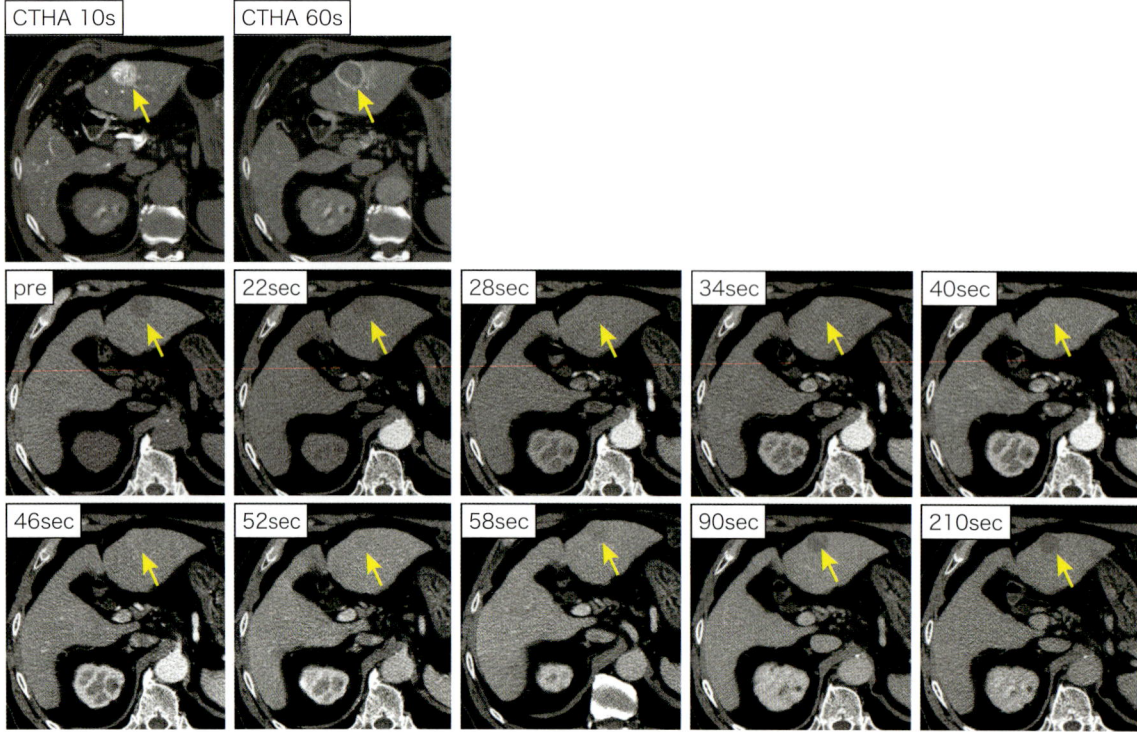

図4 ◆ ダイナミック CT 動脈優位相にて背景と等濃度を呈する多血性肝細胞癌（⇒）の CTHA（上段）とダイナミック CT（中段と下段）

このダイナミック CT ははじめに単純 CT（中段左端，pre）を撮影．その後，造影剤100 mL を毎秒3 mL で静注開始後22秒，28秒，34秒，40秒（中段右端），46秒（下段左端），52秒，58秒に撮影し造影早期相とし，これに造影晩期相として90秒，210秒（下段右端）に追加して撮像された．
この多血性肝細胞癌は CTHA では肝に比べ相対的高濃度を示すが，（経静脈性造影）ダイナミック CT では背景肝よりも高濃度を呈していない

5 ダイナミックCTによる肝細胞癌のvascularityの判定（図4, 5）

　肝細胞癌（図5最上段，）は造影前では背景肝に比べ明瞭な低濃度を呈している．静注開始後22秒では背景肝よりも低濃度を呈するが，28秒では背景肝と等濃度を呈し，同定できなくなっている．その頃，脾静脈は濃染し，肝静脈と上腸間膜静脈はいずれも未染であり，肝の類洞が経動脈性に濃染する時期（動脈優位相）に一致する．

　しかし，34秒，40秒と肝静脈に造影剤が未達かつ上腸間膜静脈の未染部が残る時期すなわち肝細胞癌が最も濃度が高くなる時期であっても本例の肝細胞癌は背景肝より高濃度を呈さない．

　このような例では，肝細胞癌の相対的濃度が高い時期，すなわち，1）門脈と脾静脈に造影剤が到達，2）肝静脈に造影剤が未達，3）上腸間膜静脈の内腔に造影剤が未達の部分がほとんどみられない時期に，造影前に比べ，肝細胞癌の相対的濃度が高くなっているので，hypervascularであると判断する．

> **Pitfall** 造影早期相の濃度と病変のvascularity
> 造影早期相CTで高濃度 ≠ hypervascular
> 造影早期相CTで低濃度 ≠ hypovascular（図4, 5）
> → 腫瘤のvascularityは病変と背景肝の濃度差が単純CTから造影早期相CTまででどのように変化したかを観察して判断する．

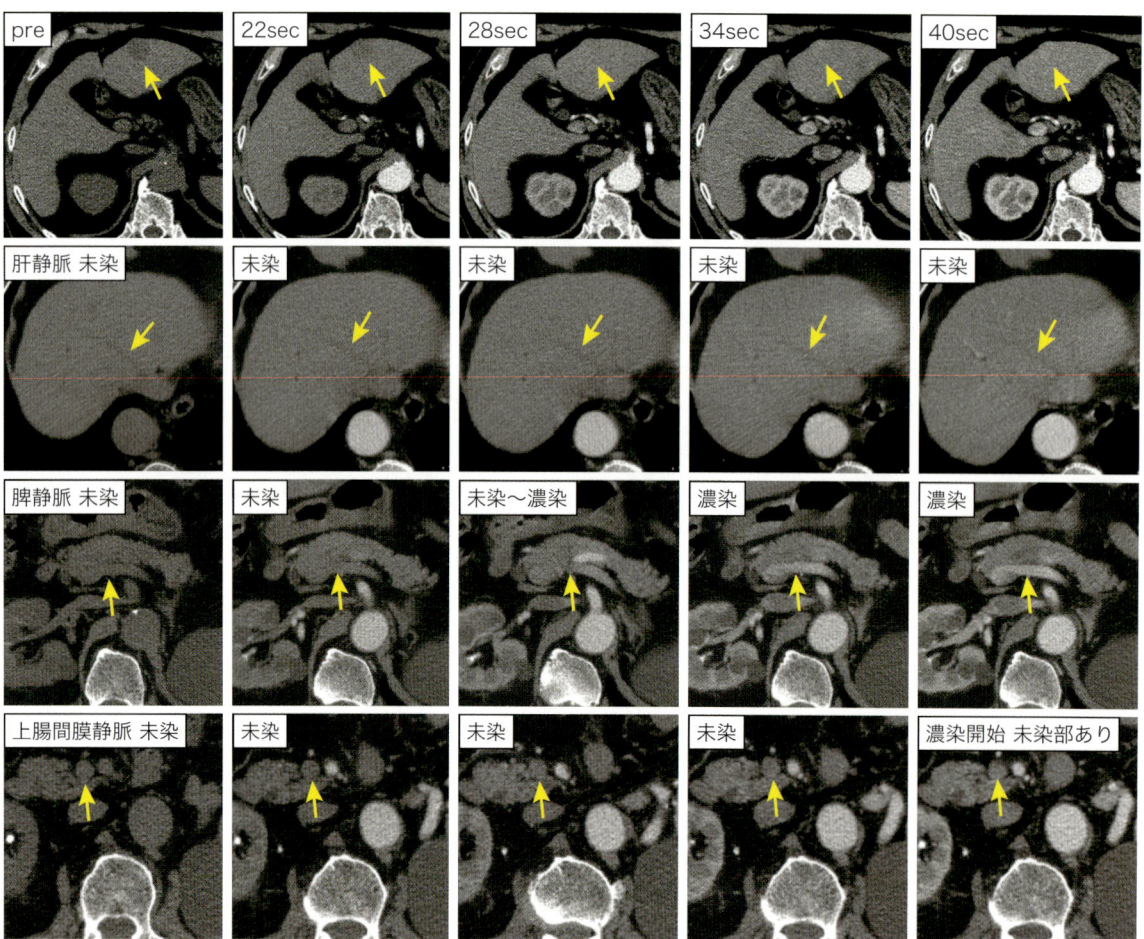

図5 ◆ ダイナミックCTにおける肝細胞癌の背景肝との濃度差と肝静脈,脾静脈,上腸間膜静脈の濃度との関係
図4に呈示したダイナミックCTの4つの断面,すなわち1) 肝細胞癌がみられる断面(最上段,図4と同じ断面),2) 門脈と肝静脈がみられる断面(第2段),3) 脾静脈と上腸間膜静脈合流がみられる断面(第3段),4) 上腸間膜静脈がみられる断面(最下段)を撮影時相を上下にそろえて並べたもの

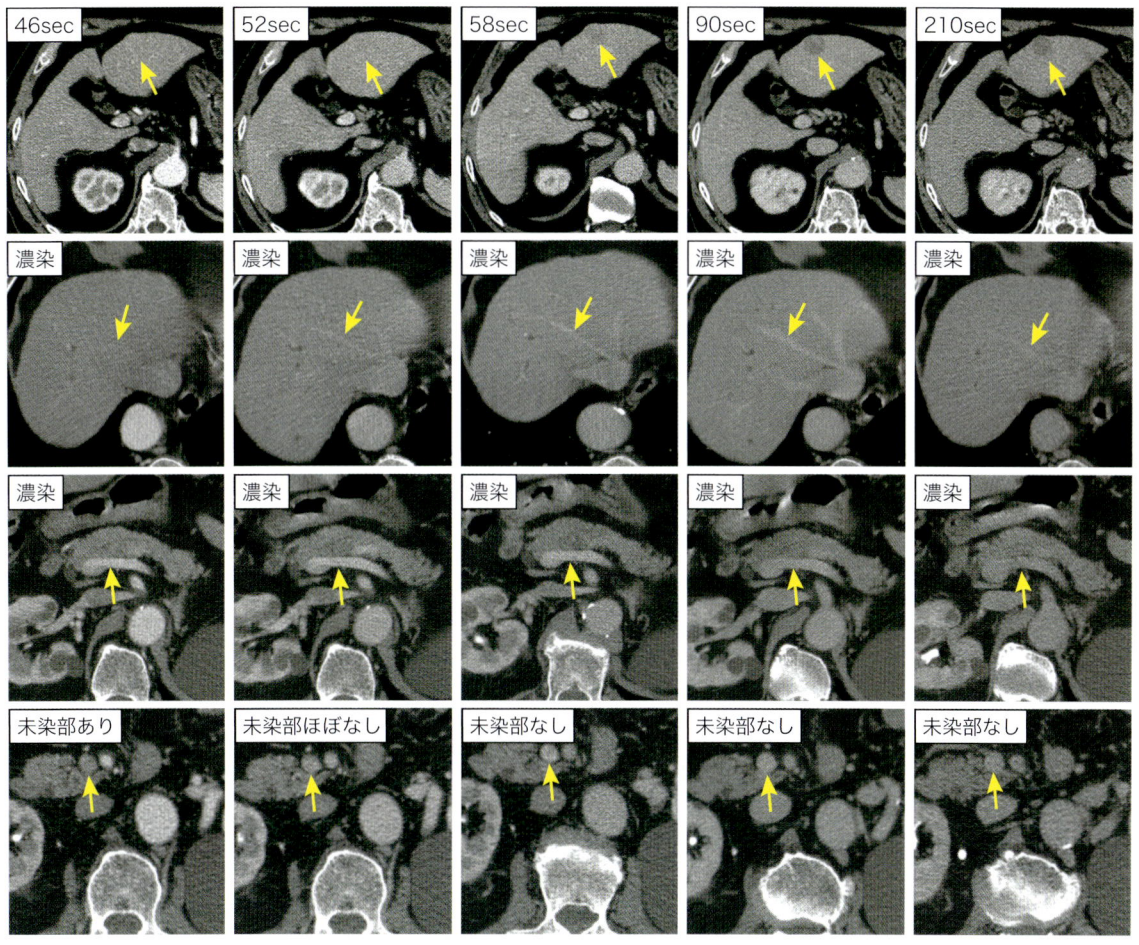

図5つづき◆ダイナミックCTにおける肝細胞癌の背景肝との濃度差と肝静脈，脾静脈，上腸間膜静脈の濃度との関係

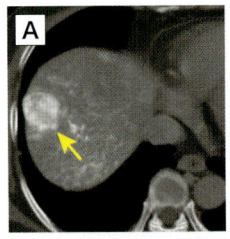
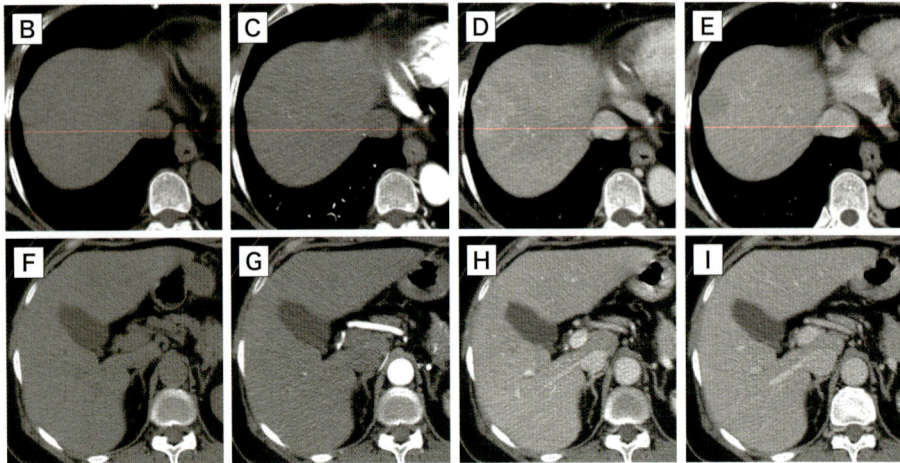

図6 ◆ 多血性肝細胞癌のCTHA（上段）とダイナミックCT（中段）および中段と同時相で撮影された肝門部のダイナミックCT（下段）

肝細胞癌（⇒）と背景肝の濃度差は門脈が低濃度の時相（C, G）と肝静脈が高濃度の時相（D, H）で小さく，単純CT（A, B, F）と造影後期（E, I）にて背景肝との濃度差が大きい．このように造影早期相の撮影タイミングが外れている場合，肝腫瘍の拾い上げには単純CTや造影後期相を特に重視する．

なお，この肝細胞癌でみられる隣接肝の突出は，肝表に近い肝細胞癌では他の腫瘍との鑑別点となる（背景肝への影響が鑑別点になる好例）．

> **コツ** 造影早期相CTの撮影タイミングが外れている場合，肝腫瘍の拾い上げには単純CTもしくは造影後期相CTが有用（図6）．

慢性肝疾患・肝腫瘍の診断　第1章

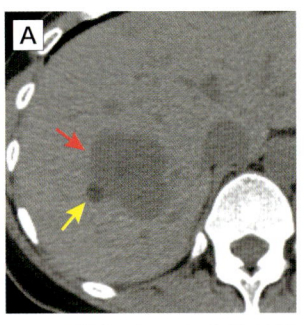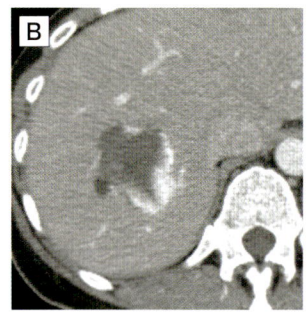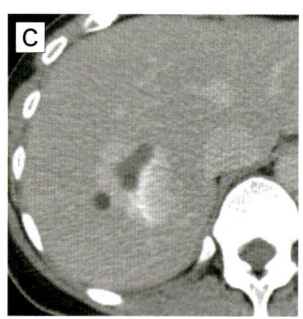

図7 ◆ 囊胞（⇨）と海綿状血管腫（→）のダイナミックCT
囊胞と血管腫は正常肝に存在すれば，単純CT上，どちらも低濃度を呈するが，その程度が異なる．海綿状血管腫は血管と等濃度を呈する一方，囊胞は血管よりも低濃度を呈する．単純CTのみで囊胞（頻度が1位）と海綿状血管腫（2位）を鑑別できる

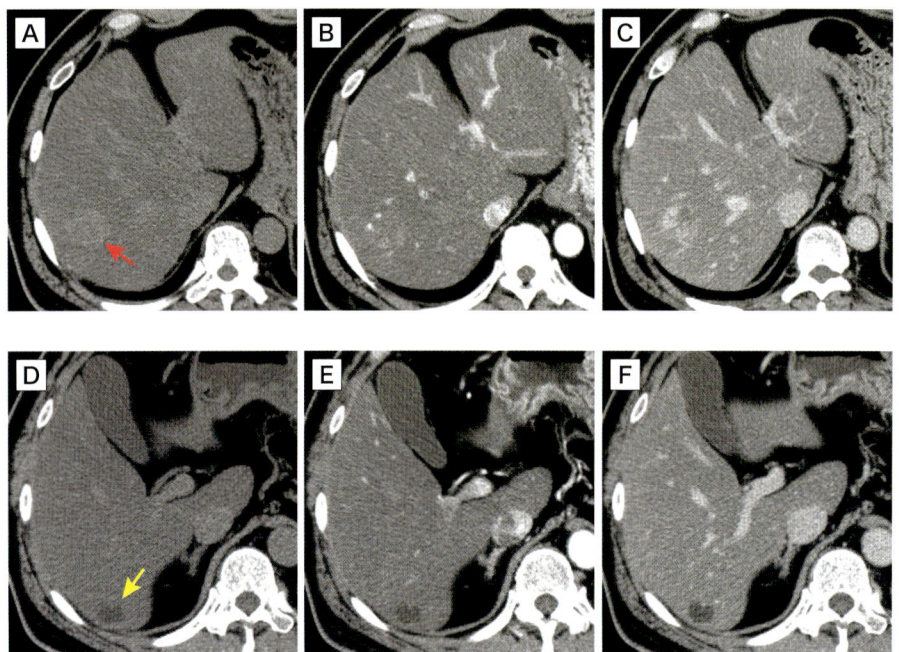

図8 ◆ 脂肪肝を背景にした囊胞（下段，⇨）と海綿状血管腫（上段，→）のダイナミックCT
血管と比較すれば，肝の濃度に左右されずに単純CTのみで囊胞と血管腫をある程度区別できる

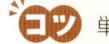 単純CTで肝腫瘤の濃度を評価する際は血管の濃度と比較する（図7，8）．

◆ **使用機器**
　　□ 画像診断システム（画像viewer ＋ PACS）EV Insite net（ピー・エス・ピー社製）
　　□ 症例ファイル管理システムEV Palette（ピー・エス・ピー社製）

画像診断のスキル向上に役立つツール

上田和彦

● 1．PowerPoint上で自在ページング（DICOM → PowerPoint）

　CTやMRIはページングで観察すると頭尾方向のつながりがよくわかる．学会発表や講演ではPowerPointスライドに貼り付けた動画ファイルで呈示する演者が多い．しかしながら，この方法の欠点はページングが定速となるため，発表者の意に沿った速度で表示できないのに加え，一時停止がままならない点にある．

　われわれが用いている画像viewer（EV Insite）は表示している状態がワンタッチでPowerPoint形式のファイルにexportする機能が備わっている（図A）．PowerPointのスライドに画像が貼り付けられているので，スライドショーに入ってから矢印キーもしくはマウスホイールを回すとコマ送りでページング表示がなされる．PowerPointファイルをUSBメモリ経由で別のPCへコピーする際に動画ファイルとPowerPointファイルのリンクが外れる心配もない．

● 2．症例ファイル管理

　放射線，内視鏡，病理などの画像データとWord，Excel，PowerPoint，PDFなどの汎用形式とを有機的に紐づけてファイルされた症例データベースは二次利用の広がりが別次元になる（図B）．

　われわれは疾患や症例に関する放射線，内視鏡，病理，動画，参考文献を症例や疾患ごとに相互に紐づけして症例ファイル管理システムEV Paletteのシートに貼付し，蓄積している．教育，研究，出版へ向けた準備など用途は多岐にわたり，個人と組織の両方のプラットホームとして機能する．とても協力な助っ人である．

図A ◆ PowerPoint上で自在ページングするツール

慢性肝疾患・肝腫瘍の診断 第1章

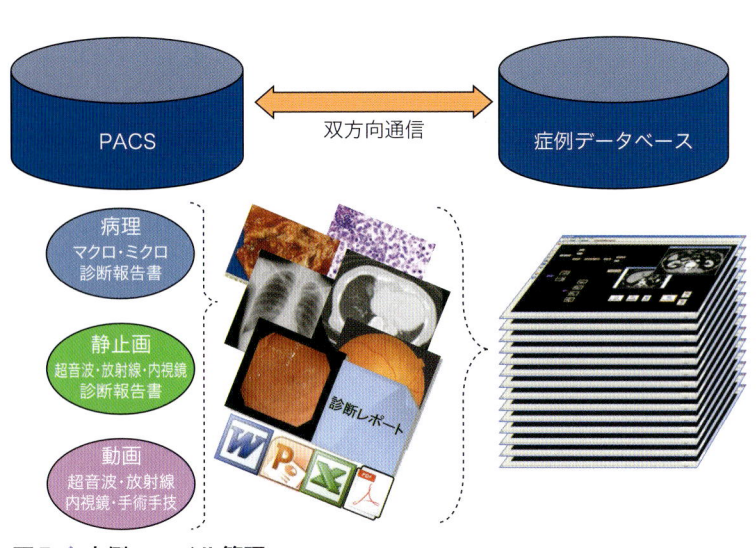

Column

図B ◆ 症例ファイル管理
PACS（画像保存通信システム）

第1章 慢性肝疾患・肝腫瘍の診断

§2 肝腫瘍の診断
2）MRI

山田　哲，上田和彦

POINT
① 病変の信号を背景肝の信号と比較する前に，背景肝の信号に異常がないかチェックする
② MRIの非造影画像は情報の宝庫である．MRIならではの情報を読み取ろう
③ 検査の目的に応じて造影剤を選択する

◆ **検査前に行うこと**
- □ 撮像に約1時間要すること，体動や呼吸停止不良が検査の劣化を招くことを伝える．
- □ 造影剤使用に関する説明を添える．

◆ **準備するもの**
- □ MR装置
- □ 造影剤自動注入器，ロック付き耐圧イクステンションチューブ，留置針
- □ 生理食塩水，ロック付きシリンジ
- □ 画像診断システム

1 適応（長所）

- 単純MRIでも豊富な情報が提供される
- ヨード造影剤による濃度上昇に比べて細胞外液性Gd製剤による信号上昇は高い
- 肝細胞特異性Gd製剤（Gd-EOB-DTPA）は肝細胞膜に存在するトランスポーターの機能を画像化することができる
- 細網内皮系特異性超常磁性酸化鉄造影剤（SPIO）は細網内皮系細胞の貪食機能を画像化することができる

2 禁忌

1 撮像

- 閉所恐怖症，不穏
- 体内人工物：埋め込み型ペースメーカー，埋め込み型除細動器，その他の体内金属

2 造影剤投与

1) Gd 製剤に対して
- 喘息
- 腎機能障害〔腎性全身性線維症（nephrogenic systemic fibrosis：NFS）を惹起する危険性がある〕
- 妊婦

2) SPIO に対して
- 鉄沈着症

3 デバイスの選び方

1 MR 装置

高磁場であるほど撮像時間の短縮が得られ，T2強調像の画質が向上する．具体的には静磁場強度が1.5 T以上の装置が望ましい．

4 撮像法

1 非造影 MRI

1) T1 強調像

① Gradient recalled echo（GRE）法 同位相/逆位相像

T1コントラストに加え脂肪沈着・鉄沈着がわかる（図1A, B）．脂肪と水が混在する組織では同位相像と比較して逆位相像で信号が低下する．鉄沈着が存在する組織ではエコー時間（echo time：TE）が長い方で信号が低下する．

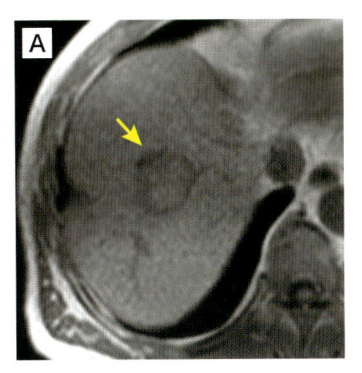

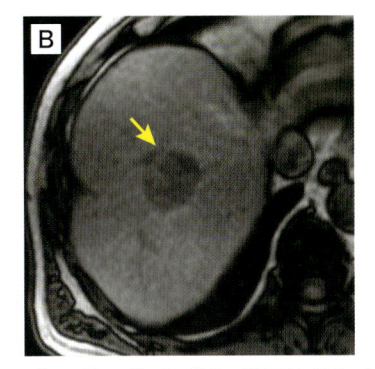

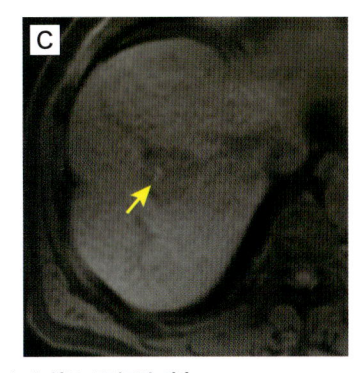

図1 ◆ 撮像方法の違いによるT1強調像の使い分け（例：脂肪沈着と出血を伴う肝細胞癌）
A）GRE T1強調像（同位相）：肝S8に周囲肝と等信号を示す結節性病変を認め，低信号を呈する被膜を伴っている（→）
B）GRE T1強調像（逆位相）：病変の信号は同位相と比較して低下した．脂肪が沈着していることがわかる（→）
C）脂肪抑制併用GRE T1強調像：病変は脂肪沈着を反映して同位相と比較して全体に信号低下を示している．病変の一部に脂肪抑制を受けない点状の高信号域を認める．これは出血を示している（→）

②脂肪抑制併用GRE法

T1短縮（＝T1強調像の信号上昇）の原因が脂肪かそれ以外かがわかる（図1C）．脂肪以外が原因の場合，信号は低下しない．

病変に脂肪が含まれても造影効果の判定を妨げないので造影用に重宝する．

肝細胞結節を高信号に描出しやすい．

造影時に逆位相による画像の修飾を回避できる．

2) T2強調像

①脂肪抑制併用 fast spin echo（FSE）法

T2コントラストがある程度保たれた画像を，数分で取得できる．

早期肝細胞癌は等～低信号を呈し，進行肝細胞癌（古典的肝細胞癌）は高信号を呈する（図2A）．
血洞の拡張や偽腺管構造を伴う肝細胞癌の信号は高くなる．

> **コツ エコートレイン数は10以下に設定する**
>
> FSEで1回の繰り返し時間（TR）の間に収集するエコーの数をエコートレイン数と呼び，このエコートレイン数が大きいと撮像時間は短くなる．しかし，エコートレイン数を過度に大きく設定するとT2コントラストが低下し，撮像の意義が失われてしまう．多くの進行肝細胞癌が高信号にならないなら，エコートレイン数が大きくなっている可能性がある．
>
> **呼吸同期を併用する**
>
> 体動による画像の劣化を防ぐ．
>
> **脂肪抑制を必ず使用する**
>
> FSEでは脂肪の信号が上昇する．脂肪抑制を併用すれば脂肪を含む病変をT2延長病変と誤認するのを避けることができる．

② Single shot fast spin echo（SSFSE）法

自由水が高信号を呈するため，嚢胞，胆管過誤腫，胆管の描出に優れる（図2B）．

③ EPI法

T2コントラストが優れた画像を短時間で取得できる．

Motion probing gradient（MPG）※を印加し，動きの大きな水分子の信号を抑制できる．

MPGの強度はb値として表される．b値の小さな画像では血管の肝内分枝の高信号が低下する（図2C）．

b値の設定が適当ならば，嚢胞内の水が低信号化し，それより動きの小さな水が相対的に高信号を呈する（いわゆる拡散強調像，図2D）．水が低信号化するb値は装置により異なるが一般には1,000秒/mm^{2}以上である．

> **※Motion probing gradient(MPG)**
>
> 水分子のブラウン運動が多いと位相が不揃いになって信号が低下するような一対の傾斜磁場．

3) T2*強調像

磁場が不均一になると信号が他の画像よりも低下するため，鉄沈着・出血などを検出しやすい（図3A）．

慢性肝疾患・肝腫瘍の診断 第1章

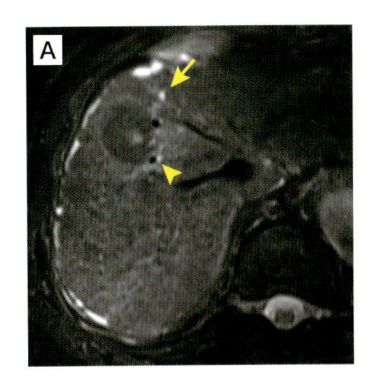

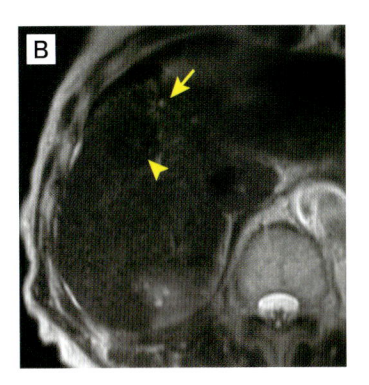

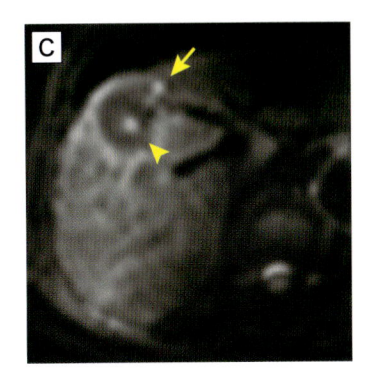

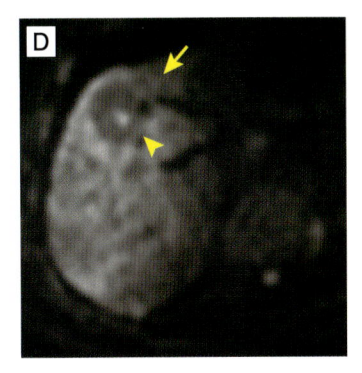

図2◆撮像法によるT2強調像の違い
　　（例：進行癌を内包する早期肝細胞癌と単純嚢胞）
A) 脂肪抑制併用FSE T2強調像：肝S4の単純嚢胞は著明な高信号を呈するのに対し（⇒），肝S5の進行癌を内包する早期肝細胞癌は高信号域を内包する低信号域として描出されている（▷）
B) SSFSE T2強調像：S4単純嚢胞の描出は明瞭であるが（⇒），S5病変の低信号はかろうじて描出されるのみで，内包された進行癌は同定できない（▷）
C) EPI（低b値）：S4単純嚢胞（⇒）およびS5結節内結節（▷）はどちらも高信号を示している．肝内の血管は低信号を呈している
D) EPI（高b値）：S4単純嚢胞は低信号を呈するが（⇒），S5結節内結節は高信号を示している（▷）

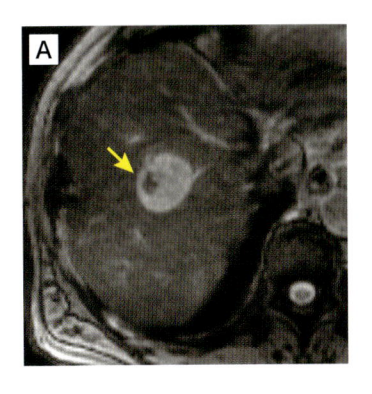

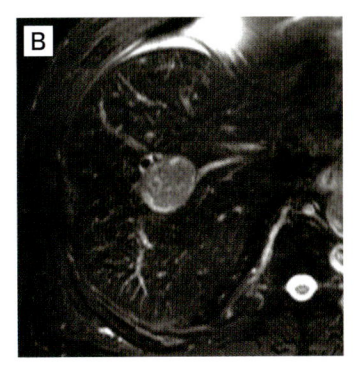

図3◆鉄沈着（T2*強調像とT2強調像）
鉄が過剰に沈着するとT2*強調像，T2強調像における信号は低下する．T2*強調像の方がT2強調像よりも鋭敏である
A) T2*強調像：図1と同一症例．結節内に出血を反映した低信号域がみられる（⇒）．肝の鉄沈着を知るには筋と肝との信号を比べる．筋の信号よりも肝の信号が低い場合には肝に鉄沈着があると判断してよい．本例でもヘモジデローシスがあることがわかる
B) 脂肪抑制併用FSE T2強調像：T2*ほどではないが肝が筋よりも低信号を呈している

Pitfall T2およびT2*強調像にて背景肝が筋より低信号ならば，肝に鉄が過剰に沈着している．その場合，病変の信号を高めに判断しがちなので注意する（図3B）．

2 造影MRI

検査目的に応じて以下の造影剤を適宜選択する．

1) 細胞外液性Gd製剤（図4, 5）
〈特徴〉
病変のvascularityと遅延性濃染を安定して評価できる．肝細胞癌の被膜，血管腫の"fill-in"の描出は肝細胞特異性Gd製剤よりも優る（図4）．

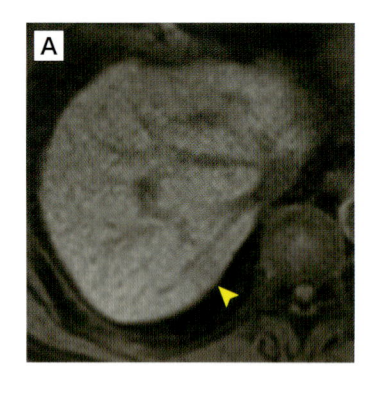

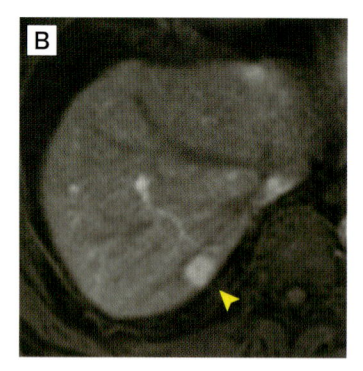

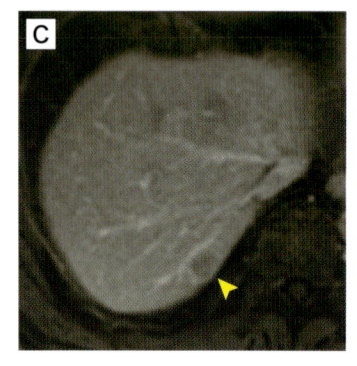

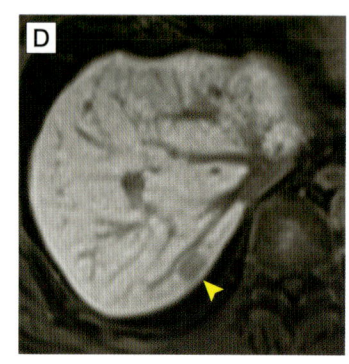

図4◆肝細胞癌における細胞外液性Gd造影MRIと肝細胞特異性Gd造影MRIの違い（例：肝細胞癌の被膜）
A) 造影前：肝S7の肝細胞癌は低信号を示している（▷）
B) 細胞外液性Gd製剤投与後25秒：S7病変にモザイク状の濃染がみられる（▷）
C) 細胞外液性Gd製剤投与後110秒：S7病変は周囲肝と比較して低信号を示し，被膜が明瞭に描出されている（▷）
D) Gd-EOB-DTPA投与後20分：S7病変は低信号を示している一方，細胞外液性Gd造影MRIと比較して周囲肝の信号上昇がみられる．被膜の有無は判断しづらい（▷）

〈投与法と撮像法〉

① 準備・造影剤投与：自動注入器に造影剤シリンジを装着し，前腕皮静脈に確保した留置針とイクステンションチューブを用いて接続する．体重あたり0.2 mL/kgの造影剤を2～3 mL/秒で注入する．CTと比較してMRI造影剤は投与量が少なくイクステンションチューブや静脈内に残留する造影剤量を無視できないため，生理食塩水で造影剤を後押しする．

⬇

② Dynamic study：1）造影前，2）肝動脈経由の造影剤が類洞に達する時相，3）肝の信号が最も高くなる時相，4）平衡相の4相を撮像する．造影剤注入後25秒後，60秒後，110秒が目安である．このように撮像すると各々35秒すぎ，70秒，120秒にk-spaceの中心付近に造影効果を反映した信号が充填される．大動脈の信号をモニタリングしながら撮像開始を決めるbolus trucking法を利用すると，タイミングが大幅にずれるのを回避できる．

⬇

③ 遅延相：遅延性濃染をみるのが目的である．粘液癌，病的な線維増生など遅延性濃染を呈する病変に有用である．

2）肝細胞特異性Gd製剤（図4, 5）

〈特徴〉

肝細胞造影相においてdysplastic nodule，早期肝細胞癌（図5D ▷），進行肝細胞癌（古典的肝細胞癌）は低信号を呈する一方，限局性結節性過形成は高信号として描出される．**進行肝細胞癌の一部でも等～高信号を呈することがあり注意が必要である**（図5D ➡）．残肝予備能の術前予測など分肝予備能定量への応用が期待されている．

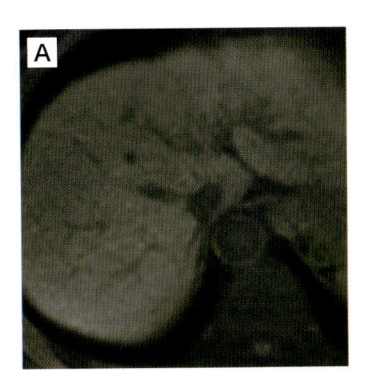

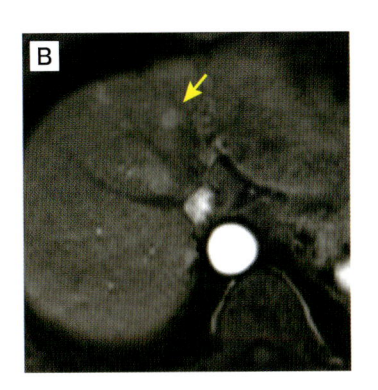

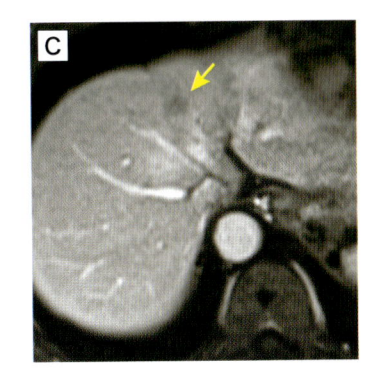

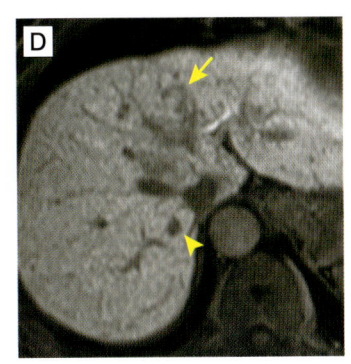

図5◆肝細胞癌における細胞外液性Gd造影MRIと肝細胞特異性Gd造影MRIの違い（例：早期癌とGd-EOB-DTPA取り込みを示す進行癌）

A）造影前：病変は周囲肝と等信号を呈し，同定できない
B）細胞外液性Gd製剤投与後25秒：肝S4の進行癌は早期濃染を呈している（⇨）．早期癌は同定できない
C）細胞外液性Gd製剤投与後120秒：S4の進行癌は周囲肝と比較して低信号を示している（⇨）．早期癌は同定できない
D）Gd-EOB-DTPA投与後20分：細胞外液性Gd造影MRIでは描出されていなかったS1の早期癌が低信号域として描出されている（▷）．一方，S4の進行癌はGd-EOB-DTPAの取り込みを反映して周囲肝と等信号を呈している（⇨）．Gd-EOB-DTPAはdysplastic noduleと早期肝細胞癌の検出に優れる．しかし，進行肝細胞癌でも取り込むものが相当数あるので過信は禁物である

〈投与法と撮像法〉

① 準備・造影剤投与：Gd-EOB-DTPAは体重あたりの造影剤投与量が細胞外液性Gd製剤の約半分なので，高速注入を行うと動脈優位相の画質が評価困難になるほど劣化する．これを避けるため1 mL/秒程度の低速注入が推奨されている．

⬇

② Dynamic study：撮像法は細胞外液性Gd製剤に準じるが，読影に際しては造影剤投与後早期から細胞外液性造影効果に加えて肝細胞性造影効果が現れていることに留意する．

⬇

③ 肝細胞造影相：造影剤投与後15〜20分後に撮像する．Gd-EOB-DTPAは肝細胞に特異的に発現している有機アニオントランスポーターによって細胞内に取り込まれ強い造影効果を示すため，取り込みが低下した病変と背景肝とのコントラストが生まれる（図4D，5D）．

3) 細網内皮系特異性超常磁性酸化鉄造影剤（図6）

〈特徴〉

微小病変検出，肝細胞性結節の鑑別診断（限局性結節性過形成，肝細胞腺腫，早期肝細胞癌，dysplastic noduleで造影後T2強調像にて信号低下がみられる）．喘息・腎機能障害の際，血流評価にGd製剤の代替薬として用いられる．

〈投与法と撮像法〉

① 準備・造影剤投与：体重あたり0.016 mL/kgを経静脈的に投与する．血流評価を目的としない場合にはone-shot静注でよいが，血流評価を目的としてdynamic studyを行う際には生理食塩水を

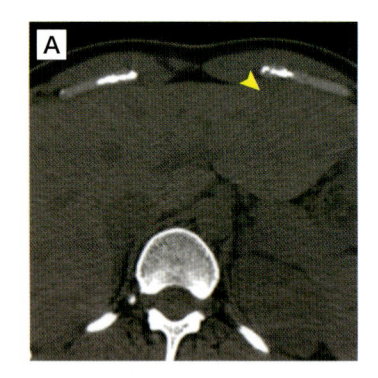

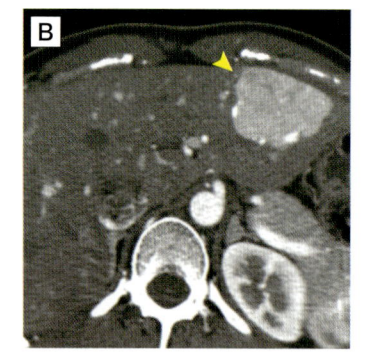

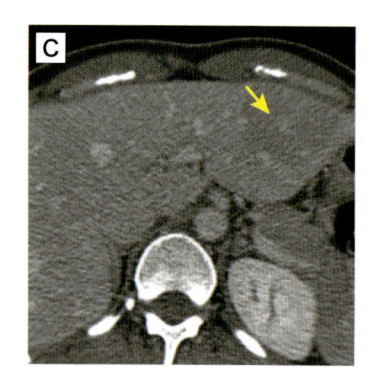

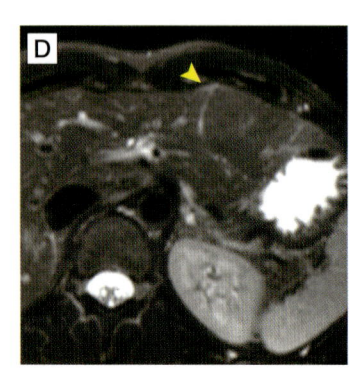

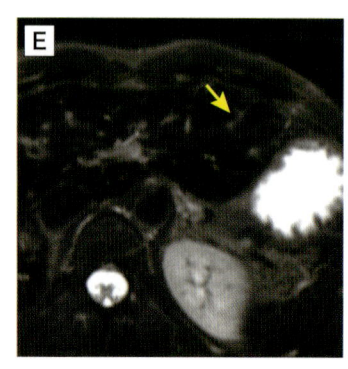

図6 ◆ 細網内皮系特異性超常磁性酸化鉄造影MRIによる限局性結節性過形成の描出
A) 単純CT：肝左葉外側区域の限局性結節性過形成は周囲肝と等濃度を呈している（▶）
B) 造影CT（動脈優位相）：病変は境界明瞭な分葉状の均一な早期濃染域として描出されている（▶）．病変の中心部には車輻状血管の描出がみられ，病変の辺縁には拡張した肝静脈の描出がみられる
C) 造影CT（平衡相）：病変は周囲肝と比較して低濃度を呈しており，中心瘢痕が遅延性濃染域として描出されている（→）
D) SPIO造影前脂肪抑制併用FSE T2強調像：病変は周囲肝と等信号を呈している（▶）
E) SPIO造影後脂肪抑制併用FSE T2強調像：限局性結節性過形成の中心瘢痕が造影前に比べ明瞭になった．Kupffer細胞がSPIOを取り込み，病変と周囲肝の信号は低下したが，SPIOを取り込まない瘢痕の信号は低下しないためである（→）

用いて全体量を10 mL程度に希釈し，自動注入器を用いて急速静注する．

⬇

② Dynamic study：造影剤投与後にEPIによる多時相撮像を行う．SPIO（超常磁性酸化鉄）はT2*短縮効果を有するためvascularityの高い領域は信号低下を示す．

⬇

③ 造影後T1強調像：SPIOは血管外に漏出しない血液プール造影剤としての特徴を有しており，血管腫などの血液プールが豊富な病変は高信号を呈する（図6C）．

⬇

④ 造影後T2, T2*強調像：SPIO投与後10分後以降に撮像する．肝ではKupffer細胞に取り込まれ信号低下を示す．取り込みが低下した領域は相対的に高信号に描出される（図6E）．
※注意点：**分化度の高い進行肝細胞癌で，取り込むものがある．**

◆ **使用機器**
☐ MR装置：Trio Tim（3T），シーメンス・ジャパン社
☐ DICOM Viewer：EV Insite，ピー・エス・ピー社

第1章 慢性肝疾患・肝腫瘍の診断

§2 肝腫瘍の診断
3）腹部超音波検査（非造影）

榎奥健一郎，内野康志

POINT
① 肝細胞癌はリスクの高い患者の絞り込みが可能な疾患であり，リスクの高い患者には定期的な腹部超音波検査を含めた画像検査が必要である
② 肥満患者，肝実質がきわめて粗雑な患者など，腹部超音波検査では十分なスクリーニングができないと判断されるときには，適宜CTやMRIなど他のモダリティを追加する必要がある
③ 腹部超音波検査はスクリーニングが目的であり，肝腫瘤の質的診断には他の画像検査を行う必要がある

◆ 術前に行うこと
□ 腸管ガスのために肝臓の一部が観察困難になる場合があるので基本的には絶食で行う．
□ 被検者は腹部，特に右肋間を十分に露出できる服装が望ましい．

◆ 準備するもの
□ 腹部超音波検査装置
□ 超音波検査用のジェル
□ ジェルを拭き取るもの（柔らかい布，ペーパータオルなど）

1 適応

肝細胞癌はリスクの高い患者の絞り込みが可能な疾患である．ウイルス性肝障害，アルコール性肝障害，自己免疫性肝炎，NASH（非アルコール性脂肪性肝炎）など慢性肝疾患がある場合，各患者の慢性肝障害の進展具合に応じた間隔で定期的な腹部超音波検査が必要である．肝硬変の場合は年間に3～4回の画像検査が望ましい．

2 他の画像検査の併用

線維化により肝実質がきわめて粗雑な場合，著明な脂肪肝の場合，肥満が著しい場合は腹部超音波検査では十分なスクリーニングは難しい．また，肺気腫で過膨張した肺や腸管ガスにより肝全体の観察が困難なこともある．そのような場合には適宜，CTやMRIなど他の画像検査を併用する必要がある．

3 腹部超音波検査で肝腫瘤が認められた場合

　肝細胞癌の超音波所見は非常に多彩で，分化度や大きさによりさまざまな所見を呈する．腹部超音波検査は肝腫瘤の存在の有無をチェックするためのスクリーニング検査として位置づけられるべきである．質的診断もある程度は可能だが，**肝細胞癌かそうでないかを腹部超音波検査所見のみで判断するべきではない．**腹部超音波検査で肝腫瘤の存在が確認されたら，造影CT・造影超音波など他の画像検査で質的診断をつけるようにする．

4 肝細胞癌の超音波所見

　肝細胞癌は分化度により所見が異なる．一般に高分化な肝細胞癌は脂肪が多く，高エコーを呈する．血管腫疑いとして経過観察されていた高エコー肝腫瘤が最終的に高分化な肝細胞癌と判明することもある．一方，低分化ないわゆる古典的肝細胞癌は低エコーとなることが多い．1 cm程度の古典的肝細胞癌は全体として低エコーを呈していることが多いが，2 cm以上のものは以下のような特徴的な超音波所見を呈することが多い．ただし例外的所見を呈するものもあり，確定診断は他の画像検査で行う．

- **辺縁低エコー帯（halo）**：腫瘍の線維性皮膜を反映している．転移性肝癌では厚みが一定でないことが多いが，肝細胞癌では薄く平滑なことが多い．
- **側方陰影（lateral shadow）**：外側陰影ともいう．腫瘤外側に観察される後方エコー減弱のことを指す．腫瘤辺縁が平滑だと超音波が接線方向で屈折するために生じる．つまり腫瘤辺縁が平滑であることを示す所見である．
- **後方エコー増強（posterior echo enhancement）**：水分に富む腫瘍の場合，超音波の減衰が他の部分に比べて少ないので腫瘍の後方のエコーが増強する．基本的に肝細胞癌では癌細胞がぎっしり詰まっているので後方のエコーは増強することが多い．線維成分が多い腫瘍では逆に後方エコーは減弱する．
- **内部エコーの不均一化（nodule in nodule, mosaic pattern）**：腫瘍内部に低エコーな部分や高エコーな部分が混在している所見のこと．1つの腫瘍に分化度が異なる部分が混在するために生じる．境界部の線維性隔壁が描出されることもある．腫瘍内部の結節が明瞭な場合にnodule in noduleと呼び，不明瞭な場合はmosaic patternと呼ぶ．
- **肝表面への突出像（hump sign）**：肝表面にこぶのように盛り上がる所見のこと．肝細胞癌だけでなく，転移性肝癌などでも生じる．腫瘍にある程度の硬さがなくてはならないため肝血管腫など柔らかい腫瘍では生じることは少ない．

※門脈内に内部エコーを認めた場合

　門脈内血栓（portal vein thrombosis：PVT）であるのか**門脈内腫瘍塞栓**（portal vein tumor thrombosis：PVTT）であるのかを迅速に診断する必要がある．腹部超音波検査では診断が困難なため，造影超音波か造影CTを行い確定診断する．

5 転移性肝腫瘍の超音波

　肝臓はさまざまな悪性腫瘍から転移が起こりうる臓器である．そのため，全身の悪性腫瘍の病期診断には，肝転移の有無を検索することが重要である．転移性肝腫瘍はさまざま超音波像を呈するが，下記のような特徴がある．

- 単発の場合もあるが，類似したエコーパターンをもつ腫瘤が複数みられることが多い．
- target patternやbull's eye patternを呈することがある．
- 幅の広い辺縁低エコー帯を有することがある．
- 腫瘍中心部に壊死を示唆する無エコー域がみられることがある．扁平上皮癌，囊胞腺癌，肉腫からの転移に多い．
- 腫瘍内部に石灰化を有することがある．腺癌からの転移に多い．

6 腹部超音波検査の実際

1 準備

　被検者の手術歴，肝細胞癌治療歴をあらかじめ確認しておくことが大切である．被検者は仰臥位となり，右手を後頭部に回す．左手は脇につける．検査者は高さ調整のできる椅子に座り，被検者の右肋間が手元の位置になるようにする．

2 検査

　通常の慢性肝疾患での腹部超音波検査と同様に検査を進めてゆくが，**スクリーニングの見落としをなくすために，同一の部分は必ず2方向から見ること，観察不良であった部分は所見に明確に記述することが大切である**．肝腫瘍を認めた場合には部位と大きさ，辺縁の形状，内部の性状を観察する．門脈内に実質エコーを認めた場合にはドップラー超音波検査にて門脈血流を確認し，完全閉塞か部分的閉塞か，どの分枝まで閉塞しているのかを観察する．

3 検査後

　被検者のジェルを拭き取り，プローブに付着したジェルも柔らかい布などで速やかに拭き取る．そしてプローブをプローブホルダーに戻す．

4 検査所見の記述

　肝腫瘍があった場合には，場所と大きさ，辺縁の形状，内部の性状を明確に記す．門脈内に実質エコーを認めた場合には閉塞の程度と範囲を記述する．

第1章 慢性肝疾患・肝腫瘍の診断

§2 肝腫瘍の診断

4) 造影超音波検査

榎奥健一郎, 内野康志

POINT

① 造影超音波では撮像条件の調節が非常に重要. 使用する造影剤に応じた音圧 (MI) の設定, フレームレートの調節, フォーカスの位置決めなど

② 造影効果を経時的に観察できる長所があり, また, 血流を流れる気泡 (vascular image) と Kupffer細胞に貪食された気泡 (Kupffer image) の2つを観察できる

③ 特にVascular imageの観察では, あらかじめ観察したい部位を絞っておく必要がある

◆ 術前に行うこと
  □ 22G以上の太さの静脈ラインを確保しておく必要がある.
  □ 卵アレルギーの有無を聴取しておく.

◆ 準備するもの
  □ 腹部超音波検査装置
  □ 超音波検査用のジェル
  □ 超音波用造影剤
  □ ジェルを拭き取るもの (柔らかい布, ペーパータオルなど)

1 造影超音波とは

1 ソナゾイド® について

ソナゾイド®は, 2013年7月現在本邦で使用可能な唯一の超音波造影剤である. 2007年1月より承認・市販されており, 内包ガスはフッ化炭素 (C_4F_{10}), シェルは卵黄由来のホスファチジルセリンナトリウム, 直径はおよそ2〜3μmである. 排出は肺から行われるため腎機能障害があっても使用可能である. また, CTのヨード造影剤にアレルギーがある患者でも問題なく使用できる.

2 ソナゾイド® の動態と副作用

ソナゾイド®は静脈注射されると右心系, 肺, 左心系を経て全身に流れる. 循環血中で気泡が消失する割合はわずかであり, ソナゾイド®の血中濃度が低下していくのは肝臓や脾臓に捕捉されるためである. ソナゾイド®は肝臓のKupffer細胞に貪食されやすいように設計されており, 静注された気泡の4分の1が肝臓のKupffer細胞に集積すると考えられている. 貪食された気泡は次第に細胞質の

奥に移動していき核に近づいていく．内包ガスは体内では全く反応せず，最終的には肺から呼気に排出される．

ソナゾイド®のシェルは卵黄由来のホスファチジルセリンナトリウムである．そのため取扱説明書には卵アレルギーのある患者には投与しないよう記述がある．微小血管のガス塞栓も危惧されるが，気泡径が小さく，気泡同士の融合もなく，投与されるガスの量もきわめてわずかなため塞栓性の副作用の報告はみられない．また，Kupffer細胞に貪食された後，超音波を受けて気泡が崩壊するときに細胞障害が起きる可能性が考えられる．しかし，計算上では100個に1個程度のKupffer細胞しかソナゾイド®の気泡を貪食しないので，大きな組織障害が起きることは考えにくい．

3 ソナゾイド®の調整と投与

ソナゾイド®は凍結乾燥粉末であり，2 mLの脱気された蒸留水で溶解してから使用する．バイアルの中はフッ化炭素の気体で満たされており，溶解後のソナゾイド®の内包ガスはフッ化炭素となる．溶解前にバイアルの蓋をあけて放置すると，内包ガスが空気に置換してしまい造影効果が減弱する．内包ガスは溶解水の中の気体とも置換してしまうので，溶解水には脱気したものを用いる．

ソナゾイド®は静注で投与される．静注後の血中濃度のピークを高くするために，静注直後に10〜20 mLの生理食塩水でフラッシュする．このときにあまり高い圧力をかけると気泡が壊れてしまうので注意が必要である．

2 造影超音波検査の実際

1 準備

背景肝にソナゾイド®がとり込まれていない状態でのVascular imageは，最初の1回しか見れないため，事前にVascular imageを観察したい部位を決めておく必要がある．被検者は仰臥位となり，右手を後頭部に回す．左手は脇につける．検査者は高さ調整のできる椅子に座り，被検者の右肋間が手元の位置になるようにする．22Gよりも太い静脈ラインを確保しておく．

2 検査

超音波装置に搭載されている造影超音波モードを起動し，フォーカス位置，音圧，ゲインを設定する．フォーカス位置は血管相では腫瘍の下端，Kupffer相では肝臓の最深部にするのが一般的である．音圧（MI値）は通常0.2〜0.3で撮像するが，各機種により異なるため，メーカーからの推奨値を参考にする．ゲインはフォーカス位置，音圧を設定後に調節する．フレームレートは15フレーム/秒（fps）が推奨される．

ソナゾイド®を静注し，その直後に生理食塩水10〜20 mLでフラッシュする．フラッシュすることによりソナゾイド®のピーク濃度を高くすることができる．ソナゾイド®が血管内に入ったらタイマーをスタートする．

まず肝臓が造影される様子をリアルタイムで観察する．通常，15秒程度で肝動脈が造影され，次に門脈が造影される．30秒程度までは門脈が優位に造影され，その後は平衡相となる．

ソナゾイド®を静注して10分程度経過すると，気泡の大部分がKupffer細胞に貪食され，血流や肝実質内の気泡が相対的に非常に少なくなる．投与したソナゾイド®の量が多いと，血流のソナゾイド®がなかなか少なくならず，良好なKupffer imageを得るのに時間がかかる．また肝硬変が非常に進んだ患者では，Kupffer細胞への気泡の貪食が遅く，やはり良好なKupffer imageを得るのに時間がかかる．なお，ソナゾイド®の気泡は貪食されるとサイズが小さくなるため，音圧を高くした方が良好なKupffer imageを得やすい．フレームレートが多いと気泡は壊れやすくなること，フォーカス部分は音圧が高くやはり気泡が壊れやすいことに注意しながら観察していく．

スキャンボリューム内の実質に充満した気泡を高音圧で一掃すると，その後低音圧のハーモニックで気泡の再灌流を観察することができ，flash replenishment imaging（FRI）と呼ばれている．また，さらにMFIを応用したmicro flow imaging（MFI）を用いると，細い血管構造が描出可能である．

3 検査後

被検者のジェルを拭き取り，プローブに付着したジェルも柔らかい布などで速やかに拭き取る．そしてプローブをプローブホルダーに戻す．

4 検査所見の記述

静注直後にリアルタイムで観察された動脈相，門脈相での所見，Kupffer imageでの所見を正確に記述する．

3 さまざまな肝腫瘍の造影超音波所見

ソナゾイド®を静注すると，15秒程度で肝動脈が造影され（動脈相，early vascular phase），次に門脈が造影される（門脈相，late vascular phase）．30秒程度までは門脈が優位に造影され，その後は平衡相となる．ソナゾイド®静注から10分程度経過すると，気泡の大部分がKupffer細胞に貪食される（Kupffer相）．

1 肝細胞癌

動脈相で濃染し，門脈相では周囲と同程度．Kupffer細胞をもたないので，Kupffer相ではソナゾイド®は流れ去り欠損像となる（図1）．

2 転移性肝腫瘍

造影超音波所見も多種多様なパターンを呈する（図2）．Vascular imagingで典型的なリング状濃染がみられる場合もあるが，リング状濃染は目立たず，腫瘍の辺縁部から染まり込み最終的には全体が染まるもの，肝細胞癌のように腫瘍全体が均一に強く染まるものもある．中心壊死のある場合，その部分は造影効果が乏しくなる．また，GIST（消化管間質腫瘍）など多血性の腫瘍は，当然Vascular imagingで濃染がみられる．

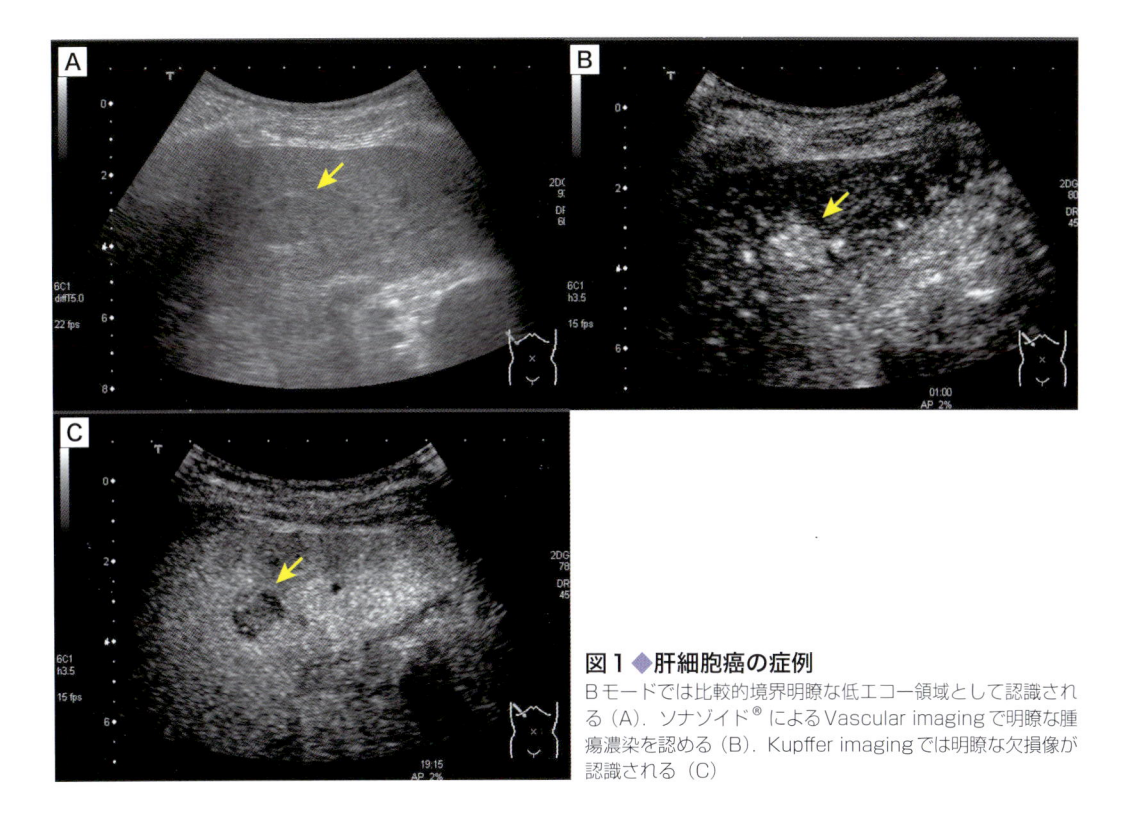

慢性肝疾患・肝腫瘍の診断 第1章

図1 ◆ 肝細胞癌の症例
Bモードでは比較的境界明瞭な低エコー領域として認識される（A）．ソナゾイド® によるVascular imagingで明瞭な腫瘍濃染を認める（B）．Kupffer imagingでは明瞭な欠損像が認識される（C）

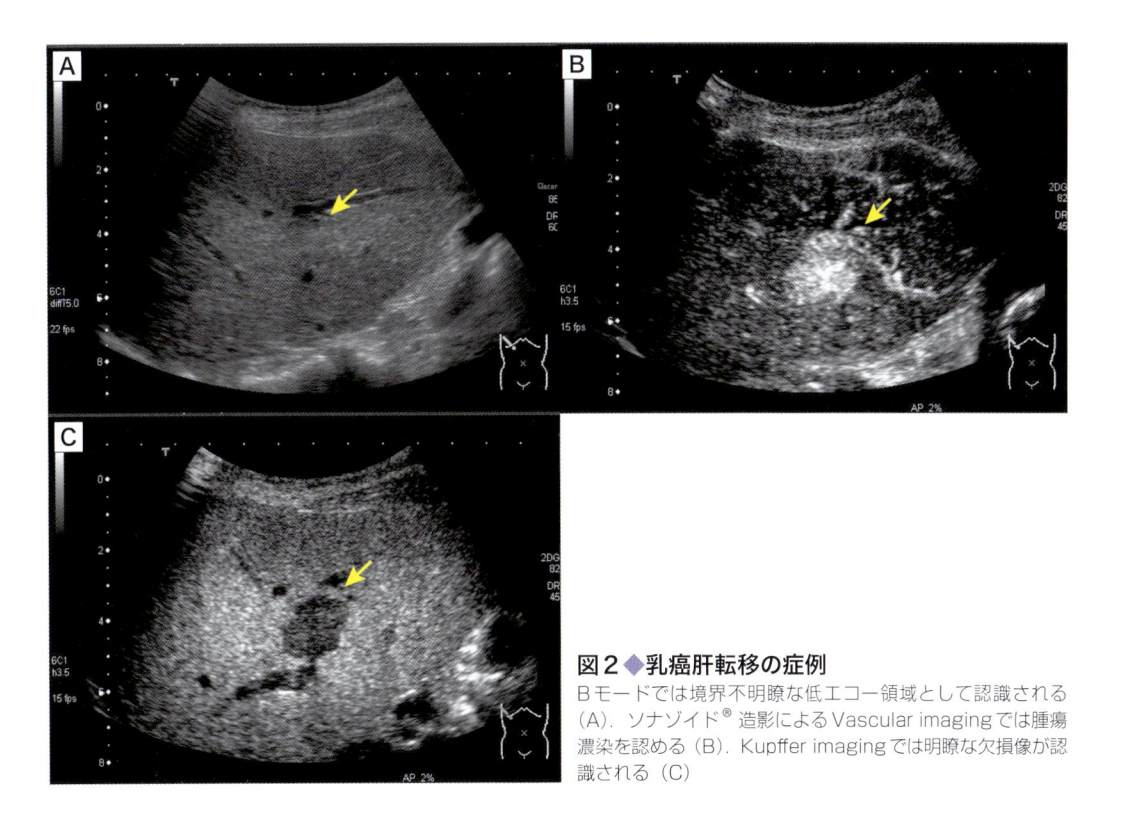

図2 ◆ 乳癌肝転移の症例
Bモードでは境界不明瞭な低エコー領域として認識される（A）．ソナゾイド® 造影によるVascular imagingでは腫瘍濃染を認める（B）．Kupffer imagingでは明瞭な欠損像が認識される（C）

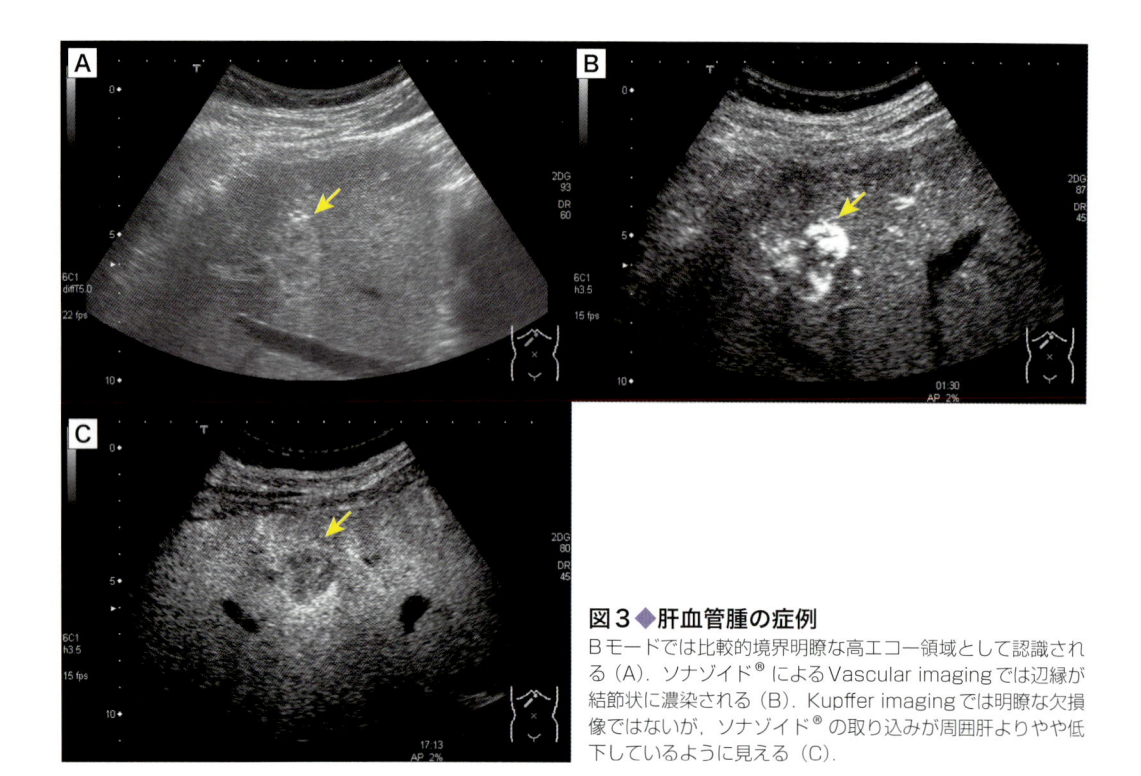

図3◆肝血管腫の症例
Bモードでは比較的境界明瞭な高エコー領域として認識される（A）．ソナゾイド®によるVascular imagingでは辺縁が結節状に濃染される（B）．Kupffer imagingでは明瞭な欠損像ではないが，ソナゾイド®の取り込みが周囲肝よりやや低下しているように見える（C）．

　転移性腫瘍は一般的には，肝細胞癌に比しwash outが早く，造影後30秒前後より徐々にwash outされてくる．肝臓全体をスキャンするのは，造影効果が安定しているKupffer imagingがよい．転移性肝腫瘍のKupffer imagingにおける欠損は，肝細胞癌と比べ明瞭なものが多い．通常のBモード超音波や造影CTでは検出されない小病変が検出される場合があるので丁寧に検査する必要がある．

3 肝血管腫

　動脈相では辺縁から結節状に染まっていく（fill in）．Kupffer細胞をもたないので最終的にはソナゾイド®は沈着しないが，血液が滞留するためソナゾイド®が流れ去って欠損像となるまでに長時間必要であることが多い（図3）．

4 FNH（限局性結節性過形成）

　造影直後に車軸状の血管が観察される．動脈相では濃染し，門脈相では周囲と同程度になる．Kupffer細胞をもっているのでKupffer相でも周囲と同程度になる．

第1章 慢性肝疾患・肝腫瘍の診断

§2 肝腫瘍の診断
5）CTAP/CTHA

喜多竜一，大﨑往夫

POINT
① CTAP/CTHA は，肝動脈・門脈血流を確実に分離して描出できる血流画像の最高峰である
② 肝細胞癌におけるコロナ様濃染などの特徴的な所見を確認できる
③ 読影に際しては，偽病変などについて注意する必要がある

◆ 準備するもの（図1）
　□ 血管造影装置　□ CT装置（当院では一体型IVR-CT，Aquilion 16 INFX-8000C，Toshiba Medical Systems社製）　□ 滅菌手袋　□ 清潔ガウン　□ 清潔シーツ
　□ シースイントロデューサー（血管穿刺キット）　□ カテーテル　□ ガイドワイヤー　□ 局所麻酔薬
　□ ヘパリン添加生理食塩水　□ 造影剤　□ プロスタグランジン　□ 酸素吸入

1　適応と禁忌

　血管造影検査は，肝臓における純粋な動脈血流や門脈血流を評価できる唯一のmodalityであり，血管造影時にCTを撮像するCTAP（CT during arterial portography，経動脈性門脈造影下CT）やCTHA（CT hepatic arteriography，肝動脈造影下CT）は血流診断の最高峰に位置づけされる．その適応は血流診断を要する肝疾患全般であるが，とりわけ腫瘤性病変の診断に使用される．多血性病変の描出に優れるため，切除予定とされている肝細胞癌症例における肝内転移検索などによく使用されている．侵襲的検査であるCTAPやCTHAは，肝動脈塞栓術などに先だって行われることも多いが，上述したように動脈門脈血流を分離して表示できるため，血流動態と病理組織の対比など詳細な検討の必要な場面において特に有用である．

　禁忌とすべき明確な対象は存在しないが，造影剤アレルギーや腎機能障害の有無についての情報は必要である．抗凝固薬などを内服している患者では，個別に対処する．また，諸検査と同様，全身状態不良の症例や検査により得られた事実が以降の治療に寄与しない症例では，検査を差し控えるべきである．動脈硬化の著しい症例ではカテーテル操作に一層の注意が必要である．

2　動脈穿刺（図2）

DVD 1章§2-5①

　大腿動脈からの穿刺を基本とするが，正肘動脈や撓骨動脈からアプローチすることもできる．以

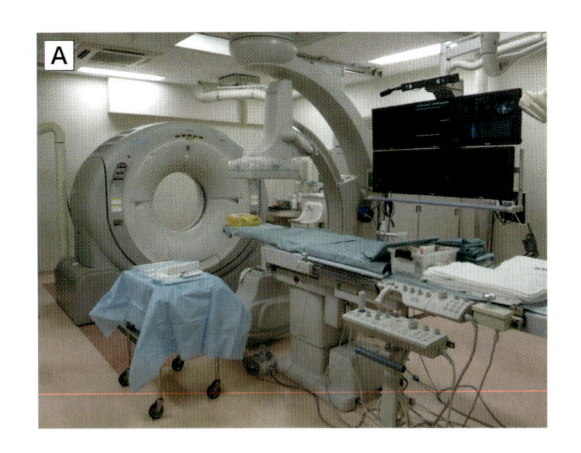

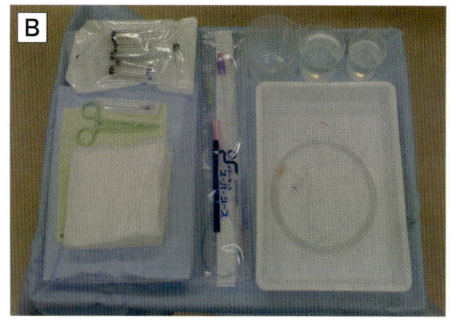

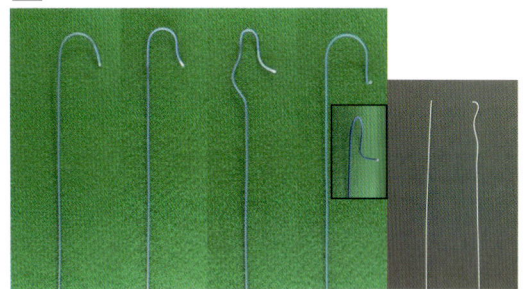

図1 ◆ 血管造影装置，準備一式
A）当院では血管造影装置とCTが一体となったIVR-CT装置を使用している．検査台をスライドするだけで，透視装置とCT装置を使い分けられる．B）使用する道具．現在はすべてディスポーザブルを使用している．C）各種カテーテル．左よりRC，シェファード，ミカエルソン，RH（以上，メディキット社製），マイクロカテーテル（ストレート，スワンネック：JMS社製）

下，大腿動脈からの穿刺について記載する．

① 穿刺予定部をイソジン消毒したあと，指先を立てた状態で大腿動脈の拍動をしっかり触知し，確認しておく．

⬇

② キシロカイン®などにより穿刺部位の局所麻酔を施行し（図2A），ごくわずかな皮膚切開を施す．

⬇

③ 動脈の予想走行ラインに沿って約45度の角度で穿刺針を進め（図2B），逆血が認められたら内筒を抜去する．ただし，内筒の内腔の一部が血管内に入った時点で逆血が見られることを認識すべきである．
　ガイドワイヤーがスムーズに挿入できない場合は，外筒の内腔がきちんと動脈内腔をとらえられていないことがある．Seldinger法では動脈を貫通したのち引き戻す過程で動脈内腔をとらえるが，挿入時に動脈の前壁を穿刺した時点で内腔をとらえる前壁穿刺を可能な限り心掛けたい．

⬇

| A | B | C |
| D | E | F |

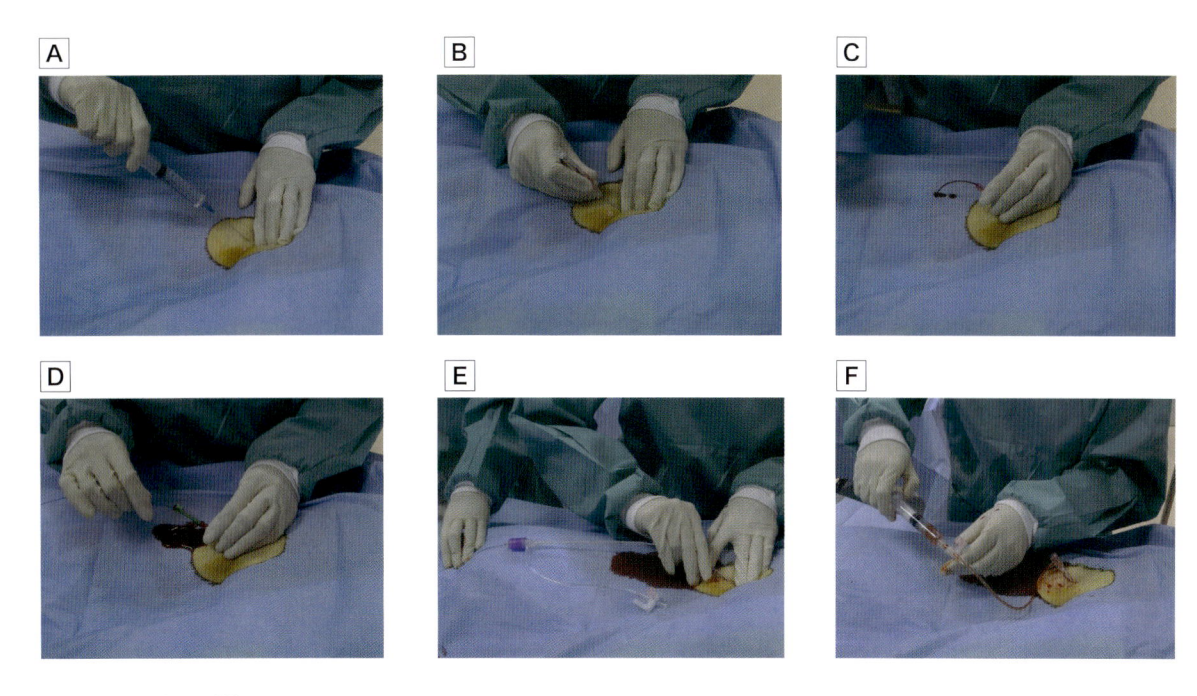

図2 ◆ 動脈穿刺手技

④ 拍動性の逆血が確認できたら（図2C），速やかにシース用のガイドワイヤーを挿入する（図2D）．このとき，ガイドワイヤーが大腿末梢側に向かった場合には，あせらずにガイドワイヤーを外筒の先端まで戻して，向きを変えてゆっくりと進める．必要であれば，外筒の先端をごくわずかに引き戻す．

⬇

⑤ ガイドワイヤーが椎体の左を上行すれば大動脈を逆行していると思われる．ガイドワイヤーにシースセットをかぶせたのち，シース後方から出たガイドワイヤーに少し張力をかけながら保持し，ガイドワイヤーの先行を確認しながらシースを挿入する（図2E）．ロングシースを使用すれば，先端は腸骨動脈分岐のやや頭側にくる．ガイドワイヤーとシースセットの内筒を抜去し，外筒から逆血を確認すると同時にシース内部のエアを除去し，生理食塩水を満たす（図2F）．

Pitfall 侵襲的検査であるため，血腫や血管壁の損傷を起こさないように注意する．

3 カテーテル操作

1 カテーテルの向きを確認しておく

血管造影時のモニターは立体的な血管走行を平面画像として表すため，前後方向の位置確認ができない．カテーテルを時計回りあるいは反時計回りに回したときの画面上の動きに注意すると，カテーテルの向きを容易に認識できる．例えば，カテーテル先端が腹側を向いているのか背側を向いているのかわからない場合，カテーテルを時計回りに回して先端が画面の右に動けば，もともと腹側を向い

ていたことがわかるし，先端が画面の左に動くようであれば，もともと背側を向いていたことになる．また，カテーテル先端が画面最右を向いている状態であれば，反時計回りに90°カテーテルを操作することにより，先端は腹側を向くはずである．

2 カテーテルをねじらない

　カテーテルはシースの根元で軽く固定されている．このため，手元でカテーテルをねじるとトルクが伝わらずにキンク（ねじれ閉塞）してしまうことがある．カテーテルの向きを変えたいときには，**常に長軸方向に移動させながらねじる螺旋操作を**心がけるようにしたい．

3 カテーテルの使い分け

　総肝動脈まで一気に親カテーテルを挿入する場合と，腹腔動脈にかけた親カテーテルをもとにマイクロカテーテルにて総肝動脈または固有肝動脈まで進める場合がある．使うカテーテルは施設により好みがあるが，われわれは癖のないRC形状の親カテーテルを使用することが多く，7割程度の症例で，そのまま総肝動脈までカテーテルを進めている．後述するように横隔膜下動脈や肋間動脈などの選択が必要な場合には，必要に応じてシェファードやミカエルソンと呼ばれる形状の親カテーテルを使用する（図1C参照）．

4 カテーテルの操作

　以下，RCカテーテルを使用した場合を想定して記載する．

　通常はカテーテル先端が足側を向く形状を保って操作するが，女性や体格の小さい患者など大動脈径が小さい場合には，カテーテルの先端を伸ばした形状で操作することになる．カテーテルの挿入にはガイドワイヤーの先行を基本とするが，少々であれば血管走行を考慮した操作により時間の短縮を図れる（例：上腸管膜動脈への挿入が完全でないとき．カテーテルを少し引いて反時計回りにねじりながら押し込む，など）．ガイドワイヤーに沿って，**カテーテルを総肝動脈まで挿入するときには，カテーテルを反時計方向にねじりながら**プッシュすると，力が伝わりやすい．ガイドワイヤーやカテーテルの挿入時に，**患者の呼吸を利用する**ことで操作が容易になることもある．

　血管の攣縮や内皮損傷を起こさぬよう，カテーテルやガイドワイヤーの操作は丁寧に行う必要がある．造影時には，**カテーテル先端をできるだけ血管走行に沿う位置に停留させ，血管壁に直交していないことを確認する**．造影剤注入の反動でカテーテルが戻る（キックバック）ことがあるので，**カテーテルのたわみをとっておくことも必要である．**

> **コツ** カテーテルをガイドワイヤーに沿って挿入する際，立体的な血管走行をイメージすると，トルクのかけかたを理解しやすい．

4 肝動脈のバリエーション

　肝動脈の走行にはバリエーションがみられる．通常は腹腔動脈から左胃動脈と脾動脈を分枝したあと総肝動脈となり，さらに胃十二指腸動脈を分枝したあと固有肝動脈と名称が変更され，左右肝動脈へと移行する．一方，総肝動脈や右肝動脈が上腸管膜動脈から分枝する例や左肝動脈が左胃動脈から分枝する例にしばしば遭遇する．また，経カテーテル治療を繰り返していると，肝腫瘍が横隔膜下動脈をはじめとする他の動脈から栄養されるようになってくることも経験する．これらの場合には，それぞれの栄養血管からの造影によりCTHAを撮像評価することになる．

5 造影プロトコール

　CTAPなどの撮像プロトコールは，Matsuiらにより報告されてから[1]，CT機器の向上により変更を加えられてきた．当院での一般的撮像プロトコールは以下のとおりである．

1 CTAP

　120mgI/mLに希釈した造影剤（当院では350または370mgI/mLの造影剤を生理食塩水にて1：2で希釈）を，患者体重に応じて総量1mL/kg使用し，20秒間で注入する．27秒後より撮像を開始する．

2 CTHA

　同上の希釈した造影剤を，総肝動脈であれば毎秒2.5〜3.0mL，固有肝動脈であれば毎秒1.5〜2.0mL，10秒間注入する．1相目は6秒後より撮像を開始し，2相目は30秒後より撮像する．
　いずれの場合も，患者の体格や血管径，血流速度などを考慮し，適宜調整している．

3 Single level dynamic study

　単一断面において連続的にCTHAまたはCTAPを撮像し続けることで，腫瘍内の血流動態を検討することができる．前者，すなわちsingle level dynamic CTHAでは，腫瘍への動脈血流入および腫瘍からのドレナージを観察することができる．ドレナージのタイミングにおけるコロナ様濃染の検出は多血性肝細胞癌と偽病変などの鑑別に有用とされる[2,3]．視覚的に説得力のある画像が得られるが，**30秒前後の息止めを必要とするため，患者の協力が必要である．十分な息止めのできない患者への施行は困難である．**以下に当院でのsingle level dynamic CTHA撮像プロトコールを示す．

　①CTHA画像より，連続撮像する単一断面を決定する．

　②カテーテル先端の位置はCTHA撮像時と同じで，毎秒1.5〜2.5mLの造影剤を6秒間注入する．

　③造影剤注入開始とともに毎秒1フレームで30秒間CTHAを撮像する．

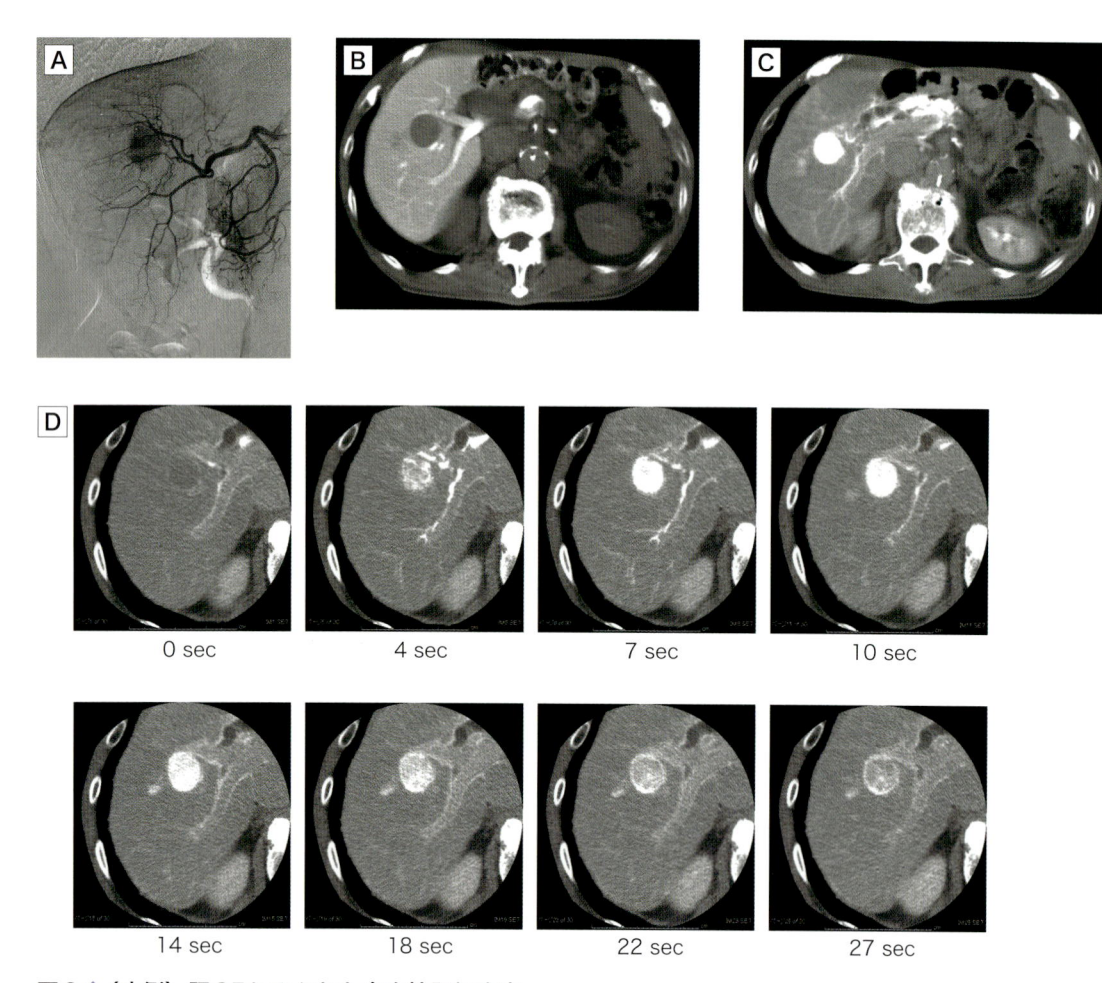

図3 ◆ （症例）肝S5にみられた多血性肝細胞癌
A) DSA画像．B) CTAP．C) CTHA．D) single level dynamic CTHA．腫瘍全体が濃染したのちwashoutし，染影が周囲肝実質に広がる様子（コロナ様濃染）を示す

多血性肝細胞癌症例のCTHA，CTAP，single level dynamic CTHAを供覧する（図3，DVD動画③）．

6 圧迫止血

　検査終了後，引き続き肝動脈塞栓術（TACE）などの加療に移ることも多いが，すべての経カテーテル手技が終わった後は，カテーテルおよび挿入に使用したシースを抜去する．

　皮膚切開部および動脈の穿刺部と思われる2カ所を圧迫止血する．4Fr.の穿刺キットでは10分前後の圧迫を，3Fr.ではやや短い時間の圧迫を目安とし，止血終了時には徐々に圧迫圧をゆるめるようにしている．

　穿刺部の消毒の後，清潔ガーゼ，枕子をあて，止血バンドを使用し，さらに約0.5kgの砂嚢を載せている．圧迫止血後，末梢足背動脈が触知できることを確認し，過度の阻血をきたさないよう注意する．

砂嚢は2時間後に除去し，止血バンドは4Fr.の穿刺キットでは5時間後，3Fr.の穿刺キットでは2時間後に医師の確認後，解除している．圧迫解除により出血がみられる場合には，程度に応じて圧迫止血を延長する．

7 読影

成書あるいは個々の症例報告より学んでいただきたいが，いくつかの点について略記する．

CTHAやCTAP画像は，dynamic CTに比しコントラストに優れ，精細な描出をすることができる一方，真の腫瘍性病変以外を検出することがあり，その特徴を熟知しておく必要がある．いわゆる**偽病変**と称されるものであり，**A-Pシャント**や**異所性灌流**によるものがある．前者については，single level dynamic CTHAまたはCTHA第2相におけるコロナ様濃染の有無が鑑別に役立つ[2)3)]．後者については，胆嚢静脈や左・右胃静脈，およびSappeyの静脈灌流域に出現することが知られており[4)]，それぞれの血管走行に特徴的な区域を理解しておく必要がある．

Single level dynamic CTHAや第2相を含むCTHAは，A-Pシャントとの鑑別のみならず，**線維性間質の多寡の評価**にも役立つ．すなわち，多血性肝細胞癌のようにみえる病変においても，コロナ様濃染を認めず，濃染が遷延する場合には線維性間質の多い腫瘍を疑う必要がある．硬化型肝細胞癌や濃染する胆管癌などがこれに含まれる[5)]．

8 合併症

シース挿入に伴う血腫や，カテーテルやガイドワイヤーの操作に伴う血管内皮損傷が起こりうる．これらの予防として，いずれも無用な繰り返し操作を避けることが必要であることは言うまでもないが，動脈硬化の強い症例や動脈の狭小化をきたしている症例では一層の注意が必要である．また，造影剤注入による血管内皮損傷を避けるため，**撮像時はカテーテル先端が血管壁に直交しないようにする**．

9 Flat panel detector（FPD）による撮像

当院では血管造影装置とCTが一体になったIVR-CTシステムを使用しているため，患者ベッドをリニアに動かすだけで透視下操作とCTHAやCTAPの撮像を切り替えることができる．IVR-CTシステムをもつ施設は限られているため，多くの施設では血管造影施行中に検査室を移動することになる．一方，flat panel detector（FPD）と呼ばれる受光部を回転させることによりCTHAやCTAPに類似する画像を得ることができる．製造メーカーによりlow contrast imaging（LCI）と呼ばれたりcone-beam CTと称されたりしているが，解析プログラムの改善により，conventional CTに迫る画質を得られるようになってきた[6)]（図4）．従来の処置スペースに適応でき，比較的安価に設置できるため，今後の普及が期待されている．

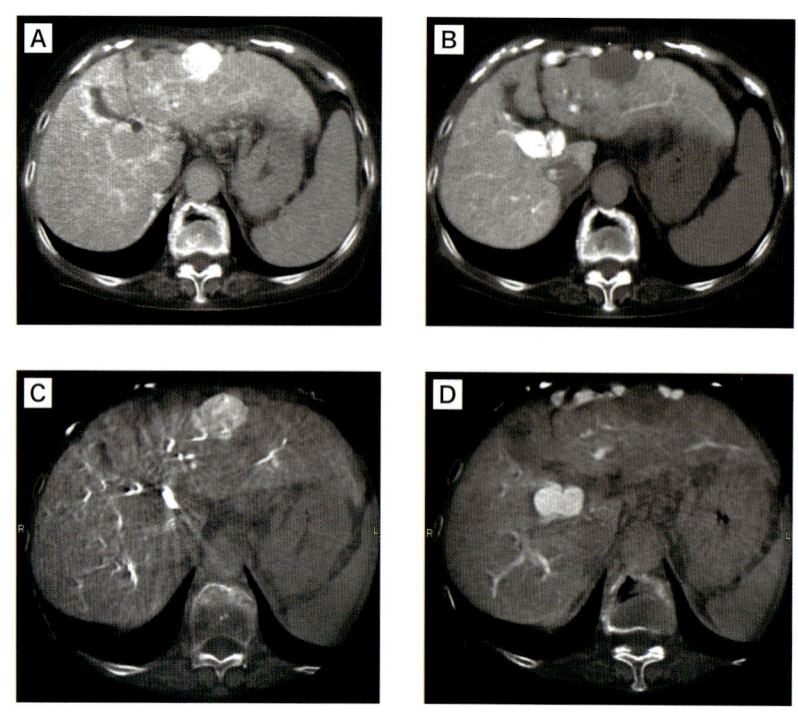

図4 ◆ Low contrast imaging（LCI）により撮像した疑似CTHAとCTAP

通常装置にて撮像したconventional CTHA（A）とCTAP（B）．LCIにより撮像したCTHA（C）とCTAP（D）．Conventional CTHAやCTAPに迫る高画質が得られるようになってきた

◆ 参考文献

1) Matsui O, et al：Work in progress：dynamic sequential computed tomography during arterial portography in the detection of hepatic neoplasms. Radiology, 146：721-727, 1983
2) Ueda K, et al：Hypervascular hepatocellular carcinoma：evaluation of hemodynamics with dynamic CT during hepatic arteriography. Radiology, 206：161-166, 1998
3) Ueda K, et al：Differentiation of hypervascular hepatic pseudolesions from hepatocellular carcinoma：value of single-level dynamic CT during hepatic arteriography. J Comput Assist Tomogr, 22：703-708, 1998
4) 兼松雅之, 他：血管造影診断法の進歩 CTAP/CTHA診断のピットフォール. 肝胆膵, 41：233-244, 2000
5) 喜多竜一, 他：細胆管癌成分を有し濃染する胆管細胞癌の1例. Liver Cancer, 17：82-91, 2011
6) Miyayama S, et al：Detection of hepatocelolular carcinoma by CT during arterial portography using a cone-beam CT technology：comparison with conventional CTAP. Abdom Imaging, 34：502-506, 2009

第1章 慢性肝疾患・肝腫瘍の診断

§2 肝腫瘍の診断
6）肝生検

建石良介

POINT
①生検には，結節の診断目的の腫瘍生検と，慢性肝疾患診断のための背景肝生検がある
②穿刺針をたわませないようにすることが，まっすぐに針を進めるコツである
③自動生検針は約2cm飛び出すので，深部側の脈管・他臓器に注意する

◆ 準備するもの
- □ 前投薬：ペンタゾシン（ペンタジン®），ヒドロキシジン塩酸塩（アタラックス®P），アトロピン硫酸塩
- □ 麻酔薬：0.5％リドカイン（キシロカイン®）
- □ 生検針
- □ 腹部エコー診断装置

1 適応と禁忌

　肝生検は，結節の診断目的に行われる**腫瘍生検**と慢性肝疾患診断のために行われる**背景肝生検**に分けられる．典型的な画像所見を伴わない肝細胞癌疑い病変で，治療の適否を検討している場合，原発不明の肝転移などが腫瘍生検の適応となる．

　一方，典型的な画像所見を呈する肝細胞癌や原発巣の明らかな転移性肝癌で原発巣の病理診断がついている場合は，播種のリスクを利益が上回らない可能性がある．

　出血傾向のある患者，抗血小板薬・抗凝固薬投与中の患者，腹水のある患者は禁忌である．16G肝生検は血小板6万/mm^{3}以上，プロトロンビン時間60％以上を適応としている．閉塞性黄疸を伴う場合，16G肝生検は胆汁性腹膜炎を起こす場合があり，**禁忌**としている．

2 生検針の選択

　腫瘍生検には，20G，背景肝生検には14〜16Gの生検針を用いる．
　生検針には，吸引型と飛び出し型の2種類があるが，現在では挫滅の少ない組織が連続して採取できるなどの利点から，飛び出し型の自動生検針が広く用いられている（**図1**）．以下は，自動生検針の使用を前提として解説する．

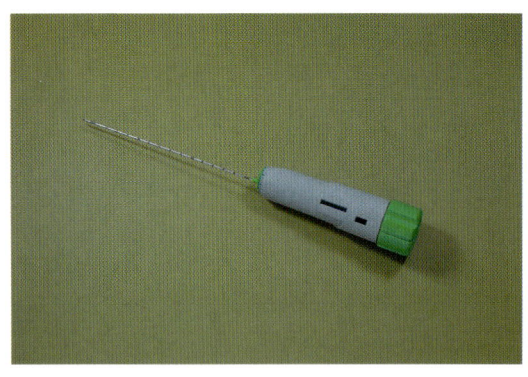

図1◆飛び出し型の自動生検針
代表的な自動式生検針であるバード社製Monopty® 生検針．写真は，シャフト径16G，シャフト長15cm，飛び出し22mm

3 最適な体位を決定するには

基本の体位は，仰臥位であり，背景肝生検はこの体位で行う．腫瘍生検は，腫瘍の局在に応じて体位を決定する．

1 左葉

左葉外側区の場合は，縦方向にプローブを当てることを原則とする．ヘッドアップを強めるほど肝臓が重力で足側に移動するので，肋骨および胸骨の下縁から穿刺した場合に軽く息を吐いた状態で病変が穿刺ラインに乗るようにヘッドアップの角度を調節する．坐位にしても穿刺が困難な場合は，吸気で生検を行う場合もあるが，穿刺が安定しないうえに，合併症のリスクも高まるため，このような場合は，生検の適応を再検討すべきである．

自動生検針は，生検針先端が約2cm飛び出す構造になっているため，穿刺経路の深部側に心臓がかからないよう注意する．

2 右葉

右葉の場合は，肋間操作を基本とし，腫瘍を最短距離で穿刺できる肋間を選択する．前述のように軽く息を吐いた状態で病変が見上げに描出される場合は，パッドを入れて右半側臥位にするか，ヘッドアップを行うことで，胸壁に対してプローブが垂直に当たるように調節する．見下げが強い場合は，1つ下の肋間を選択するが例外的に左半側臥位にする場合がある．

3 心臓近傍

ドーム直下心臓近傍の病変を穿刺する場合に，肋間から描出困難な場合には，坐位でプローブを水平から反時計回り45°程度傾けて穿刺する場合がある．この穿刺経路を取ることによって心臓と穿刺経路を平行にすることができ，誤って心臓を穿刺するリスクを軽減することができる．

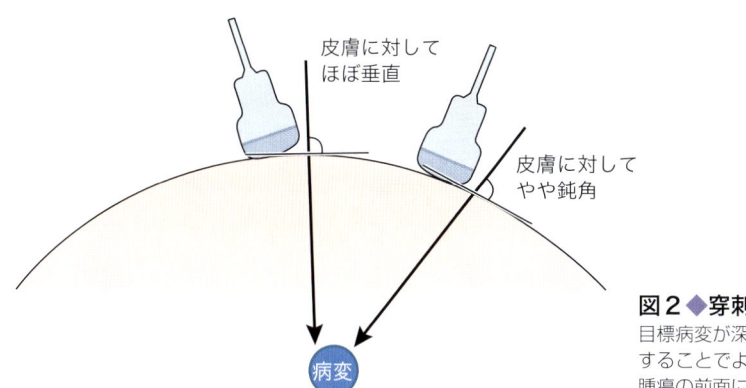

図2◆穿刺ライン
目標病変が深部にある場合は，穿刺ラインの角度を調節することでより背側や腹側から穿刺することもできる．腫瘍の前面に脈管が通る場合などに有効である

4 最適な穿刺ライン

　穿刺角度を選択できる穿刺用プローブ，アタッチメントの場合，胸壁に対して垂直に近くなるようなラインを選択するほど，腫瘍までの距離を短くすることができる．右葉肋間操作で病変が比較的深部にある場合は，同一肋間の腹側から背側にかけてプローブを動かすことにより穿刺経路を変えることができ，穿刺経路に脈管が重なる場合でもそれらを避けることが可能になる（図2）．

5 前投薬・局所麻酔

　前投薬は，ペンタゾシン（ペンタジン®）30mg，ヒドロキシジン塩酸塩25mg（アタラックス®P），アトロピン硫酸塩0.5mg（禁忌がない場合）を検査開始前に静注する．穿刺部位周囲をポピドンヨード（イソジン®）で消毒した後に22Gカテラン針を用いて0.5％リドカイン（キシロカイン®）あるいは，0.5％プロカイン（オムニカイン®）にて穿刺部の皮下麻酔を行い，さらに超音波ガイド下に肝表面の麻酔を行う．

6 生検針の準備

　バード社製Monopty®の場合，ハンドルを180°回転させると内針が外筒より22mm出る（図3）．この状態でさらに180°回転させると組織採取可能な状態になる（図4）．

> **コツ** 生検針の検体を採取するスペースに空気が入ってしまうと，生検を行った後に肝内に空気が残り，病変の描出を悪くすることがある．このため，1回の組織採取ごとに内針を外筒から出した状態で生理食塩水中につけて，ハンドルを回して内針を収納し，内部を生理食塩水で満たすようにしている．

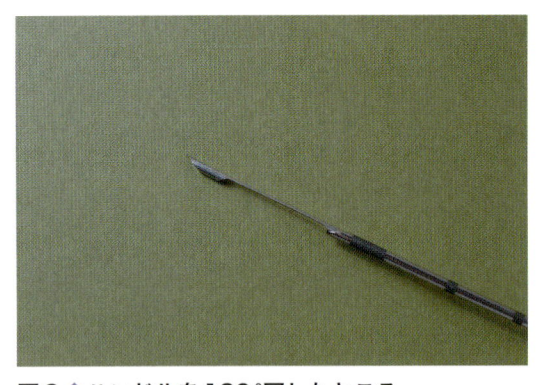

図3◆ハンドルを180°回したところ
くぼみの部分に組織が入る．もう180°回すと内筒が引き込まれ，スタンバイとなる

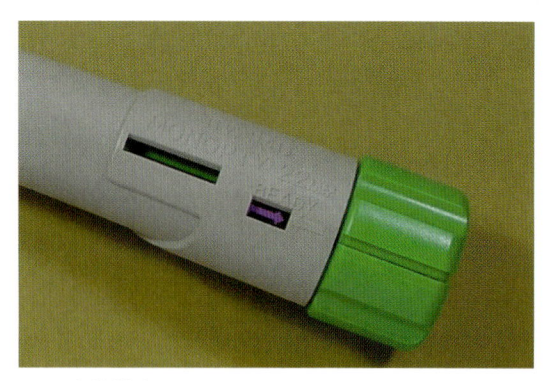

図4◆準備完了
準備完了となるとハンドル部分の小窓に矢印が表示される

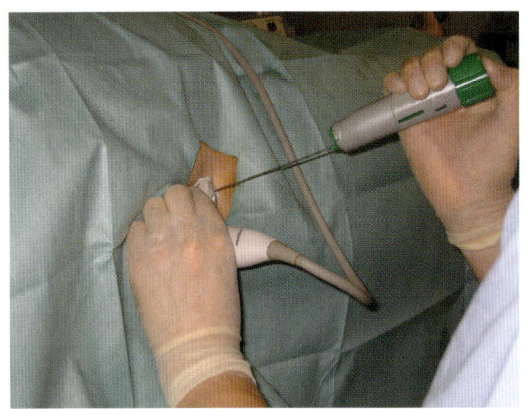

図5◆生検時の穿刺
準備完了を示すアローがプローブ側を向くように穿刺する

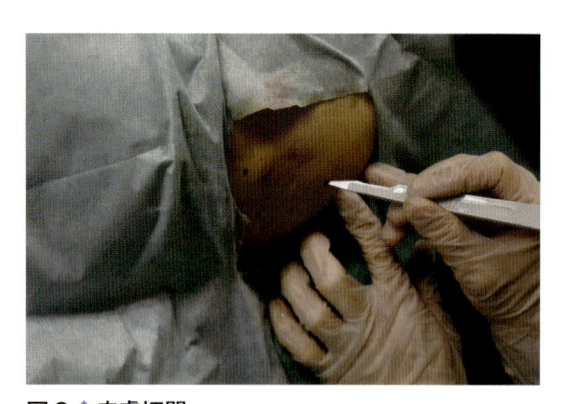

図6◆皮膚切開

7 穿刺・標本採取

　22Gの生検針はやわらかく曲がりやすいため，生検針挿入に先立ってわれわれは18Gガイドニードル（シルックス社製）を肝表直前まで挿入している（図5）．ガイド針を用いない場合は，皮膚切開を入れる（図6）．生検針の向きを確認し，肝内に挿入する．腫瘍の手前まで挿入し，ボタンを押すと生検針先端が22mm飛び出し，標本が採取される．

　肝細胞癌の診断は，特に高分化であるほど非癌部との比較が重要になる．そのため，**腫瘍の手前から打ち出し，必ず採取検体中に非癌部と癌部が含まれるようにする**．

　16Gの背景肝生検用の穿刺針の場合は，後区域のできるだけ血管が描出されない領域を慎重に選択し，肝表から1cmほど穿刺し，組織を採取する．

慢性肝疾患・肝腫瘍の診断　第1章

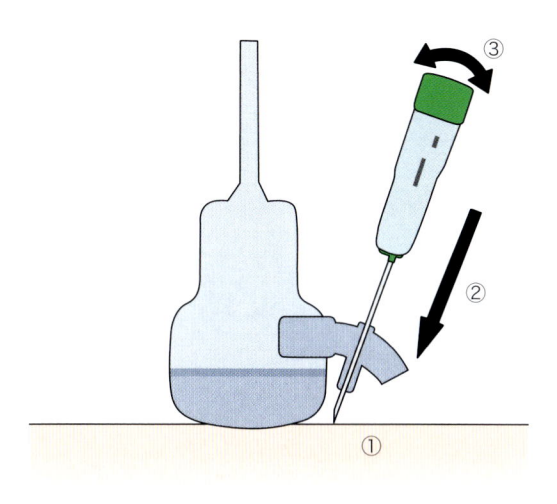

図7◆生検針をまっすぐ進めるコツ
①予定穿刺ラインに対して，皮切の位置が左右にずれていた場合，無理に穿刺ラインに乗せようとすると刺入部を支点として穿刺針全体にたわみが生じる．②ガイドに沿ってまっすぐ刺入することが一番の基本である．③ハンドル部分に前後左右の力が働くと，同様にたわみが生じる

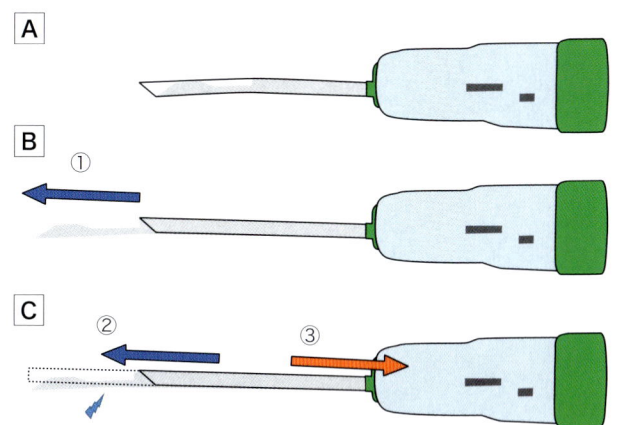

図8◆十分量の検体が採取できない原因
針がたわんだ状態でボタンを押すとキックバックが生じ，十分な長さの検体が採取できないことがある．
A) 穿刺時と採取時の呼吸相が違う．ハンドル部分に不必要な前後左右の力が入っているなどの理由で生検針がたわんだ状態になっている
B) この状態でボタンを押すと内筒が最初に飛び出すが，内筒の方が外筒よりも柔らかいため，①のように曲がって進む
C) わずか後に②外筒が進むが，外筒の方が堅いためよりまっすぐ進もうとし，内筒との間に摩擦が生じる．この力の反作用がハンドル部分にキックバック③となって感じられる．生検針全体が後方に押されるため，採取できる組織長が短くなる

8　穿刺針をまっすぐ進めるコツ

　まず生検針のカットされている方向に注意する．Monopty® の場合，ハンドル中央の矢印がプローブ側を向くように持つと針がまっすぐに進むようになっている（図5）．生検針は，ラジオ波電極やPEIT針と比べて針がやわらかく，挿入に際して容易に曲がる．手元の前後左右いずれの方向に力が加わっても，穿刺針全体にしなりを生じ，穿刺ガイド線からずれる結果となる（図7）．

> **Pitfall**　針がしなっていると，穿刺針先端が飛び出す際に方向がずれる場合がある．また，16Gの場合は，たわんだ内筒に沿って外筒が進む場合にキックバックが生じ，十分な検体がとれないこともある（図8）．ハンドル部分を穿刺ラインに従ってまっすぐ進めるのが，一番の基本である．

　また，誘導針を使用しない場合は，皮膚の麻酔・皮切の位置のわずかな違いも皮膚表面での針のたわみにつながることがあるので，麻酔の位置決めは慎重に行う．
　超音波画面上の左右方向の曲がりが，画面上で容易に確認できるのに対し，画面と垂直方向の曲がりは，slice thickness artifact（CTでいう partial volume effect）のために認識が遅れる場合がある．プローブから照射される超音波には，ある程度の幅があるため，スライスに対する垂直方向のずれには，わずかに生検針先端が薄く見えることで気づくことができる（図9）．この場合も途中の針自体は鮮明に見えることもあり，生検針先端が深く入りすぎてしまうことがある．注意が必要である．

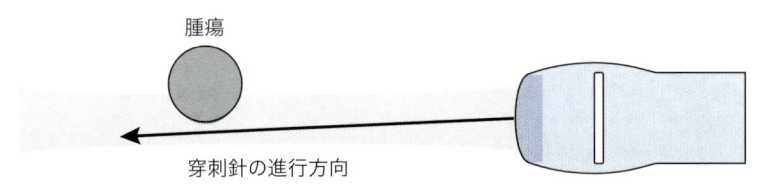

図9 ◆ スライス方向のずれ
超音波もCTなどと同様に断層画像であるため、プローブの厚み方向の誤差がある。図のように穿刺針のたわみのためにスライス方向からずれて穿刺針が進んだ場合でも、あたかも腫瘍に向かってまっすぐに進んでいるように見えることがある。腫瘍もその一部のみがスライス面に含まれていれば、画面上描出されるために、実際はずれて穿刺されていても、あたかもあたっているかのように見える場合があり、注意が必要である。穿刺針先端をスライスの真ん中に捉えた場合は、先端部は強く光って見える。必ず先端部が明瞭に見えるように断層面を調節する必要がある

9 生検後の安静

20G生検針を用いた場合は、術後3時間絶対安静、その後さらに3時間の症状安静とする。術後6時間の時点で脈拍数・血圧に問題がなければ安静解除とするが、術当日の歩行は最小限度に制限する。
16G生検針を用いた場合は、術後4時間の絶対安静の後、翌朝まで症状安静とする。
翌朝の採血で問題ない場合、20G生検の場合は、退院も可能である。16G生検の場合、術後48時間は入院観察を行うことが望ましい。

10 合併症

腫瘍生検に伴う合併症は、播種を除けば非常に頻度が低いと思われる。腹腔内出血、胆道出血、気胸が主なものと考えられるが、1992年以降当院で行われた肝腫瘍生検約2,000件のうち、腹腔内出血0例、肝被膜下出血1例、胆道出血2例、気胸1例を認めたのみであった。
背景肝生検の重大な合併症は、ほとんど**腹腔内出血**のみといってよい。0.2％程度の頻度で起こるとされているが、死亡につながることがあるため注意が必要である。腹腔内出血の初期症状は、右肩痛や下腹部痛など疼痛が多く、これらの症状を認めた場合、腹部超音波検査で腹腔内出血の有無をチェックする。

◆ 使用機器
　Monopty® 生検針（バード社製．シャフト径16G，シャフト長15cm）
　Monopty® 生検針（バード社製．シャフト径20G，シャフト長20cm）

第1章 慢性肝疾患・肝腫瘍の診断

§2 肝腫瘍の診断

7）肝図システム

建石良介

> **POINT**
> ①体系的な病態把握のためには，定式化された患者情報管理システムが必要である．「肝図」システムは，そのような現場のニーズを背景に発案され，発展してきた
> ②必要最小限の情報をもれなく収集することによって，variance（バリアンス）を明確に把握することが可能になり，安全性，生産性が大きく向上した
> ③近年は，転移性肝癌や慢性肝疾患用のバージョンも加わり，さらなる発展を遂げている

1 肝図システムとは

　肝細胞癌患者は，再発を繰り返すため，病歴が複雑になりがちである．また，画像上も既治療病変と新規病変が混在し，全体像の把握に時間がかかることも稀ではない．加えて肝機能不良患者が多く，術前に止血能，肝予備能などを注意深く検討する必要がある．このような現場のニーズを背景に肝図システムは，1994年に1人の研修医によって発案された．

　その後，さまざまな臨床上の要求を反映して項目を精緻化し，40回以上のバージョンアップを経て現在に至る．

2 患者背景関連項目

　図左上のパネル①は，患者の背景因子関連の項目が網羅されている．特に，近年は糖尿病，狭心症，腎不全などを合併する患者が増加しており，インターベンションにあたって注意が必要であるため，**併存疾患**の項目が追加された．

　背景肝機能については，肝生検による線維化評価に加えて，2004年よりFibroScan®を全例に施行している．近年，肥満を背景にした肝細胞癌が急速に増加しており，BMIに加えて診断用に撮影したCTを用いて**内臓脂肪量**（visceral adipose tissue：**VAT**），**皮下脂肪量**（subcutaneous adipose tissue：**SAT**）の測定も行っている．

xxxxxx ○○ ○○
XXXX-X ○山○子殿 73F ○○,○○,○○,○○, (術者：○○/○○) 2013/3/○○～2013/4/○○

原発性肝癌図 V47 (2012/2/2/○○更新)
第10回入院

診断	C-HCC		
併存疾患	高血圧		
紹介元	○○医院		
	○○○○先生		
外来	○○		
居住地	○○区		
既往歴	子宮外妊娠		
職業	○○		
酒量	機会飲酒		
初回	2006年9月 (6.6年)		
背景肝	F4A2(2006年) FS 19.3 kPa		
ICG	14% 2006年		

BMI 20.8 体重 5C.35 kg VAT 90 cm² / SAT 228.6 cm²

①

77頃	子宮外妊娠で輸血
97	C型肝炎にて○○病院通院
06/6	US上S2 φ2 cm SOL指摘
/8	当院外来紹介受診
06/9	当科入院 RFA① (S5, S8)
/11	当科入院 RFA② (S8)
08/9	当科入院 RFA③ (S8)
09/3	当科入院 RFA④ (S6)
/9	当科入院 RFA⑤ (S8)
10/2	当科入院 RFA⑥ (S8)
/7	当科入院 RFA⑦ (S8)
11/5	当科入院 RFA⑧ (S4, S8)
12/9/○	CT: S4, S6にHCC再発
/1/○	RFA⑨目的に当科入院

③

Alb	4.0	AFP	6.7
T.B/D.B	0.6 / 0.2	L3	0.5%
GOT	78	DCP	38
GPT	61	PS	0
PLT	12.1万	HBs-Ag	(−)
PT/INR	97%/1.00	HBs-Ab	(+)
ALP/GGT	252/63	HBe-Ag	(−)
FBS/IRI	93/9	HBe-Ab	(−)
Glyco-Alb	12.9	HBc-Ab	(+)
腹水	なし	HCV-Ab	1
脳症	なし	Genotype	1
CTP	5 points	HCVRNA	6.6 logIU/mL

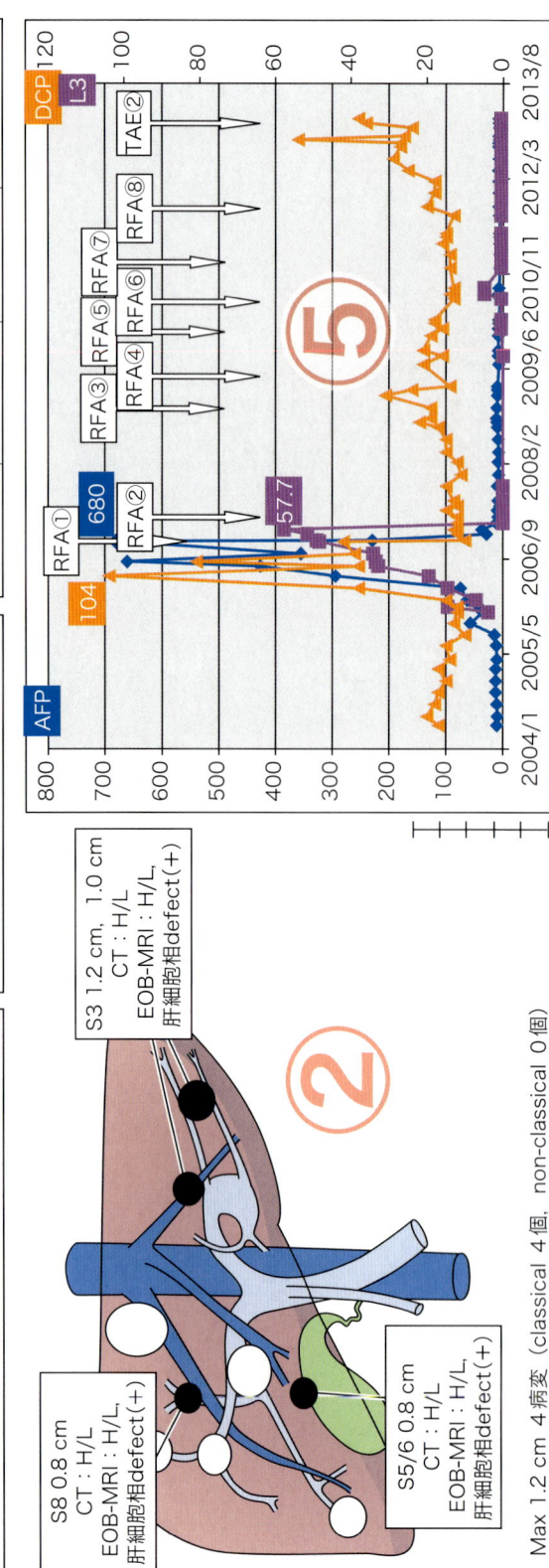

④

S8 0.8 cm
CT：H/L
EOB-MRI：H/L，
肝細胞相defect(+)

S3 1.2 cm, 1.0 cm
CT：H/L
EOB-MRI：H/L，
肝細胞相defect(+)

S5/6 0.8 cm
CT：H/L
EOB-MRI：H/L，
肝細胞相defect(+)

②

Max 1.2 cm 4病変 (classical 4個, non-classical 0個)

⑤ (グラフ：AFP, DCP推移 2004/1〜2013/8, RFA①〜⑧, TAE②)

図 ◆ 肝図システムの例 (原発性肝癌図)
①患者背景関連項目，②病変の局在・大きさ，③病歴，④検査データ，⑤腫瘍マーカーの推移

慢性肝疾患・肝腫瘍の診断 第1章

3 病変の局在

　図左下のパネル②には，病変の局在と大きさが示されている．未治療の病変や治療したが viable な病変は黒で，治療済の病変は白で表される．典型的な画像所見を示さないが，前癌病変ないし早期肝細胞癌と考えられる病変は，灰色で表される．それぞれ，ボックス内に病変の存在する亜区域，CT/MRI/超音波/造影超音波検査での画像所見が記載されている．

4 病歴

　図中央上部のパネル③には，病歴が記載されている．特に紹介診断時の所見，治療法の変更を要するターニングポイントとなるイベントを中心に簡潔に記載する．

5 検査データ

　図右上のパネル④に検査データが記載される．初期の肝図では，Child-Pugh 分類に関するもののみを記載していたが，前回治療による胆道系合併症のスクリーニングのために ALP/GGT が加わった．近年糖尿病を合併する患者は増加傾向にあり，糖尿病のコントロール不良は感染性の合併症の危険因子であるため，糖尿病関連指標も追加された．B型肝炎関連では，大半の患者が核酸アナログを投与されるようになり，ゲノタイプや直近の HBV DNA 量を記載するようになった．HCV に関してもインターフェロン療法の適応患者をもれなく抽出するため，ジェノタイプ（セロタイプ）とウイルス量は必須事項である．

6 腫瘍マーカー

　図右下のパネル⑤には，腫瘍マーカーの推移が記載される．併せて治療歴や抗ウイルス療法の施行歴なども記載される．病態の全体像把握に最も有用な情報である．

7 その他の肝図

1 慢性肝疾患図

　主にインターフェロン療法の導入時や肝硬変関連の合併症での入院時用に作成された．肝癌の病変分布などが省略されている一方，背景因子の項目が多少詳細になっている．

2 転移性肝癌図

　転移性肝癌に対するラジオ波焼灼療法用に作成された．肝転移が同時性か異時性か，肝切除が施行されているかなどカスタマイズされている．腫瘍マーカーも CEA および CA19-9 を記載するように変更されている．

第2章

肝細胞癌の治療手技

§1 経皮的局所療法
　1）経皮的エタノール注入療法（PEIT） ……………… 72
　2）経皮的ラジオ波焼灼術（RFA）Cool-tip型電極 ………… 77
　3）経皮的ラジオ波焼灼術（RFA）展開型電極 …………… 85
　4）腹腔鏡下ラジオ波焼灼術（LRA） ……………………… 92
　5）CTガイド下ラジオ波焼灼術 ……………………………… 101
　6）肝外病変に対するラジオ波焼灼術（RFA） ……… 107
　Column　マルチモダリティ・フュージョンイメージング
　　　　　 ………………………………………………………… 111

§2 経カテーテル治療・化学療法
　1）肝動脈塞栓術……………………………………………… 113
　2）インターフェロン併用 5-FU 動注化学療法 ……… 119
　3）インターフェロン併用 5-FU 全身化学療法 ……… 127
　Column　肝細胞癌に対する分子標的薬の現状と近未来
　　　　　 ………………………………………………………… 132

第2章 肝細胞癌の治療手技

§1 経皮的局所療法

1）経皮的エタノール注入療法（PEIT）

椎名秀一朗

POINT

①超音波ガイド下に経皮的に21G（径0.8 mm）の穿刺針を挿入し，病変内およびその周囲に無水エタノールを注入し，壊死を起こさせる治療法である

②以前は小肝細胞癌の治療として広く実施されていたが，被膜や隔壁の存在などで注入したエタノールの分布が不均一になるため，壊死範囲の予想が困難で，安定した成績を残すことは困難であった．このため，最近では経皮的ラジオ波焼灼術に取って代わられている

③現在では，病変が消化管と癒着している場合や腸管胆管逆流がみられる場合など，経皮的ラジオ波焼灼術が不適な場合にPEITが実施されている

◆ 術前に行うこと
　□ 内服薬の確認　□ プランニング

◆ 準備するもの
　□ 手術台　□ 腹部超音波診断装置　□ ウレタン製三角マクラ　□ 注入針　□ 無水エタノール

◆ 適応疾患
　□ 一般に肝細胞癌が適応とされる．なお，癌．転移性肝癌は，注入したエタノールが病変内に留まりにくく，壊死に陥った組織の間に癌が遺残することが多いため，経皮的エタノール注入療法（percutaneous ethanol injection therapy：PEIT）のよい適応ではない．

1 一般的な適応

・病変の数と大きさは3個以内3 cm以下
・明らかな脈管侵襲がない
・肝外病変がない
・著明な出血傾向がない
・腸管胆管逆流がある患者や，病変が消化管に癒着し焼灼により消化管穿通・穿孔を起こす可能性の高い病変では，ラジオ波の適応とならないため，PEITが実施されることが多い

2 プランニング

- まず，病歴（肝切除などを受けているか，これまでどの部位に治療がなされているかなど）を把握し，CTや外来腹部超音波など，すべての画像を総合的に検討する
- プランニングエコー時には，CTなどはディスプレイに表示したりシャウカステンに掛けたりして，いつでも参照できるようにしておく．診療録や外来腹部超音波などもいつでも参照できる状態にしておく
- どのような体位でどのような部位からアプローチして穿刺するかを確認する．複数の病変がある場合は，どのような順番で生検や治療を行うかも決定しておく
- プランニングにどの程度の時間が必要になるかは予想がつかないので，プランニングは前日までに行う

3 治療の実際

DVD 2章§1-1

1 準備

① 午前中にPEIT予定の患者は朝食止めとし，午後にPEIT予定の患者は昼食止めとしている．

② 患者が治療室に来たら上半身は裸になってもらい，手術台に上がってもらう．手術台には後で体を持ち上げて移動させるときのためにバスタオルを敷いておく．

③ 酸素飽和度と脈拍数のモニターを指先に，血圧モニターを点滴ラインが入っていない側の上腕に装着する．

④ 点滴ラインから前投薬を投与する．前投薬として一般にはペンタゾシン30 mg，ヒドロキシジン塩酸塩（アタラックス®P）25 mg，アトロピン硫酸塩0.5 mgを投与している．

> **Pitfall** ただし，肝機能が極端に悪く脳症などを悪化させる可能性のある患者や低体重の患者ではペンタゾシンやヒドロキシジン塩酸塩（アタラックス®P）の量を半減したりして調節している．逆に肝機能が正常の患者や高体重の患者では最初から倍量を投与することもある．また，心疾患や緑内障，前立腺肥大などのある患者ではアトロピン硫酸塩は使用していない．

⑤ バスタオルやパジャマ，下着などが血液などで汚れないように，吸水シーツでカバーする．

2 穿刺および注入

⑥ 穿刺部位を考えて皮膚の消毒をポピドンヨード（イソジン®）で行う．穿刺部位ではなくプローブの当たる部位を中心にして消毒を行う必要がある．人工胸水や人工腹水を行う場合には，その穿刺部位も考えて皮膚を消毒する必要がある．

⑦ 患者に背臥位，右半側臥位，坐位など必要な体位を取らせ，滅菌ドレープを掛ける．

⑧ 腹部超音波で観察を行い，穿刺部位を決定する．

⑨ 皮膚および腹膜の麻酔を行う．皮膚の麻酔は直径3 mm程度の隆起ができる程度でよい．腹膜は十分に局所麻酔薬を使う．

⑩ 複数の針を挿入し，さらに針先の深さを変えて，1回の治療で病変内や近傍の数カ所にエタノールを注入する（multiple-needle insertion technique，図1）．1カ所あたりの注入量は通常0.5～1.0 mLである．**癌の残存は癌が被膜外に進展した部分に認められることが多く，エタノールは病変の辺縁にも注入しなければならないことがPEIT後の病変の病理組織学的検討から判明している**（図2，3）．

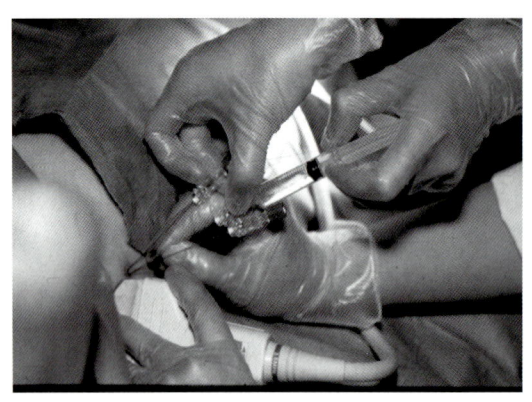

図1◆穿刺の手元の画像

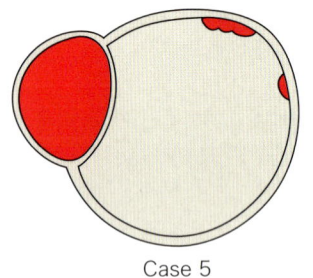

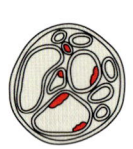

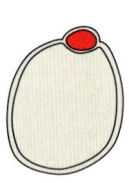

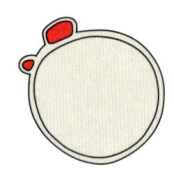

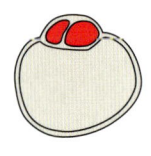

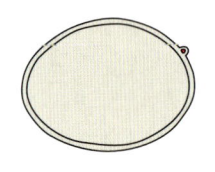

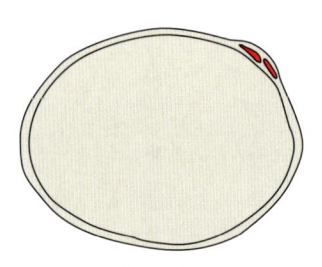

Case 5　　Case 7　　Case 10　　Case 12

Case 15　　Case 20　　Case 22

図2◆癌の残存部位を示すシェーマ

23例でPEIT後に病理組織学的検討を行った．16例では完全壊死であったが，7例では一部に癌の残存（●）が認められた．癌の残存は主に被膜の外部に癌が伸展した部位に認められた．病変の辺縁や隔壁で分離された部分に残存した症例もあった

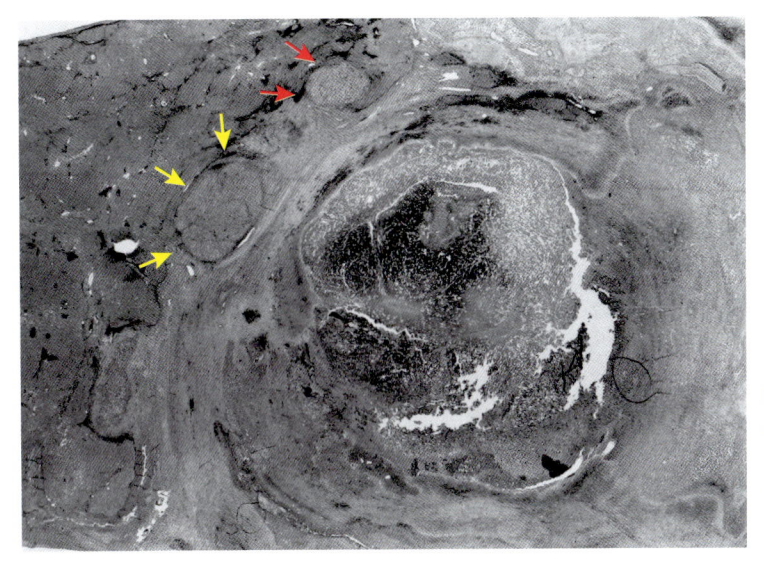

図3 ◆ PEIT後の病理組織学的検討で癌の残存が認められた症例
癌の残存は被膜の外部に癌が伸展した部位に認められ（矢印の2カ所），エタノールは病変の境界部にも注入しなければならないことが判明した

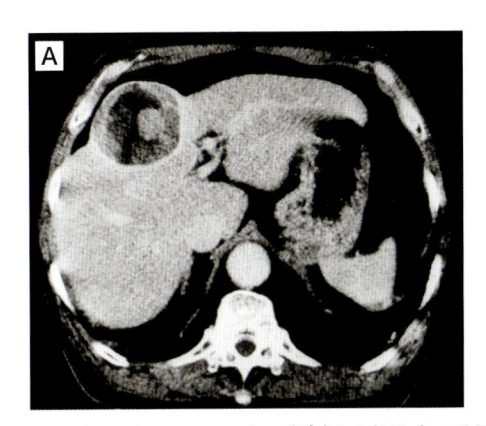

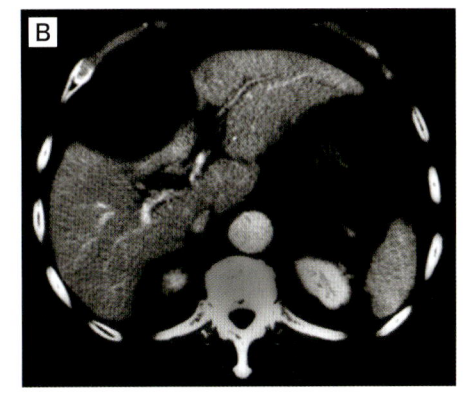

図4 ◆ safety marginが確保できるまでPEITを行った例
A) 70歳男性．S4に最大径8cmの病変を認めた．他の大学病院で外科的切除を薦められるも，当科でのPEITを希望して来院した
B) Multiple-needle insertion techniqueなどの方法を用いてPEITを行うことにより病変部だけでなく周囲組織も壊死になった．ただし，計15回の治療が必要であった

4 治療の評価

- 週2，3回の割合で注入部位を変えながらPEITを施行し，病変およびその境界部全体にエタノールが注入できたと思われたときにCTを撮影する．
- **治療前CTと比べて病変があらゆる方向に一回り大きく壊れていること（safety margin）が確認できれば治療を終了してよい**（図4）．
- 明らかな残存がなくとも，safety marginが確保されていなければ1〜2年後に局所再発が起こる可能性がある．癌の残存が否定できない部位があればその部位を狙ってPEITを何回か追加し，評価CTを再び撮影するようにしている．

◆ **使用機器**
　□ ダイモンUS対応穿刺針 21G×150 15°（シルックス社）

◆ **参考文献**
　1）Shiina S, et al.：Percutaneous ethanol injection for hepatocellular carcinoma：20-year outcome and prognostic factors. Liver Int, 32：1434-1442, 2012

第2章 肝細胞癌の治療手技

§1 経皮的局所療法

2) 経皮的ラジオ波焼灼術（RFA）
Cool-tip型電極

椎名秀一朗

POINT

① 体位により病変の正確な穿刺ができる確率が変わってくる．体位を工夫してプローブをできるだけ垂直に皮膚に当てて病変を描出し穿刺することが基本である

② 通常の呼吸サイクルのなかで一時的に息を止めてもらい穿刺する．患者がうまく呼吸停止できない場合は，一時的に息が止まる呼気時に穿刺するとよい

③ 一般には，電極先端は病変下縁から最小でも2 mm先まで進める．先端から2～3 mm先まで焼灼されるので，これで5 mmのsafety marginが確保できる

④ グリソン鞘や胆嚢などの構造物が近傍に存在する病変では，発生するガスが大量にこれらの構造物に接するようになれば，損傷を避けるために焼灼を中止する

⑤ 大きな病変では，電極を病変内に系統的に入れ分ける．どの部位から穿刺・焼灼するかを十分にプランニングする．最初にリスクの高い部位や穿刺しにくい部位を焼灼することが原則

⑥ RFAでは治療手技だけでなく，術前のプランニング，術後の効果判定，外来での経過観察の4点すべてをきちんと行わないと良好な成績を上げることはできない

◆ 術前に行うこと
- □ 内服薬の確認
- □ プランニング

◆ 準備するもの
- □ RFA機器（single needle typeの電極を使用するものとexpandable typeの電極を使用するものとがある）
- □ 手術台
- □ 腹部超音波診断装置
- □ ウレタン製三角マクラ（図1）
- □ 誘導針

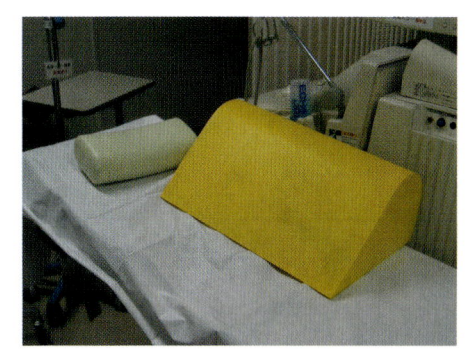

図1◆三角マクラ
右半側臥位などの体位をとらせるためにマクラは必要である．われわれはX線撮影用のウレタン製マクラを使用している

1 適応疾患

経皮的ラジオ波焼灼術（radiofrequency ablation：RFA）が保険適用となっているのは「肝悪性腫瘍」であり，原発性肝癌だけでなく転移性肝癌でも保険適用となる．

適応は，個々の患者においてリスクとベネフィットを考慮して最終決定するが，肝細胞癌における一般的な適応と適応除外は下記の通りである．

1 一般的な適応
- 病変の数と大きさは3個以内3 cm以下が一般的
- 明らかな脈管侵襲がない
- 肝外病変がない

2 適応から除外するもの
- 著明な出血傾向のある患者（適応となるには，プロトロンビン時間は50％以上であること．血小板低値例では血小板輸血で対処できることが必要）
- コントロール不能の腹水があり，出血のリスクが高いと考えられる患者
- 腸管胆管逆流のある患者
- 腎機能障害や造影剤アレルギーなどにより造影CTなどが実施不能で，治療効果の判定ができない患者
- アメリカ麻酔学会の全身状態評価で3度以上の患者
- 宗教上の理由で輸血ができないなど，合併症が生じた場合に十分な対応ができない患者
- 認知症などで安静指示などを守れない患者
- 病変や穿刺経路が腹部超音波で明瞭に描出されない病変や安全な穿刺経路が確保できない病変がある患者
- 消化管と癒着し，焼灼により消化管穿通や穿孔を起こす可能性の高い病変がある患者
- 肝門部のグリソン鞘に接し，焼灼により重篤な胆管損傷や肝梗塞を起こす可能性が高い病変がある患者

2 プランニング
- まず，病歴を把握し（肝切除などを受けているか，どの部位とどの部位に治療がなされているかなど），CTや外来腹部超音波など，すべての画像を総合的に検討する．
- プランニングエコー時には，CTなどはディスプレイに表示したりシャウカステンに掛けたりして，いつでも参照できるようにしておく．診療録や外来腹部超音波などもいつでも参照できる状態にしておく．
- どのような体位でどのような部位からアプローチして穿刺・焼灼するかを確認する．いくつかの病変がある場合，どのような順番で生検や治療を行うかも決定しておく．
- プランニングにどの程度の時間が必要になるかは予想がつかないので，プランニングは前日までに行う．

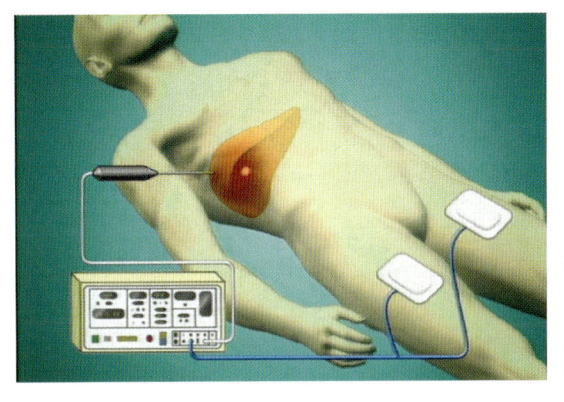

図2 ◆ RFA模式図
2枚の対極板を両側の大腿などに接着する．RFAは電気メスと同様，ラジオ波発生装置と，これを導出して生体に通じさせる穿刺電極および生体から電流を回収する対極板からなり，RF交流電流と組織インピーダンスによるジュール熱により病変を凝固壊死させる

3 治療の実際

1 準備

① 午前中にRFA予定の患者は朝食止めとし，午後にRFA予定の患者は昼食止めとしている．

② 患者が治療室に来たら上半身は裸になってもらい，手術台に上がってもらう．手術台には後で体を持ち上げて移動させるときのためにバスタオルを敷いておく．

③ 2枚の対極板を両側の大腿などに接着する（図2）．

④ 酸素飽和度と脈拍数のモニターを指先に，血圧モニターを点滴ラインが入っていない側の上腕に装着する．

⑤ 点滴ラインから前投薬を投与する．前投薬として一般にはペンタゾシン30 mg，ヒドロキシジン塩酸塩（アタラックス®P）25 mg，アトロピン硫酸塩0.5 mgを投与している．

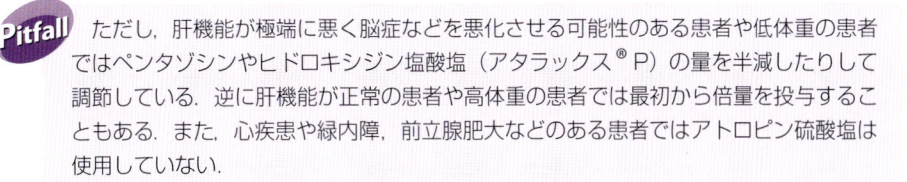

> **Pitfall** ただし，肝機能が極端に悪く脳症などを悪化させる可能性のある患者や低体重の患者ではペンタゾシンやヒドロキシジン塩酸塩（アタラックス®P）の量を半減したりして調節している．逆に肝機能が正常の患者や高体重の患者では最初から倍量を投与することもある．また，心疾患や緑内障，前立腺肥大などのある患者ではアトロピン硫酸塩は使用していない．

⑥ バスタオルやパジャマ，下着などが血液などで汚れないように，吸水シーツでカバーする．

2 穿刺

⑦ 穿刺部位を考えて皮膚の消毒をポピドンヨード（イソジン®）で行う．穿刺部位ではなくプローブの当たる部位を中心にして消毒を行う必要がある．人工胸水や人工腹水を行う場合には，その

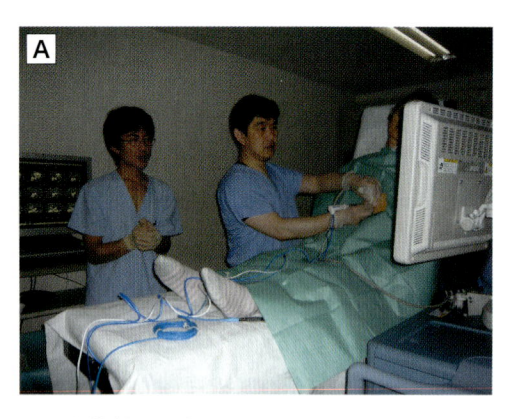

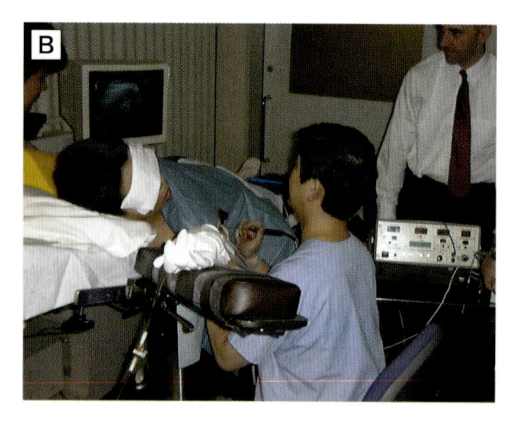

図3 ◆ 体位の工夫
A) この症例では坐位で心窩部から左葉外側区にある病変を穿刺している
B) この症例では右半側臥位にして上体を少しアップすることにより，背臥位では描出も困難なS 4/8ドーム直下の病変を穿刺している

穿刺部位も考えて皮膚を消毒する必要がある．

⑧ 患者に背臥位，右半側臥位，坐位など必要な体位をとらせ（図3），滅菌ドレープを掛ける．

> **コツ　病変の部位による穿刺時の体位の使い分け**
>
> 　体位により正確な穿刺ができる確率が変わってくるため，プランニングエコーの際に十分検討する．見上げたりせず，皮膚にできるだけ垂直にプローブを当てて病変を描出できる体位にすることが基本である．プローブを極端に見上げるようにして穿刺した場合，①肋間の血管を傷つける可能性が大きくなり，②穿刺経路が長くなり肝内の脈管を傷つける確率が高くなり，③実際には病変からずれているのに，超音波のslice thickness artifactにより，穿刺できたように見えてしまうことがある．自分が術者として担当する症例だけでなく，他人が（特に上級者が）担当する症例についても，どこに病変がありどのような体位でRFAがなされるかを記憶する．
>
> **Ⅰ．坐位（図3A）**
> 　肝臓の左葉外側区に存在する病変を穿刺する場合には原則として坐位にする．肝臓が尾側に降りてきて，剣状突起や肋骨弓による制約が小さくなるためである．ただし，深く座らせないと，肥満患者では皮下組織がたるんで逆に超音波で見えにくくなることがある．
>
> **Ⅱ．右半側臥位（図3B）**
> 　S4やS8のドーム直下の病変を穿刺する場合に，背臥位から少し右に傾いた角度を取ってもらうことが多い（通常30～60°程度）．この際，上体を少しアップにする（通常30°程度）．右半側臥位を採ることにより，肝臓が右側尾側に移動する．S4の病変は肋間走査でのアプローチが可能となる．S4寄りのS8ドーム直下の病変もあまりきつくない見上げでアプローチが可能となる．
>
> **Ⅲ．上体をアップした背臥位**
> 　S8背側やS7のドーム直下の病変では上体をアップした背臥位を用いる．上体をアップすることにより，肝臓が尾側に下がり，肺の空気で隠れていた部分まで見えるように

なる．肺の影響のない部分でも，肋間からアプローチするのにプローブを見上げなければならない場合は，上体をアップした方が見上げる角度が小さくなり穿刺しやすくなる．

IV. 背臥位

S8の尾側や，S5，S6の病変は背臥位でアプローチすることが多い．S6病変などでは後腋窩線より背側からアプローチする場合もあるが，その場合には背面の板を取り払うことができるペインクリニック用のベッドが有用である．

V. 左側臥位

季肋下から右葉やS4の病変にアプローチする場合には，左側臥位にして上体をアップしたほうが肝臓が尾側腹側に降りてきてアプローチが容易となる．呼吸による病変の深さの変動も小さくなる．ただし，季肋下からのアプローチは呼吸により病変の深さが変動するため，肋間からのアプローチが困難な症例に限るべきである．

VI. 左半側臥位

左葉外側区が左に大きく張り出した症例でその部分に病変が存在する場合に用いることがある．多くの症例では穿刺ラインを逆向きにして，右手でプローブを，左手で電極を持って穿刺をすることになる．慣れない操作になるため難易度が高い．

VIII. 右側臥位

季肋下から左葉外側区が左に大きく張り出した症例でその部分に病変が存在する場合に用いることがある．

⬇

⑨ 腹部超音波で観察を行い，穿刺部位を決定する．

⬇

⑩ 皮膚および腹膜の麻酔を行う．**皮膚の麻酔は直径3mm程度の隆起ができる程度**でよい．腹膜は十分に局所麻酔薬を使う．

⬇

⑪ 必要なら生検を行う．ただし，肝表などの病変や大きな病変では播種のリスクを減少させるため焼灼後に生検を行っている．

⬇

⑫ われわれは，主にValleyLab社製の機器を用いてRFAを行っている．電極はcool-tip型電極である．電極を本体やポンプと接続し，ポンプを回して冷却水の潅流が問題ないことを確認する．

⬇

⑬ 電極を挿入する．誘導針を用いたほうが正確な穿刺ができる（図4）．

> **コツ** 穿刺時には原則として患者に呼吸を停止してもらっているが，普通に呼吸をしてもらっていてちょっと息を止めてもらって穿刺している．深吸気で穿刺するのは呼気時に電極が抜けて浅くなるので避けるべきである．なお，患者が呼吸をうまく停止できない場合は，呼吸のサイクルのなかで呼気時には一瞬呼吸が停止するので，そのタイミングを見計らって穿刺する．

⬇

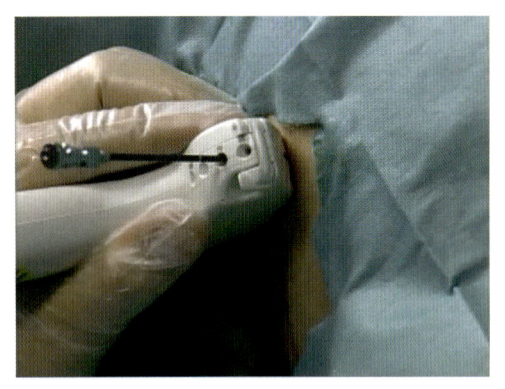

図4◆電極挿入用の誘導針
電極が穿刺ラインから電極がずれやすいのは，腹壁を通過するときあるいは腹壁から肝臓に刺入するときである．誘導針を使用すればこれらの部分を通過する際の抵抗が小さくなり，より正確な穿刺が可能である．なお，誘導針は原則として肝表までで止め肝内には挿入していない

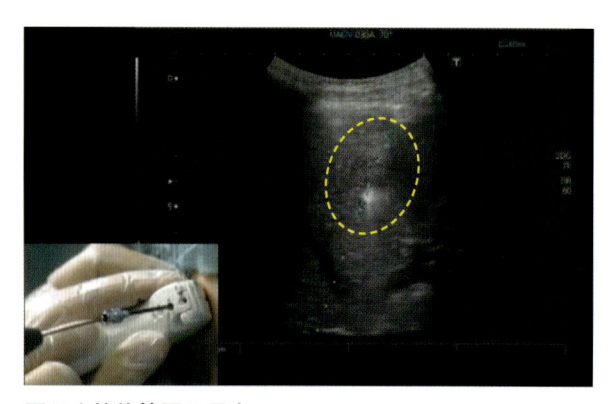

図5◆焼灼範囲の見当
電極を挿入後は，先端から非絶縁部の長さと同じ距離を計測し，どの範囲が焼灼されるかの見当をつける（黄色の破線で囲まれた範囲が焼灼範囲になると予想される）

⑭ **電極の先端の位置は，グリソン鞘などの構造物がない場合には，病変の下縁から最小でも2 mm程度先まで進めている**．先端から2〜3 mm先まで焼灼されると思われるのでこれで5 mm程度のsafety marginが確保できることになる．

3 焼灼

⑮ 超音波像を撮影する．その際，**電極先端から3 cmあるいは2 cmの距離を計測し，おおよそどの範囲が焼灼されるかの見当をつける**（図5）．

⑯ 焼灼を開始する．**3 cm電極では60 Wから，2 cm電極では40 Wからスタートして1分ごとに20 Wずつ出力を上げている**．やがてインピーダンスが上昇し電流が流れなくなるため（この状態をわれわれは"break"と呼んでいる），一時的に出力をゼロにし，15秒程度待ってインピーダンスが低下してから再び出力を開始する．このときの出力は"break"時より20 W低い値としている．すなわち，140 W出力時に"break"に達したのであれば，120 Wで再開する．3 cm電極では12分間，2 cm電極では6分間焼灼を原則としている．

> **Pitfall** ただし，グリソン鞘などの構造物が治療結節の近傍に存在する場合，発生するガスがこれらの構造物に接するようになれば，損傷を避けるために焼灼を中止する．

⑰ 術中に強い疼痛を訴える症例ではペンタゾシン15〜30 mgとヒドロキシジン塩酸塩（アタラックス®P）12.5〜25 mgを適宜追加投与している．
　注：以前はドルミカム®を使用することもあったが，現在は使用していない．他の診療科でドルミカム®を使用して呼吸停止が起こったことがあり，その後，当院ではドルミカム®の使用が厳しく制限されているためである．

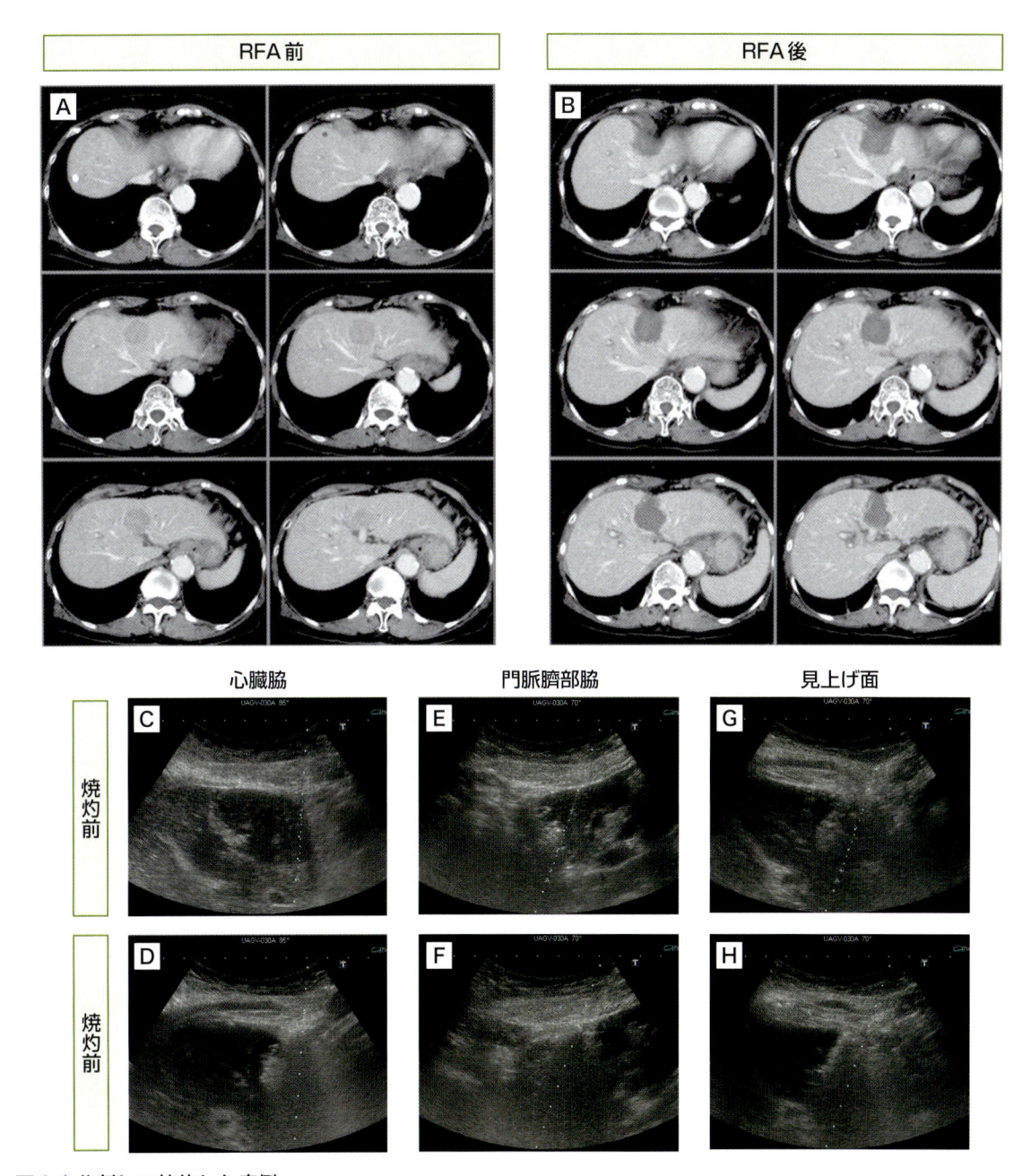

図6 ◆ 分割して焼灼した症例

3カ所に電極を入れ分け, 分割して焼灼した症例 (82歳女性). C型慢性肝炎で他院フォロー. 某年5月にMRIでS4に10mmの腫瘤を指摘されたが, それが増大したとのことで当科紹介. 翌々年の1月のCTでは「肝S4に32mmの腫瘤があり, 後期染まり抜けと一部早期濃染が疑われる. 被膜様構造もありそうで古典的肝細胞癌疑い」と診断される. ソナゾイド造影超音波では明らかなhypervascularityは確認できず, しかし, 増大傾向があり, 3cm超と大きく, 門脈臍部などに接していることから, 治療対象とした. 当科紹介の翌年8月に心臓弁膜症で当院に入院している. 全体としては高分化肝癌と考えられること, 高齢で併存疾患もありPSが良くないことから, 最小限の侵襲で病変全体を焼灼するよう心掛けた.

A) RFA前のCT像, B) RFA後のCT像

C・D) この症例では, 心臓脇および門脈臍部近傍の穿刺がリスクが高いと思われた. 最初に心臓脇を心臓の接線と穿刺ラインが平行に近くなるように85°で穿刺し10分間焼灼した. C) 焼灼前の超音波像, D) 焼灼後の超音波像

E・F) 次に門脈臍部の1cm強頭側を穿刺ラインが門脈臍部と平行になるよう70°で穿刺し9分間焼灼した. E) 焼灼前の超音波像, F) 焼灼後の超音波像

G・H) 最後に心窩部左上げ斜め走査で見上げ面, 心臓から離れた部分を穿刺し9分間焼灼した. G) 焼灼前の超音波像, H) 焼灼後の超音波像

> **コツ** 病変がある程度以上大きな場合には，見上げ面中央と見下げ面の右側，左側などというように電極を病変内のいくつかの部位に系統的に入れ分けることにより，病変全体を焼灼する（図6）．どの部位から焼灼を始めるか十分にプランニングしておく必要がある．最初の穿刺が最も条件がよいわけであるから，原則は最初にリスクの高い部位や穿刺しにくい部位を焼灼する．

⑱ 術後3時間は絶対安静，それ以降は翌朝主治医がチェックするまでベッド上安静としている．

4 治療の評価

- 原則として治療翌日に評価CTを実施している．
- **病変部がすべてのスライスで非造影領域の中に含まれる，すなわちすべてのスライスで全周性にsafety marginを伴い壊死している必要がある．3 cmの病変に対して4 cm以上の領域が壊死しているからといって，すべてのスライスで全周性にsafety marginを伴い壊死しているとは限らないことは十分理解していただきたい**．
- 単純結節型と比べて単純結節周囲増殖型や多結節癒合型ではsafety marginを大きくとる．また，転移性肝腫瘍でもsafety marginは大きくとる必要がある．
- 明らかな癌の残存がなくとも，残存する可能性があれば，原則として追加RFAを実施する．病変の完全壊死が達成できるまで何度でも治療を繰り返す．

◆ 使用機器
  □ 14ゲージ誘導針（シルックス社）

◆ 参考文献
  1) Shiina S, et al.：A randomized controlled trial of radiofrequency ablation with ethanol injection for small hepatocellular carcinoma. Gastroenterology, 129：122-130, 2005
  2) Shiina S, et al.：Radiofrequency ablation for hepatocellular carcinoma: 10-year outcome and prognostic factors. Am J Gastroenterol, 107：569-577, 2012

第2章 肝細胞癌の治療手技

§1 経皮的局所療法

3）経皮的ラジオ波焼灼術（RFA）
展開型電極

今村雅俊，正木尚彦

POINT

①可能な限り通常の呼吸の範囲内で病変を超音波で描出できるよう，体位を工夫したり，穿刺ルートを選択したりする術前のプランニングが重要である

②展開型電極（特にLeVeen針）によるRFAの大きな特長は主に2点ある

1) 展開する電極幅を自由に調整できるため，焼灼範囲をかなりの精度で操ることができる．すなわち，必要にして最小限の焼灼を得ることが可能である

2) 展開された電極はフックの役目を果たす．電極先端部分が組織内に固定され，呼吸変動の影響を受けることがないため，予定外の部分を誤って凝固してしまうことはない．はじめは使いづらいと感じる展開型電極だが，その特長を熟知し，経験を積めば積むほどその有用性の高さを認識できるデバイスである．必要な範囲しか焼灼しないことは，肝機能をより温存することになるだけでなく，合併症を回避することにもつながると考えている

◆ 術前に行うこと
　□ インフォームドコンセント
　□ 内服薬の確認
　□ プランニング

◆ 準備するもの
　□ RFA機器
　□ 治療台および手台
　□ 腹部超音波装置

1 適応疾患・プランニング

■適応疾患 ［①一般的な適応　②適応から除外するもの］と ②プランニングに関しては前項「2) 経皮的ラジオ波焼灼術（Cool-tip型電極）」（p.78）に準ずる．

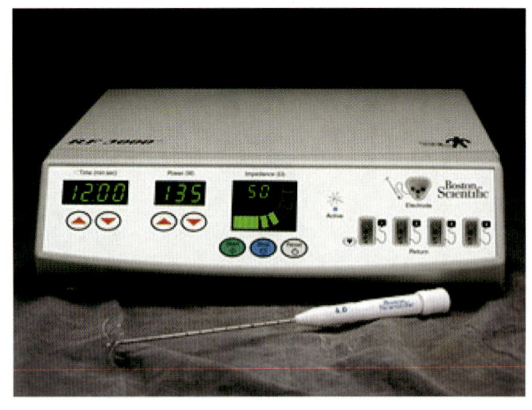

図1◆ジェネレーター（Boston Scientific社製）

ラジオ波電極針先端

ラジオ波電極針全体

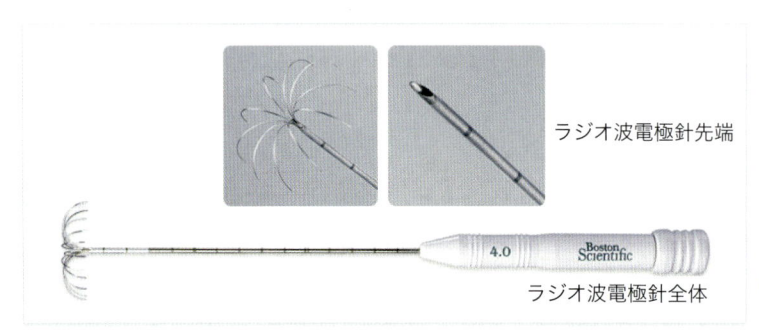

図2◆ラジオ波電極針（Boston Scientific社製）

2 治療の実際

1 準備

① 午前治療の場合は朝食止め，午後治療の場合は昼食止めとする．

↓

② 治療台に予定の体位をとってもらう．この際，穿刺部位が十分広範囲に消毒できるように上半身の紙製の術衣を調整する．また手術台の上には術後ストレッチャーに移動するためのバスタオルを予め敷いておく．

↓

③ 心電図，血圧，SpO_2モニターを患者に装着する．

↓

④ 対極板を両側の大腿部に接着し，コードを機器（ジェネレーター）に接続し，電極とジェネレーター本体とをコードで接続しておく（図1，2）．

↓

⑤ 点滴ラインから前投薬を投与する．一般的にはペンタゾシン15～30 mg＋ヒドロキシジン塩酸塩（アタラックス®P）25 mg＋アトロピン硫酸塩0.5 mgをone shot静注するが，患者の状態により適宜増減する．なお，静注直後に一過性の血管痛を生じることが多いので，事前に患者に告げておくとよい．

2 穿刺

① 消毒：超音波で穿刺ラインを確認し，穿刺部位を中心に2回イソジンで消毒を行う．

⬇

② 局所麻酔（動画①参照）：穴あきの滅菌ドレープを掛けた後，22Gカテラン針を使用し穿刺部位の局所麻酔（1 mL程度）を行う．続いて超音波ガイド下に穿刺ライン上にある肝被膜の局所麻酔（4 mL程度）を行う．この際患者さんには息止めをしてもらい，カテラン針による肝の損傷を避ける必要がある．

⬇

③ 皮切：穿刺部の皮膚をメスを用いて小切開する．この際皮切部を必ず指で触れ，肋間であれば，肋骨下縁を走行する動脈，静脈，神経損傷を避けられる場所であることを確認しておく．また，季肋下であれば肝硬変症例に認められることの多い腹壁静脈などの側副血行路に留意する必要があり，カラードップラーによる観察が有用である．皮切は，必ず穿刺する方向に行うことも重要である．

⬇

④ 穿刺（動画②参照）：穿刺ライン上に病変を描出し，呼吸を止めた状態で電極を慎重に挿入する．電極先端をどこまで挿入するかは，術前のプランニングで決定しておくべきである．

3 焼灼

LeVeen針の特長のひとつに，電極の展開幅を自由に設定できる点がある．2 cm以下の小病変に対しては「必要最小限展開法」を施行し，2 cmを超える病変に対しては，原則「段階的焼灼法」を行っている．

1）必要最小限展開法（2 cm以下の小型肝癌）2.0 cmまたは3.0 cm電極を使用

①-a　5 mmのsafety marginがとれるように，必要にして最小範囲に電極を展開し焼灼する．最初は病変の深部を確実に焼灼し，浅部が不十分なときには電極を5〜10 mm程度引き抜いて重ねるように焼灼を追加する（図3 & DVD動画③-a）．

2）段階的焼灼法（2 cm以上の大型肝癌）：3.0 cm, 3.5 cm, 4.0 cm電極を使用

①-b　LeVeen針の場合，初めから電極を全展開するより，半展開→全展開と段階的に焼灼した方がより安定的に焼灼できる．5 mmのsafety marginがとれるよう2段階目の展開幅を調整する．浅い部分を重ね焼灼するのは上記と同様である（図4 & DVD動画③-b）．

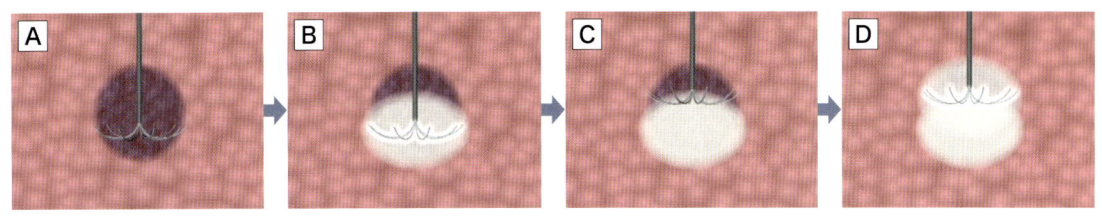

図3◆必要最小限展開法
A：病変の深部で必要最小限の幅で電極を展開，B：深部を焼灼，C：5〜10mm程度針を引き抜き，電極を必要な幅だけ展開，D：浅部を焼灼．凝固範囲が病変を包括していることを確認し治療を終了する

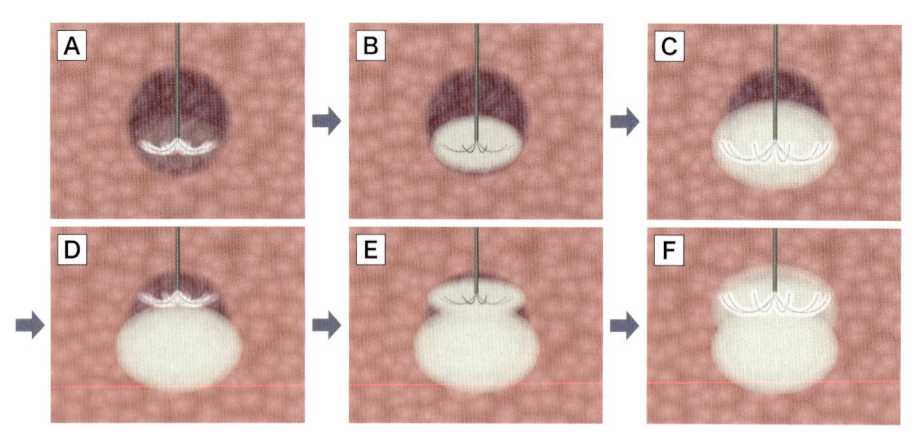

図4 ◆ 段階的焼灼法
A：病変深部で電極を半展開し，B：焼灼する．C：続いて電極を全展開し焼灼，D：1 cm程度針を引き抜き半展開し，E：焼灼する．F：全展開し焼灼凝固範囲が病変を包括していることを確認し治療を終了する

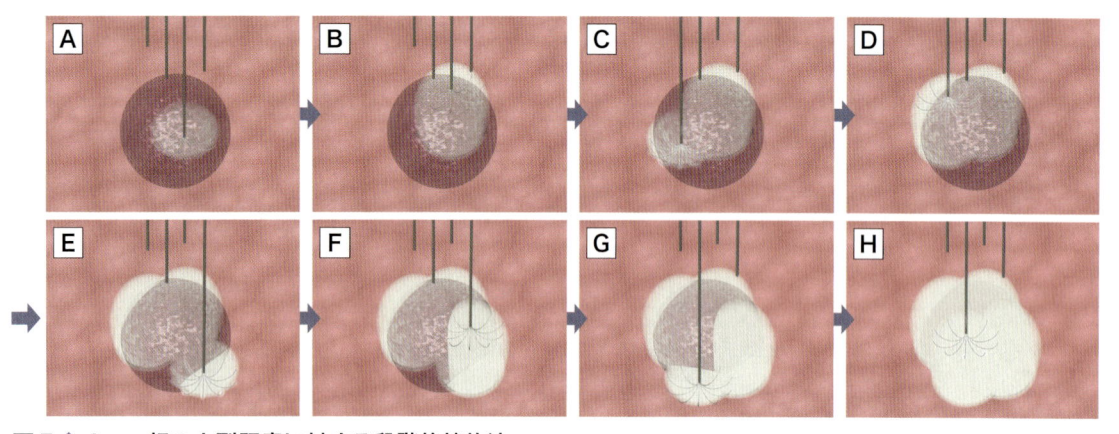

図5 ◆ 4 cm超の大型肝癌に対する段階的焼灼法
A：見上げ面尾側深部の焼灼，B：同浅部の焼灼，C：見上げ面頭側深部の焼灼，D：同浅部の焼灼，E：見下げ面尾側深部の焼灼，F：同浅部の焼灼，G：見下げ面頭側深部の焼灼，H：同浅部の焼灼

3）4 cm超の大型肝癌に対する段階的焼灼法：4.0 cm電極を使用

① -c 病変を三次元的にとらえ，複数の電極を同時または異時性に挿入する．段階的焼灼法を用いて腫瘍全体を焼灼していく（図5 & DVD動画③ -c）．このような大型肝癌は一般的にはRFA適応外とされるが，TACEなど他の治療法が有効でない場合に限り本法を行う意義はあると思われる．

⬇

② 2.0 cmの電極では30 Wから（3.0 cmでは40 W，3.5 cm，4.0 cmは50 W）通電を開始し1分ごとに10 Wずつ出力を上げていく．Roll-off（インピーダンスが上昇し通電しなくなる状態）するまで出力をあげていくが，原則として通電開始から4分後の出力を最高出力とする．焼灼によって出現する高エコー域が，腫瘍を完全に包括していることを確認し焼灼を終了する．

Pitfall 出力を上げすぎるとroll-offした際，電極の周囲しか凝固範囲が得られず，でこぼことした焼灼になることがある．多少時間を要しても，低出力でroll-offさせた方がきれいな球状の焼灼範囲が得られやすい．

コツ 電極の先端の１つが血管などに入っている場合，なかなかroll-offしないことがある．治療開始後７分経過してもインピーダンスが変化しないときには電極の展開幅を数mm閉じてみる．ほとんどの場合，徐々にインピーダンスが上昇しroll-offする．

4 抜針

展開している電極を閉じる．超音波で電極先端を確認しながら肝表面近くまで引き抜いてくる．腹腔内への出血予防のため，肝表面を極小範囲焼灼（30秒でroll-offする程度）し，電極を抜去する（**DVD動画④**）．

5 術後の消毒

穿刺部をイソジンで消毒後，軽くガーゼで固定する．皮下血腫が疑われる場合には強めに圧迫固定しておく（**DVD動画⑤**）．

3 治療の評価

前項「2）経皮的ラジオ波焼灼術（Cool-tip型電極）」（p.84）と同様である．

1 症例１．心臓に近接する肝癌の治療例

病変は肝左葉外側区の深部に位置し，横隔膜を介して心臓の冠静脈に接していたが，必要最小限展開法を用いることで，安全に治療することが可能であった（**図6，7**）．

A 電極挿入時　　　　　　　　　　　B 焼灼中

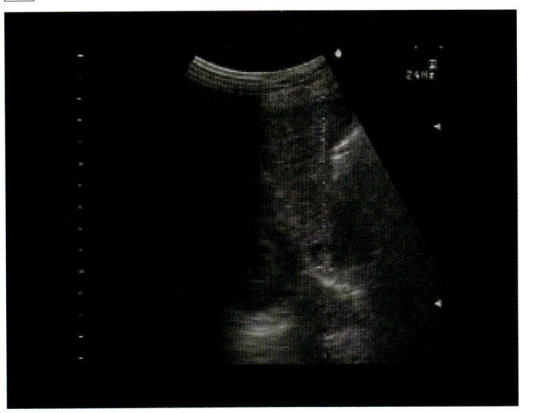

図6◆心臓に近接する肝癌の治療例（超音波像）

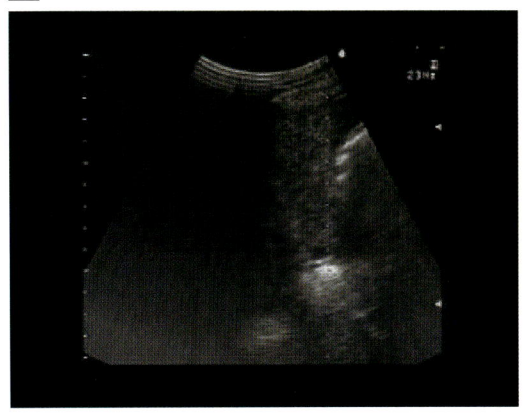

A 治療前　　　　　　　　　B 治療後

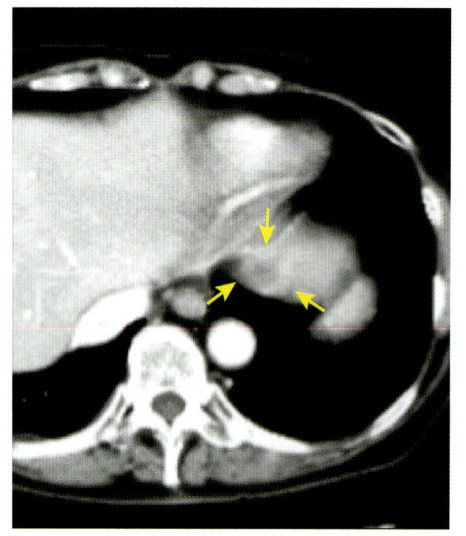

図7 ◆ 心臓に近接する肝癌の治療例（CT像）

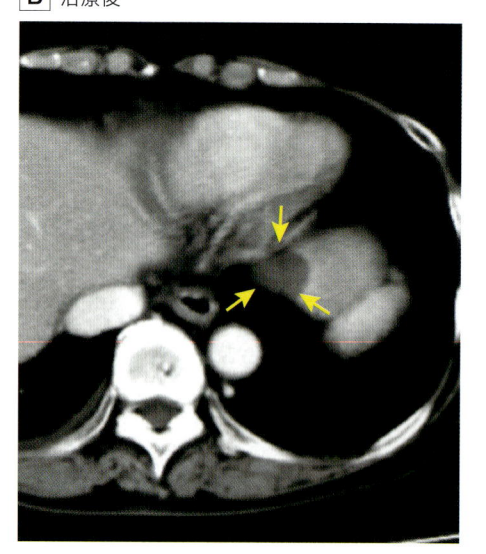

2　症例2．胆嚢に近接する肝癌の治療例

　病変は胆嚢にきわめて近接し圧排していた．胆嚢動脈から血流を受けていたため肝動脈塞栓術が適応外であった．また，切除に耐える肝機能を有していないことからRFAが選択された．展開する電極先端に最大限の注意を払い，慎重に最小限展開法を施行．術後ごく軽度の胆嚢炎はきたしたものの，焼灼は十分に行えた（図8，9）．

A 治療開始直後　　　　　　　B 治療終了時

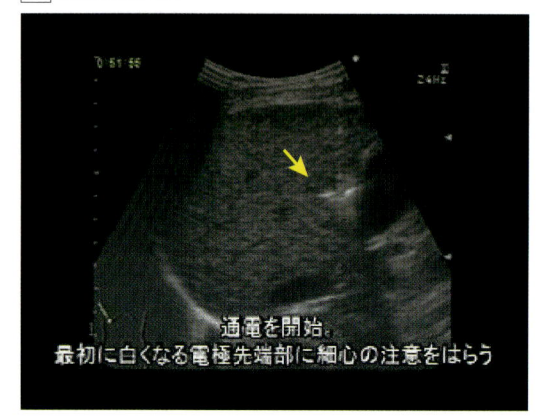

図8 ◆ 胆嚢に近接する肝癌の治療例（超音波像）

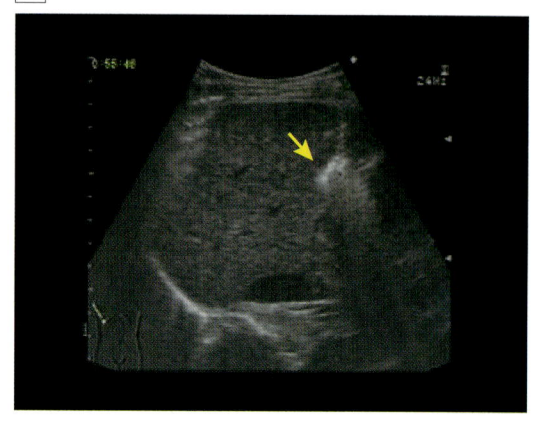

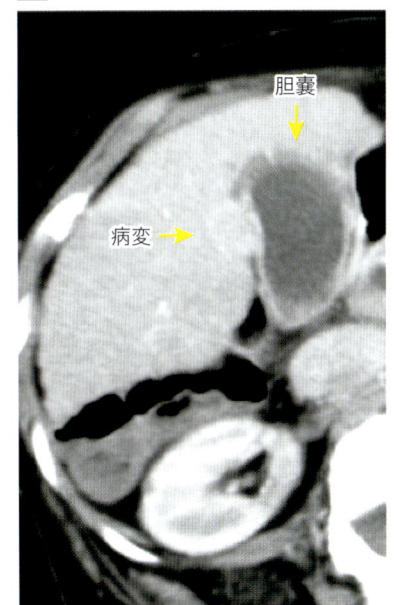

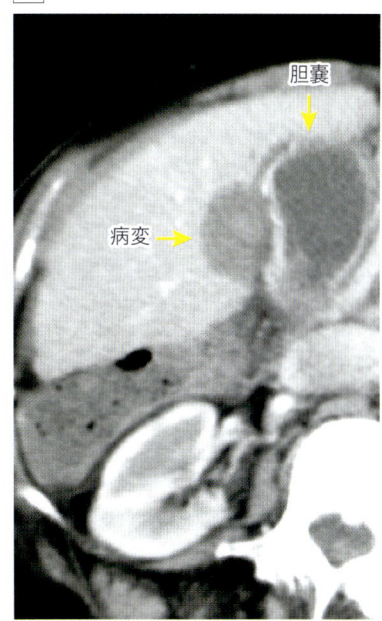

図9 ◆ 胆囊に近接する肝癌の治療例（CT像）

◆ 使用機器
  □ ジェネレーター：RF2000およびRF3000（Boston Scientific社製）
  □ 電極：LeVeen needle（Boston Scientific社製）

◆ 文献
1) 「ラジオ波焼灼療法―安全で効果的な肝癌治療テクニック」（小俣政男/監）, 医学書院, 2005
2) 「肝癌ラジオ波凝固療法―そのノウハウとエビデンス」（池田健次/編）, 診断と治療社, 2007
3) 「動画でわかる肝癌ラジオ波凝固療法の実践テクニック」（大崎征夫/編）, 中山書店, 2008
4) 「動画で学ぶ肝癌ラジオ波焼灼療法の実際」（椎名秀一朗/編）, 医学書院, 2009
5) 今村雅俊：肝細胞癌に対するラジオ波焼灼療法―段階的焼灼法および必要最小限展開法の開発. 埼玉医科大学雑誌, 35巻1号別頁：T23-T30, 2008
6) 「展開型電極による経皮的ラジオ波焼灼治療（CD-ROM）」（今村雅俊/監修・学術指導）, ファイザー社

第2章 肝細胞癌の治療手技

§1 経皮的局所療法
4）腹腔鏡下ラジオ波焼灼術（LRA）

礒田憲夫，廣澤拓也

POINT

① 腹腔鏡下ラジオ波焼灼術（laparoscopic radiofrequency ablation：LRA）のよい適応は肝細胞癌（HCC）が肝表面に局在するもの，およびHCCが他臓器に隣接しているため，他臓器損傷が危惧される症例である

② 肝表面に局在するHCCに対して，腫瘍そのものを穿刺し，治療することは出血をきたしやすく，播種が危惧される．LRAでは腫瘍周囲より治療し，最後に腫瘍中心を治療することにより，出血を可及的に少なくしうる

③ 超音波腹腔鏡（LUS）下の治療はLUSの基本的操作を習熟し，LUS下の腫瘍穿刺に慣れることが重要である

④ 浸水法を用いることにより，超音波腹腔鏡の描出がより良好となり，かつ他臓器への熱損傷の予防となる

⑤ 局所麻酔下にLRA施行可能な症例もあるが，全身麻酔下LRAはより安全で確実といえる

◆ 術前に行うこと
　□ 内服薬の確認：特に抗血小板薬の休薬，抗凝固薬の場合にはヘパリン化の有無など．
　□ インフォームドコンセント
　□ プランニング

◆ 準備するもの
　□ RFA機器（single needle typeのCool-tip型電極を使用）
　□ 腹部超音波診断装置（東芝メディカル社Nemio XG）
　□ 体位固定クッション（サンキューブロック）（アズワン社，図1）
　□ 超音波腹腔鏡（東芝メディカル社PEF-704LA，PVM-787LA）
　□ 誘導針とガイドニードル（シルックス社）

1 適応疾患

肝細胞癌．保険適用となっているのは「肝悪性腫瘍」．

1 一般的な適応

① 単発であれば，4 cm以下，3 cm以下・3個以内（単発の場合には一般的な経皮的ラジオ波焼灼

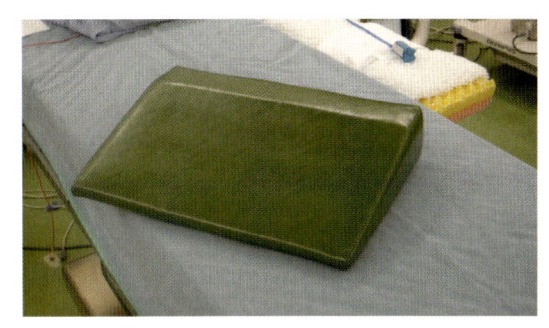

図1◆体位固定クッション
左半側臥位の体位をとらせるために体位固定クッションは必要である

術より適応範囲が広い）
② Child-Pugh分類AおよびB
③ 明らかな脈管侵襲がない
④ 肝外病変がない
⑤ 全身麻酔可能であること

2 適応から除外するもの

① Child-Pugh分類C
② 著明な出血傾向のある患者（プロトロンビン時間は原則50％以上であること，なお血小板低値例では血小板輸血で対応する）
③ コントロール不能の腹水がある患者
④ 認知症などで安静指示が守れない患者

2 プランニング

① 病歴を把握し，CTやMRIや腹部エコーなど，すべての画像を総合的に検討する．

⬇

② 上腹部手術既往患者に対しては気腹CTの検査をあらかじめ行って，腹腔内の癒着の有無をチェックしておく．

> **コツ 気腹CT**
> 腹腔内癒着を確認するための検査．局所麻酔下に空気を2～3L気腹し，その後，腹部単純CTを撮影する．肺野条件でみると，腹腔内の癒着の部位，程度が確認できる．上腹部手術歴を有する患者は原則として施行する．LRA時のトロッカー挿入位置を決めるのに参考となる．

⬇

③HCCの局在から体位，トロッカーの挿入位置およびラジオ波電極の穿刺部位をあらかじめ検討しておく．トロッカーの挿入位置の腹壁に側副血行などがないことを造影CTで確認しておく．複数の病変がある場合，どのような順番で生検や治療を行うかを決定しておく．

3 治療の実際

1 準備

患者の体位の設定が重要である．HCCが後区域の場合には，治療途中でより角度の強い左半側臥位をとることがあり，手術台のローテーションが必要となる．体位固定クッションを用い，体の固定を行う（図1，2）．2枚の対極板を両側の大腿に接着する．

2 全身麻酔

以前は硬膜外麻酔併用下に全身麻酔を行うこともあったが，ほとんどが肝硬変患者であり，血小板減少，凝固時間延長を認めるため，現在では通常の全身麻酔下に行っている．

3 腹腔鏡

診断の腹腔鏡と同様に気腹針を穿刺し，二酸化炭素ガスにて気腹しながら，腹腔鏡を行う．腹腔鏡の挿入位置は肝癌の局在によって異なるが，右葉〜内側区域に肝癌がある場合には通常は臍上部2cm，左方2cmの位置に，外側区域に肝癌がある場合には臍右方約3cmに腹腔鏡のトロッカーをおく（図3）．腹腔鏡挿入後はまず，腹腔内の観察を十分に行う．肝表面の性状，腹腔内癒着の有無，肝表面に肝腫瘍が露出していないか観察する．その後，超音波腹腔鏡用のトロッカーおよび，吸引洗浄管や把持鉗子を操作するための5mmトロッカーを挿入する．超音波腹腔鏡用のトロッカーは通常は通常は肝癌の体軸に沿った側腹部におく（図3）．

4 超音波腹腔鏡（laparoscopic ultrasonography：LUS）

超音波腹腔鏡は東芝メディカル社からリニア型とコンベックス型が，アロカ社からセクタ型が市販

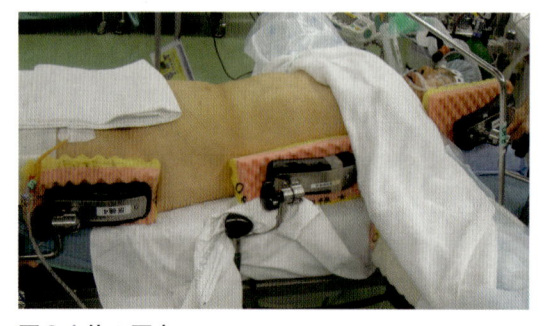

図2◆体の固定
HCCが後区域の場合には，より強い左半側臥位をとるため，手術台のローテートが必要になる．体の固定をしっかり行う

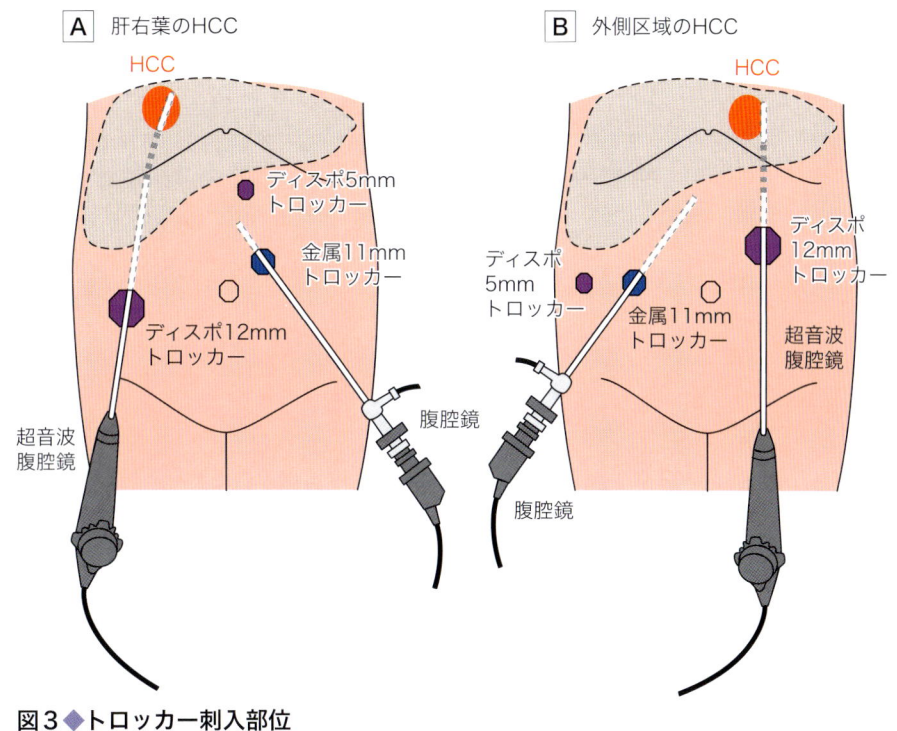

図3 ◆ トロッカー刺入部位
A：肝右葉のHCCの場合
B：外側区域のHCCの場合

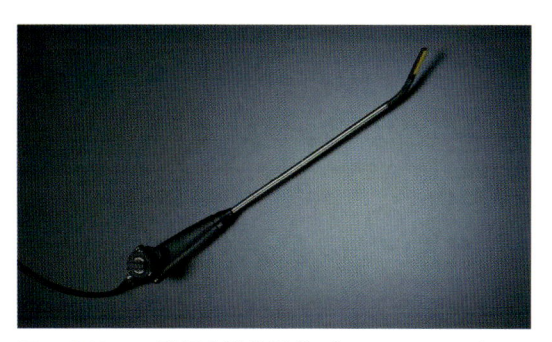

図4 ◆ リニア型超音波腹腔鏡（PEF-704LA）

されている．われわれはもっぱらリニア型（東芝メディカル社PEF-704LA）を頻用している（**図4**）．リニア型超音波腹腔鏡は超音波の解像力が優れ，解剖学的なオリエンテーションがわかりやすい反面，穿刺ガイドがないため，腫瘍穿刺が難しく，熟練を要する．しかしながら，穿刺をフリーハンドで行うため，自由度が大きい．通常，肝癌の腹腔鏡治療を行っている施設では肝表面の病変を対象にしている施設が多いが，われわれは肝表面のみでなく，深部の肝腫瘍に対してもLUSを用いて治療を行っている．

LUSを用いた穿刺のコツは**LUSの軸と穿刺針の軸を極力そろえること**である．そうしないと，針が交叉してしまい，超音波の画像に針を描出することが困難となる．穿刺針の腹壁穿刺部と肝表面の

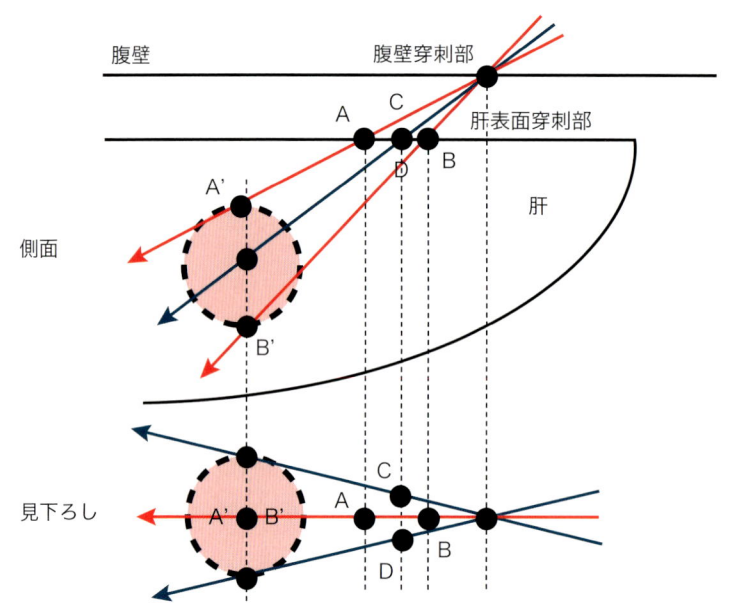

図5 ◆ 超音波腹腔鏡と腹壁，肝表面，腫瘍との位置関係のシェーマ
穿刺針の腹壁穿刺部と肝表面の穿刺部が決定されると肝内の穿刺ルートが決定される

穿刺部が決定されると肝内の穿刺ルートが決定される（図5）．ある程度，穿刺針が腫瘍に近づいた後は肝表面の穿刺部を移動させることにより試行錯誤的に腫瘍を穿刺する．

> **コツ　浸水法を用いたLUS下のラジオ波焼灼療法**
> LUS下の観察では超音波の描出をよくするために腹腔内に生理食塩水を注入しながら，検査を行う．肝硬変の結節が大きくて，超音波プローブが密着しない場合やドーム下のHCCの観察では有用である．また，ラジオ波の熱による周囲臓器損傷を防止する対策としても非常に有用である．

> **コツ　コンベックス型LUS**
> 通常用いているリニア型LUSとは別にコンベックス型LUS（東芝メディカル社PVM-787LA）がある．これは穿刺ガイドとしての溝があり，深部肝腫瘍の穿刺には有用である．ただし，先端径が14.8mmと太いのが難点である．

5　ラジオ波治療の実際

肝表面の腫瘍を治療する場合と肝深部の腫瘍を治療する場合とで治療の仕方が多少異なる．

肝表面の腫瘍を治療する場合に肝要なことは肝腫瘍からの出血を極力避けることである．肝腫瘍からの出血は術後の播種をきたす可能性がある．よって，初回穿刺では腫瘍を直接に穿刺することは避け，腫瘍の辺縁の背景肝を穿刺する．初回穿刺によるラジオ波焼灼にて腫瘍の一部が焼灼されたのちに腫瘍の中心部の焼灼を行うことになる．また，LUSを用いて深部のsafety marginを確保する必要がある．

肝深部の腫瘍を治療する場合にはLUSの画像のみに頼ることになる．基本的には**腫瘍の背側・頭側から治療を行い，背側・尾側へ，次に腫瘍の内側および外側を治療し，最後に腹側を治療する**．腹腔鏡下に焼灼する場合には穿刺回数を多くすることが可能なため，safety marginを大きくとることが可能である．われわれは可能であれば10 mm，肝門部の門脈に近接している腫瘍の場合には5 mmのsafety marginを目標としている．

実際の手技を図とビデオを用いて供覧する（DVD動画①，②参照）．

> **Pitfall　肝癌の腹腔鏡下の穿刺**
> 肝癌の腹腔鏡下の穿刺治療は，季肋下より穿刺を行うことを基本としている．肋間から穿刺を行うと気胸を起こす可能性が高い．

> **Pitfall　合併症：胆管損傷**
> 胆管狭窄が危惧される場合には肝予備能を考慮して治療方針を決定する必要がある．胆管3次分枝より末梢の胆管に接する場合には術後の胆管拡張〜末梢肝実質の萎縮が起きても，肝予備能への影響は少ない．胆管1〜2次分枝に接する場合には区域に及ぶ影響が出て，術後の肝予備能の悪化が危惧される．肝予備能が良好でない症例の場合には慎重に対応すべきである．

1）実際の手技の供覧

DVD 2章§1-4①,②

患者は75歳の男性．C型慢性肝炎で，11年前にS5/6のHCCに対してLRAを受けた．その後，IFN治療を受け，完全著効（SVR）を達成していた．今回，近医にて3カ所のHCCを指摘され，紹介となった．

① LRA前
図6〜8はS6のHCCを示している．2個の2 cm強のHCCを認めるが，図8で示すように1カ所は肝表面に露出していると考えられた．図9に示すようにS8にも辺縁低吸収域，内部が濃染する3 cm弱のHCCを認めた．

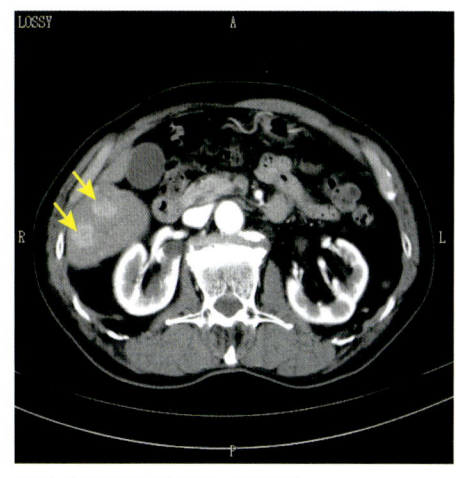

図6◆腹部造影CT　早期相

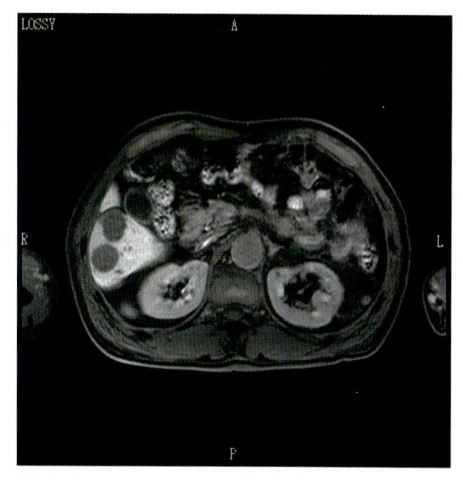

図7◆EOB-MRI　肝細胞造影相

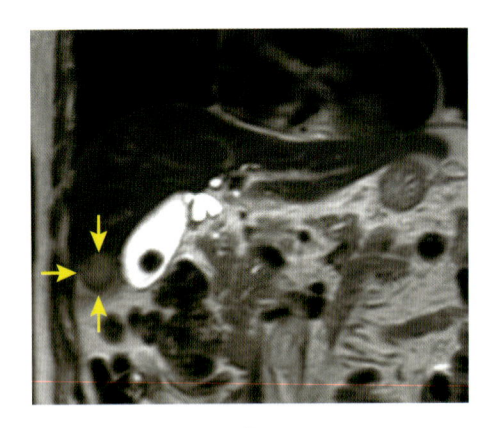

図8 ◆ MRI T2強調像

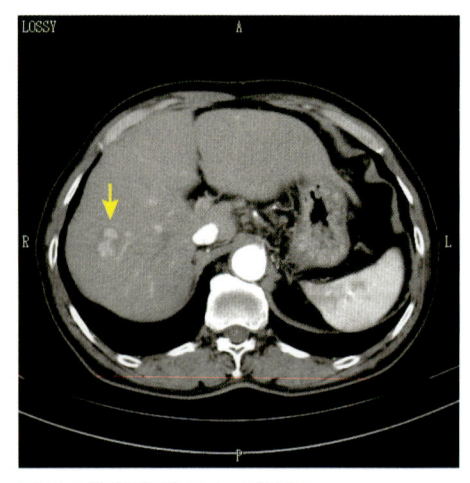

図9 ◆ 腹部造影CT　早期相

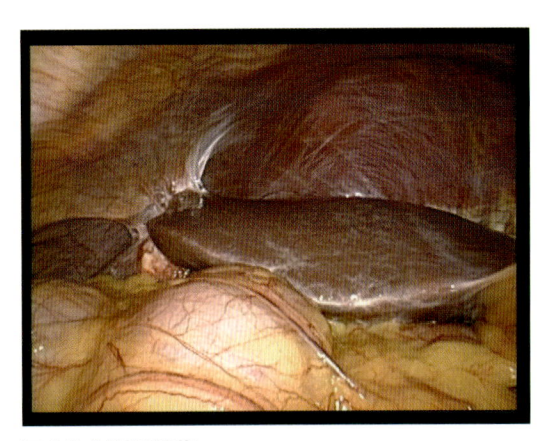

図10 ◆ 腹腔鏡像

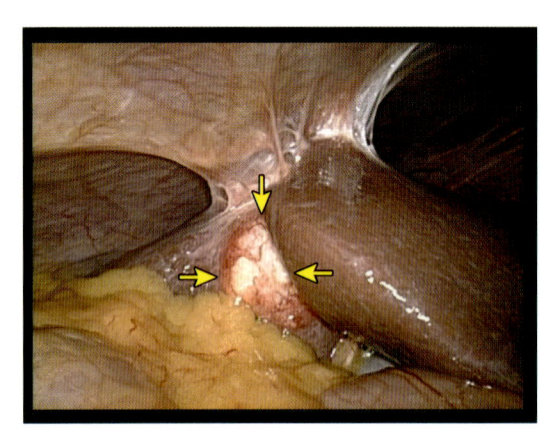

図11 ◆ 腹腔鏡像

⬇

② 腹腔鏡およびLUS画像

　3カ所のHCCに対し，一期的にLRAを施行した．
- 肝表面は慢性肝炎の所見であった．前区域と腹壁の間に前回のLRA治療の影響と思われる癒着を認めた（図10）．
- S6の1カ所のHCCは肝表面に露出していた（図11）．
- 肝表面露出のS6のHCCに対し，ラジオ波電極の初回の穿刺を行った．腫瘍を直接に穿刺することは避け，腫瘍の辺縁の外側の背景肝を穿刺した（図12，DVD動画①）．2回目の穿刺は腫瘍中央を穿刺して焼灼した．
- LUS下にS8のHCCの中央やや背側を穿刺した（図13，DVD動画②）．
- S8のHCCの背側から腹側に3回穿刺を行いラジオ波焼灼を行った．焼灼終了時のLUS画像（図14）．

⬇

③ LRA後

　S6の2カ所およびS8のHCCは十分なsafety marginをもって焼灼を確認した（図15，16）．

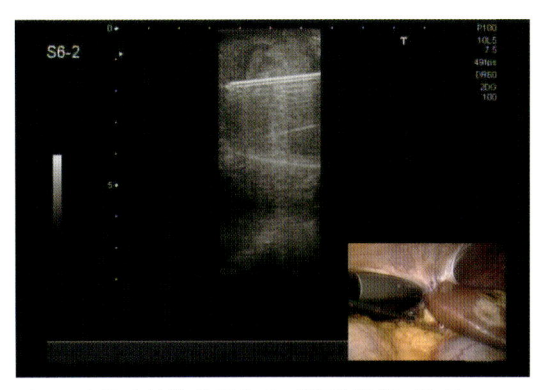

図12◆超音波腹腔鏡および腹腔鏡像（S6）

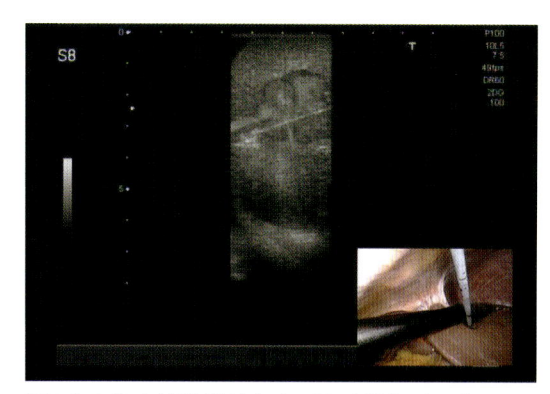

2章§1-4①

図13◆超音波腹腔鏡および腹腔鏡像（S8）

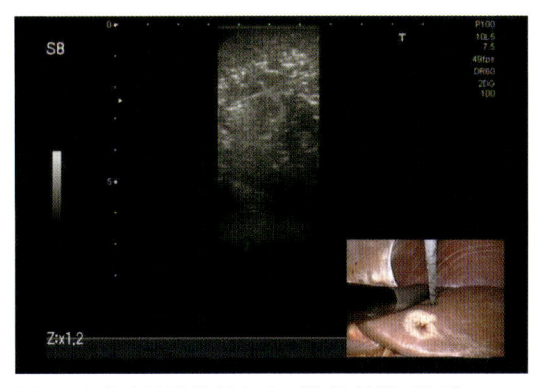

2章§1-4②

図14◆超音波腹腔鏡および腹腔鏡像（S8）

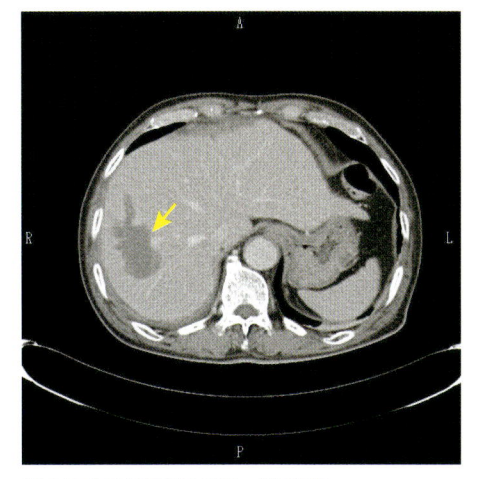

図15◆腹部造影CT　後期相

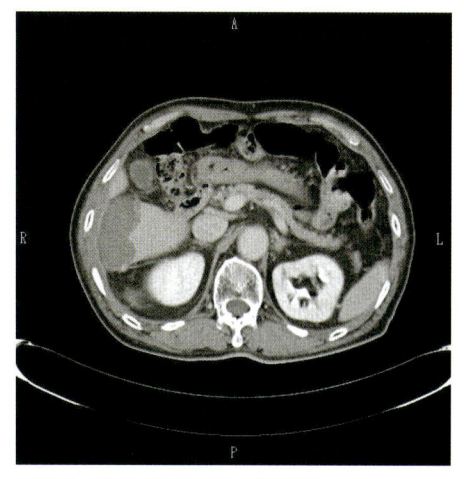

図16◆腹部造影CT　後期相

6 終了時の注意

肝表面およびトロッカー刺入部から出血のないことを確認して終了する．特に**トロッカー刺入部の腹膜直下〜筋層深部から出血している場合には腹腔鏡終了後には止血できないため，慎重に確認する**．

4 治療の評価

① 原則として治療4日後に治療効果判定の造影CTを実施している．
② 病変部がすべてのスライスで非造影領域の中に含まれる．すなわちすべてのスライスで全周性にsafety marginを伴い壊死している必要がある．safety marginは画像上5 mm以上とることを目標とする．
③ safety marginが十分でない場合には慎重に経過観察を行い，遺残・再発が認められた場合に迅速に対応する．

◆ 使用機器
   □ ダイモン誘導針（14G）　シルックス社

◆ 参考文献
1） 礒田憲夫，他：深部肝細胞癌に対する腹腔鏡的マイクロ波凝固療法・ラジオ波焼灼療法．消化器内視鏡，6：968-974，2001
2） 礒田憲夫，他：肝細胞癌に対する全麻下腹腔鏡的局所治療．Journal of Microwave Surgery, 21：75-78, 2003
3） 礒田憲夫：全身麻酔下腹腔鏡下ラジオ波焼灼療法．「肝癌ラジオ波凝固療法−そのノウハウとエビデンス」（池田健次／編），pp201-204，診断と治療社，2007

第2章 肝細胞癌の治療手技

§1 経皮的局所療法
5) CTガイド下ラジオ波焼灼術

山門亨一郎

POINT
① CT透視を用いれば，肝臓内の死角がなくいろいろな方向から短時間でRF電極の穿刺が可能である
② 画像が客観的であるため，焼灼領域の予測が容易である
③ 周囲臓器（特に腸管）との関係も明瞭に描出され，合併症の予防に有用である
④ 凝固療法中に発生するバブルの影響を受けないため，複数回の電極を穿刺することが容易である

◆ 術前に行うこと
- □ 内服薬の確認
- □ インフォームドコンセント
- □ プランニング

◆ 準備するもの
1) 機器
- □ ラジオ波電極（RF電極）（図1）
- □ ラジオ波発生装置
- □ CT装置（CT透視が使えるもの）
- □ 清潔の穴あきシーツ
- □ イソジン® 消毒液
- □ 局所麻酔薬，シリンジ，23G注射針，メス
- □ 鉗子，ネラトンカテーテル（図1）

2) 前投薬
- □ ヒドロキシジン：アタラックス®P（鎮静薬25 mg）
- □ アトロピン硫酸塩水和物：硫酸アトロピン（副交感神経遮断薬0.5 mg）
- □ ジクロフェナクナトリウム：ボルタレン® 坐薬（鎮痛薬25 mg-50 mg）
- □ 抗生物質

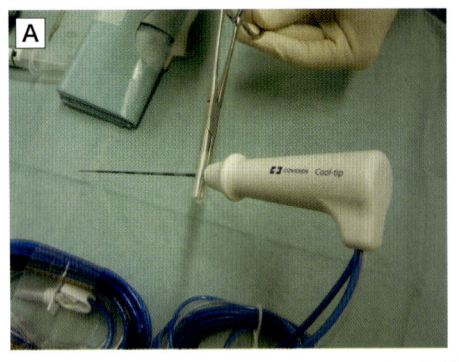

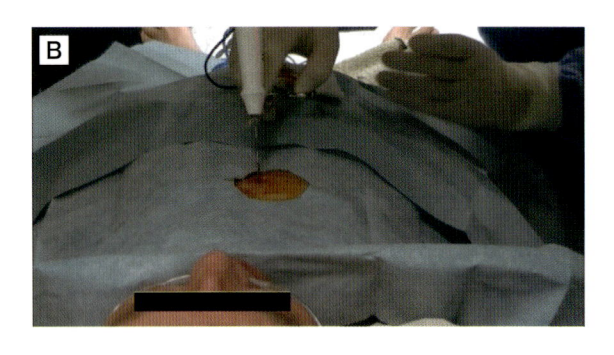

図1◆先端をネラトンカテーテルで覆った鉗子でRF電極を把持することで、RF電極絶縁部の損傷を防止できる。術者の被曝の防止に有用である

1 適応疾患

肝細胞癌であっても転移性肝癌であってもよい．

1) 一般的な適応基準
- 腫瘍径は3 cm以下が望ましい
- 腫瘍径が3 cmを超えるときは肝動脈塞栓術を併用する
- 腫瘍個数は3個以内が望ましい
- 脈管浸潤がない
- 肝外病変がない
- パフォーマンスステータスが0か1

2) 除外基準
- INRが1.5を超えるか，血小板数が5万/μLで血小板輸血で対処できない．
- コントロールできない腹水が存在する
- Child-Pugh分類Cの肝機能
- 胆管空腸吻合がなされている
- 腫瘍と周囲臓器が隣接し，周囲臓器の損傷が懸念される

2 プランニング

- 造影CTまたはMRI，さらにCTAPやCTHAで病変の大きさ，場所を把握する（図2, 3）．
- 上記画像から血管損傷，胆管損傷を避けることが可能な穿刺経路を決定する．
- 腫瘍全体がablative marginをもって焼灼されるよう，腫瘍内の電極留置部位を決定する．
- 腸管が接する場合は，人工腹水やバルーン挿入を行うかどうかも検討する．
- 穿刺時の体位を検討する．

3 治療の実際

1 準備

① 午前中にRFA予定の患者は朝食止めとし，午後に予定の患者は昼食止めとしている．

↓

② 治療の30分前に前投薬投与を開始する．

↓

③ CT台に患者を載せる．

↓

④ 対極板を接着する．

↓

⑤ 体位（仰臥位，腹臥位，側臥位）を決定する．

↓

⑥ 両手を挙上させる．

↓

⑦ 経鼻で酸素投与を行う．

↓

⑧ 血圧，酸素飽和度をモニターする．

2 穿刺

① 肝臓のCTを撮像して穿刺位置を決定する．

↓

② 皮膚を広めにイソジンで消毒する．

↓

③ 清潔な穴あきシーツを被せる．

↓

④ CT透視で穿刺位置を確認する．

> **コツ 穿刺方法の選択のポイント**
>
> 呼気，吸気いずれで穿刺するかは，腫瘍の位置と患者の呼吸状態で決定する．
> 経肺穿刺を避けるために，CTガントリーを傾けることも可能である（図3）．
> 経肺穿刺を選択するときは，気胸が起こってもすぐに対処できるように，腔ドレナージの準備をしておく（図2）．

↓

⑤ 穿刺点の皮膚を局所麻酔し，メスで小切開を加える．

↓

⑥ 先端にネラトンカテーテルを被せた鉗子で，RF電極を把持する（図1A）．

↓

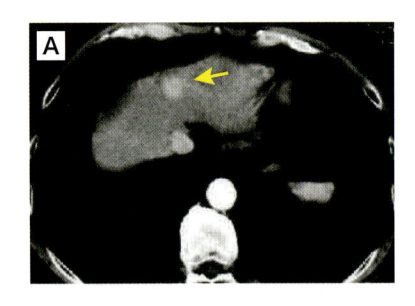

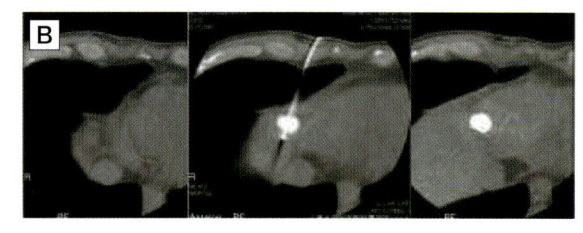

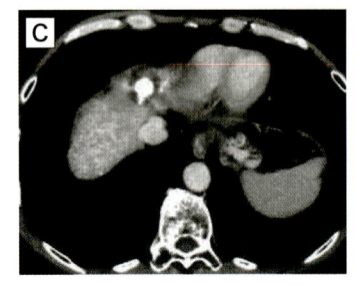

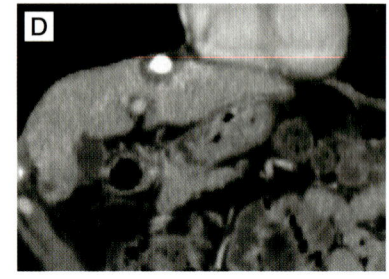

図2 ◆ 経肺的に肝RFAを行った症例（75歳女性）
A) 造影CT画像で心右側，横隔膜下に2cmの肝癌が指摘された．超音波では同腫瘍は指摘できなかった
B) 肝動脈塞栓術を施行後，CT透視下にRFAを行った．CT透視では，目的領域の3断面像を，それぞれ連続する3スライスずつ同時にリアルタイムに表示することが可能（左：上方，中：中心，右：下方）で，経肺的な穿刺も可能である．本症例のように心臓に近い腫瘍も，穿刺ルートのプランニングをきちんと行うことで安全に穿刺が可能である
C) RFA 3日後の造影CT．腫瘍周囲にablative marginが確保され，腫瘍は焼灼された
D) MPR画像でも5 mm以上のablative marginが腫瘍尾側方向にも確保されていた

⑦ CTビームが穿刺点にあっていることを確認して，RF電極の先端を穿刺点から刺し込む（図1B）．

⬇

⑧ CT透視下でRF電極を腫瘍に穿刺する．

⬇

⑨ CT腫瘍径が2 cm程度のときは，腫瘍の中心をめがけて穿刺を行う（図2B）．

⬇

⑩ 腫瘍が2 cmを越えるときは，腫瘍の形状に合わせて穿刺を行う（図3B）．

> **Pitfall　CTでの被曝を防ぐ方法**
>
> CT透視の欠点として，患者や術者の被曝があげられる．一般的にCTから出されるX線ビームは細く直進性が高いため，病変以外での患者の被曝はほとんどない．術者の被曝は照射野内に手を入れなければほとんど問題ないとされている．このためわれわれは鉗子でRF電極を把持し術者の被曝を防いでいる（図1）．なるべく被曝を避けるために間欠的CT透視法も用いられる．すなわち，まずCT透視で方向性を決めた後，CT透視なしで電極を進め，短時間のCT透視で電極の位置を確認する方法である．

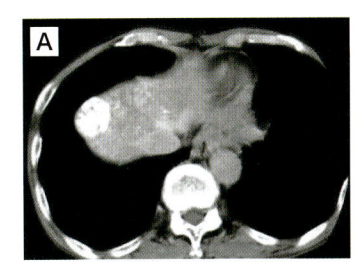

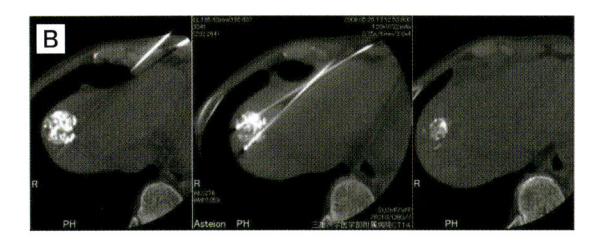

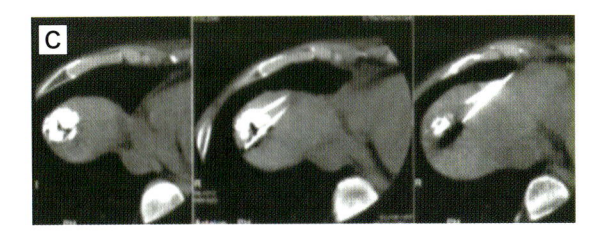

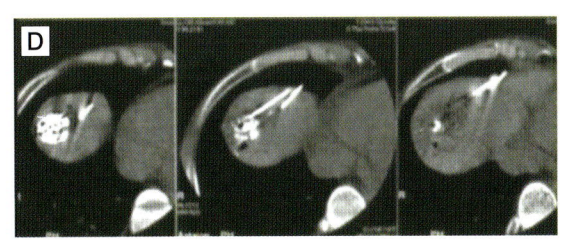

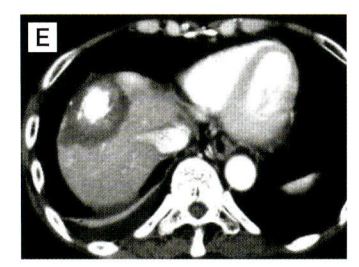

図3 ◆ 経肝的に肝RFAを行った症例（67歳男性）

A）CTHA画像で，横隔膜下に4cmの肝癌が描出されている．超音波では同腫瘍は指摘できなかった
B）肝動脈塞栓術を施行後，CT透視下にRFAを行った（左：上方，中：中心，右：下方）．腫瘍径が4cmであるため，腫瘍の両端に電極を留置した．CTガントリーを傾けることで経肺にならず穿刺が行えた
C）背側のRF電極を通電中，腫瘍背側を中心にバブル発生が確認できる
D）腹側のRF電極を通電中，バブルは腫瘍全体に発生していることが確認できる
E）RFA 5日後の造影CT．腫瘍周囲にablative marginが確保され，腫瘍は焼灼されていた

> **コツ　RF電極を損傷させない持ち方**
>
> 鉗子でRF電極を把持するとき，電極の絶縁部を損傷し，火傷を起こす可能性がある．われわれは，絶縁部の損傷を防止するために鉗子先端にネラトンカテーテルを被せて電極を把持するようにしている．血管鉗子を用いてもよい．

3 焼灼

① 腫瘍を穿刺後，電極をジェネレータにつなぎラジオ波を発生させる（われわれはCool-tip RFシステムを用いている）．

⬇

② 時々CT透視で電極が抜けていないかを観察する．

⬇

③ 腫瘍内にバブルが発生していることを確認する（図3C，D）．

⬇

④ バブルが腫瘍全体に発生するように，RF電極を順次追加穿刺し，治療を繰り返す．

> **コツ 穿刺時の鎮痛薬の選択**
> われわれは鎮痛薬としてクエン酸フェンタニル：フェンタニル®（鎮痛薬0.1～0.2 mL）を用いている．鎮痛作用が強いうえに呼吸抑制もほとんどないので使いやすい．

⑤ ラジオ波凝固療法が終了したら，穿刺時と同じ吸気か呼気で電極を抜く．

⑥ 出血や気胸の確認のためにCTを撮像する．

> **Pitfall 穿刺・焼灼を行う順番**
> CT画像はバブルの影響を受けないため，複数回の穿刺が容易に行える．われわれはなるべく肝門部に近い部位から焼灼をするようにしている．

4 治療の評価

① 治療効果の判定は2～3日後に造影CTまたはMRIを用いて行う．

② Ablative-marginが不足していれば，追加のRFAを行う．通常は肝機能が正常化してから行うが，肝機能の不良な患者では，1カ月後以降に行うこともある．

③ われわれは最低5 mm以上のablative marginが得られるように心懸けているが，浸潤型の肝癌の場合はなるべく1 cm以上のablative marginを得るようにしている．

④ CT画像では腫瘍の頭尾方向のablative marginの評価もMPR画像を用いてきちんと行うことが大事である（**図2D**）．

> **コツ ablative marginはCTで評価しよう**
> 造影CT画像で示されるablative marginの不足部位は，超音波ではわかりにくいことがある．CT透視もCT画像であるため，ablative marginの追加には非常に有用である．

◆ 参考文献

1) Yamakado, K., et al.：Radiofrequency ablation combined with chemoembolization in hepatocellular carcinoma：treatment response based on tumor size and morphology. J Vasc Interv Radiol, 13：1225-1232, 2002
2) Yamakado, K., et al.：Percutaneous radiofrequency ablation for the treatment of liver neoplasms in the caudate lobe left of the vena cava：electrode placement through the left lobe of the liver under CT-fluoroscopic guidance. Cardiovasc Intervent Radiol, 28：638-640, 2005
3) Yamakado, K., et al.：Percutaneous radiofrequency ablation of liver neoplasms adjacent to the gastrointestinal tract after balloon catheter interposition. J Vasc Interv Radiol, 14：1183-1186, 2003

第2章 肝細胞癌の治療手技

§1 経皮的局所療法

6）肝外病変に対するラジオ波焼灼術（RFA）

椎名秀一朗

POINT
①治療部位近傍の解剖を理解し，どこまで焼灼しても大丈夫かをあらかじめ判断しておくことが重要．必要ならばその部位の解剖や機能を熟知した他診療科の医師に立ち会ってもらう

②患者への十分なインフォームド・コンセントと共に，倫理委員会での審議などの手続を行う必要がある

◆ 術前に行うこと
□ 倫理委員会での審議　□ 内服薬の確認　□ 十分なインフォームド・コンセント　□ プランニング

◆ 準備するもの
□ RFA機器　□ 手術台　□ 腹部超音波診断装置

1 適応疾患

- RFAの保険適用は「肝悪性腫瘍」のみ．**肝外病変のRFAは保険適用ではない．患者への十分なインフォームド・コンセントと共に，倫理委員会での審議などの手続を行う必要がある**．
- ただし，実際には肺腫瘍や腎腫瘍，骨腫瘍などに対してもRFAは行われている．RFAは熱により腫瘍を壊死させるため，どのような腫瘍であっても，どのような部位であっても，治療効果はある．**リスクとベネフィットのバランスを考えて適応を決定する**．RFAは肝外病変に対しても1つの選択肢になりうるだろう．

2 プランニング

- まず，病歴を把握しRFAを行うことにより予後を改善する可能性があるかどうかを検討する．CTあるいはMRIなど，すべての画像を総合的に検討する．
- プランニングエコー時には，CTなどはディスプレイに表示したりシャウカステンに掛けたりして，いつでも参照できるようにしておく．カルテや外来腹部超音波などもいつでも参照できる状態にしておく．
- どのような体位でどのような部位からアプローチして穿刺・焼灼するかを確認する．

・プランニングにどの程度の時間が必要になるかは予想がつかないので，プランニングは前日までに行う．

3 治療の実際

RFA自体については，「第2章§1-2）経皮的ラジオ波焼灼術」の項を参照のこと．各部位に特有の注意事項に関しては，下記のmemoを参照のこと．

> **memo**
>
> **Ⅰ．副腎転移**
> ・副腎の焼灼ではカテコラミンが放出され血圧上昇などが起こる可能性があるため，内分泌内科にコンサルトし，α_1遮断薬やβ遮断薬を準備する．
> ・右副腎は主に肋間から肝臓を介してアプローチする．左副腎および右副腎の一部は患者を腹臥位として背側からアプローチする．
> ・術後は副腎不全の発症に注意する．
>
> **Ⅱ．肋骨転移および胸腹壁播種**
> ・周囲組織の熱損傷を最小限化するため，病変の周囲に生理食塩水を注入してスペースを確保した後，焼灼を行う．
> ・病変の長軸と電極の長軸ができるだけ一致するよう穿刺角度に注意する．皮膚に対して20〜30°で穿刺しなければならないことが多いため，穿刺用アタッチメントを使わず，フリーハンドで穿刺することも多い．
>
> **Ⅲ．腹腔内播種や胸腔内播種**
> ・消化管や肺などの熱損傷を避けるため人工腹水や人工胸水を用いる．
> ・急激な圧の上昇によるポッピングを避けるため，20Wではなく10Wずつ出力を上昇させる．

4 治療の評価

原則として治療翌日に評価CTを実施している．根治を追求する症例なのか，合併症を避けることを優先する症例なのかを考えて，治療を終了してよいかどうかを判断する（図1, 2）．

第2章 肝細胞癌の治療手技

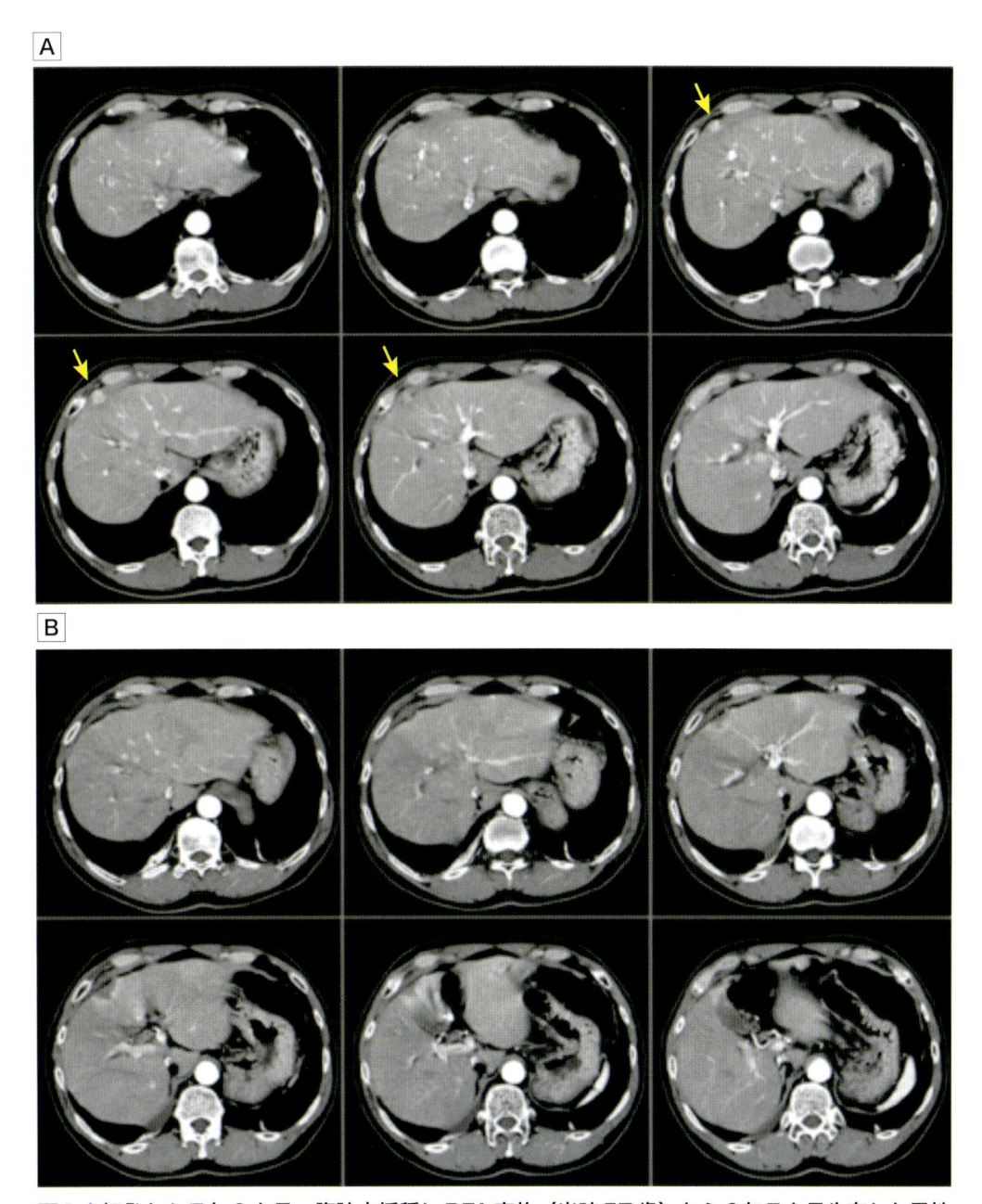

図1 ◆ 初発から7年9カ月，腹腔内播種にRFA実施（当時57歳）から6年7カ月生存した男性
某年8月，関連施設でCTAP/CTHA，TAE実施後，当科でRFA．翌年9月，肝内多発再発と腹腔内播種，左肺転移を指摘され入院．腹腔内播種にRFA，肝内多発再発にTAE，左肺転移に放射線治療42 Gy/7fr実施．その後も再発に対し，TAE計5回，RFA計5回実施．初発から6年11カ月後，腹腔内播種を認めたが，肝内外には他に明らかな病変がないため切除した．しかし，結腸浸潤あり，断端陽性であった．その後，肝内多発再発により初発から7年9カ月後に死亡した
A）RFA前のCT動脈相．肝S8/4表面に1.3 cmの腹腔内播種あり（➡）
B）RFA後のCT像．腹腔内播種は良好に焼灼されている．その後，6年7カ月生存した

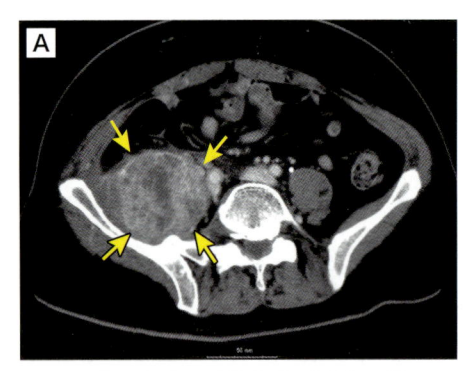

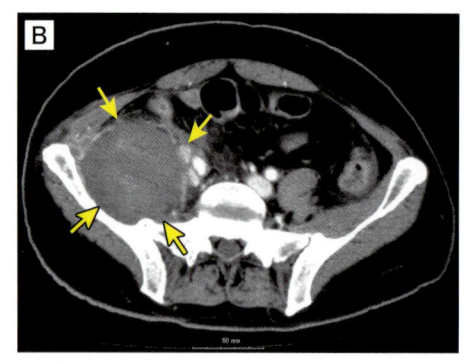

図2 ◆ 腎細胞癌の骨盤内局所再発に対しRFAを実施した症例

A) 45歳外国人男性．某年3月，RCCに対し右腎摘出術をインドで実施．局所再発と「肝転移」を指摘されドイツの病院を受診するもスニチニブ投与以外の選択肢はないと言われる．スニチニブ内服するも疼痛増悪．知人が当科のRFAを受け予後良好なため同年12月当科受診．「肝転移」は血管腫と思われた．骨盤内局所再発は「右側骨盤摘出・右下肢切断をしても根治性があるかどうかわからない」と診断されたため，RFAを実施することとした．

B) 計4セッションで184分焼灼．明らかな残存はなかったが，Safety marginが確保できたとは思えなかったため，再発すると予想した．しかし，その後4〜6カ月ごとに来日して検査を実施しているが，4年3カ月後の時点で，再発は認められない

Column

マルチモダリティ・フュージョンイメージング

椎名秀一朗

　RFAは，原発性および転移性肝癌の治療として重要な役割を担っている．RFAを適切に行えば局所的根治，長期生存が可能なことは10年間の治療成績から明らかである．ただし，RFAでは施設間，術者間の技術格差が大きいという問題がある．

　超音波は，①リアルタイム性に優れる，②動きのある部位でも観察可能，③さまざまな断面で観察可能，④必要なら患者に体位変換をさせることも容易，などから，肝臓のimage-guided interventional procedureのイメージングとしても最も広く用いられている．しかし，超音波は，検者依存性が高いため，CTやMRIなどの画像診断と比べると客観性や再現性が低い，という問題がある．

　マルチモダリティ・フュージョンイメージングは，超音波プローブに取り付けた磁気センサーの位置情報を用いて，超音波画像とCTやMRIなどの画像をfusionするシステムである．超音波断面と同じ断面の画像を，DICOM形式で取り込んだCTなどのVolume dataからリアルタイムで作成し，プローブの動きに追従させることができる．2種類の画像を

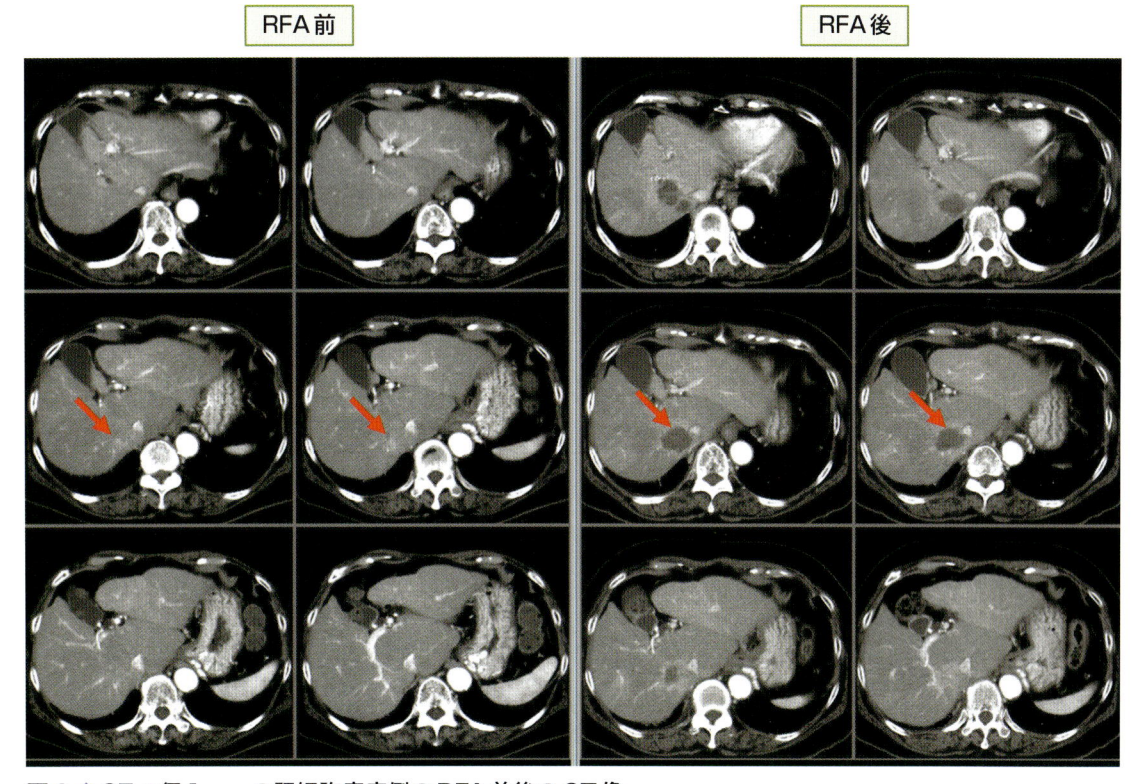

図A ◆ S7の径1cmの肝細胞癌症例のRFA前後のCT像
病変は古典的肝癌の所見を示したが，Bモード超音波でも，造影超音波でも同定できなかった．このため，マルチモダリティ・フュージョンイメージングを用いて，病変が存在する部位（→）を決定し，焼灼した

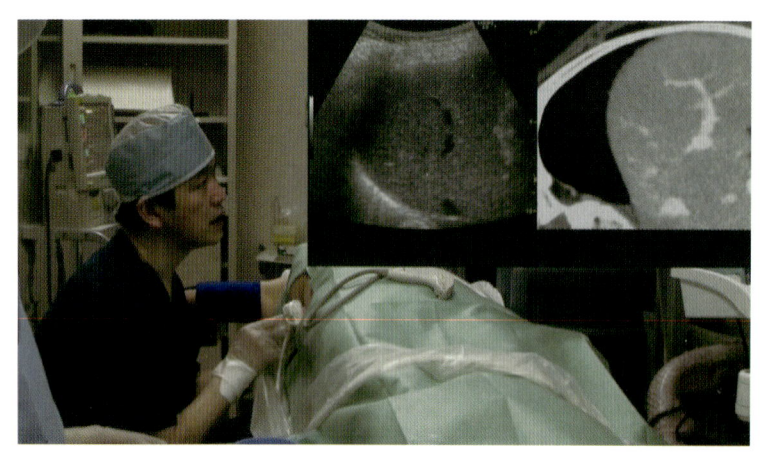

図B◆マルチモダリティ・フュージョンイメージングによる手技の様子

2章§1-コラム

side-by-sideで表示することでより精確な診断が可能となる（図A，B）．CTなどで指摘された病変を超音波で描出する際に，術者の技量により描出できなかったり，異なった結節を病変と誤認したりすることが起こるが，このシステムを用いれば，その種の問題が減少すると思われる．当科では，GE社製のVolume navigationも用いてRFAを実施している．RFAの成績を安定させるには有用なシステムと思われるので，ビデオで紹介する（DVD動画を参照）．今後，穿刺専用超音波プローブが作製され，Bモード画像がより自然になり，全体がさらに洗練されれば，RFAを実施するうえでぜひとも備えておきたいシステムになると思われる．

第2章 肝細胞癌の治療手技

§2 経カテーテル治療・化学療法

1）肝動脈塞栓術

那須章洋，大﨑往夫

POINT

①栄養血管の遮断による抗癌剤の腫瘍への長期徐放効果と阻血効果による腫瘍壊死を目的とした治療である

②対象は外科切除，経皮的穿刺治療の適応とならない多血性肝細胞癌症例

③アンギオCTなどを併用し栄養血管を選択することにより局所治療効果の向上が期待でき，肝機能に与える影響を最小限にすることが可能である

④補助療法としてラジオ波焼灼術（RFA）施行前にTACEを行い，腫瘍存在区域の血流遮断を行うことによりRFAによる凝固範囲の拡大が期待できる

◆ 術前に行うもの
- □ インフォームドコンセント　□ 血液検査による肝機能評価
- □ ダイナミックCT，EOB-MRIなどの画像検査

◆ 準備するもの
- □ 血管造影検査に必要な物品（第2章§1-4参照）　□ 10mLロック付きシリンジ
- □ 2.5mLロック付きシリンジ　□ 三方活栓　□ 抗がん剤　□ リピオドール
- □ ゼラチンスポンジ（1mm粒または2mm粒ジェルパート®）

　本項では抗癌剤リピオドール懸濁液およびゼラチンスポンジを併用する肝動脈化学塞栓術（transcatheter arterial chemoembolization：TACE）について述べる．

1 適応と禁忌

　肝動脈塞栓術の適応は外科的切除術，経皮的穿刺治療（RFA，PEITなど）の適応とならない症例で動脈血流の豊富ないわゆる古典的肝細胞癌であり，腫瘍の個数は問わない[1]．

　禁忌は門脈本幹，一次分枝の閉塞のある症例（Vp4, Vp3），肝機能が著しく不良な症例（Child C），著明な動脈門脈短絡（AP shunt）を有する症例である．肝機能不良症例に対しては超選択的なカニュレーションおよび治療を行うことや，ゼラチンスポンジを併用せず抗がん剤リピオドール懸濁液の注入のみを行うchemo-lipiodolizationとすることにより，肝機能に与える影響を軽減することができる．またAP shuntを有する症例については，血管造影検査の際に短絡部位を同定し，同部を金属コイル

により閉塞することにより，その後の通常のTACEが施行可能となる症例もある．

　また，補助療法としてRFA前にTACEを施行し標的腫瘍の周辺の血流を低下させることにより，RFA時の凝固範囲の拡大が期待できる[2]．

1　腫瘍の局在部位，栄養血管の評価

　血管造影の手技の詳細については第1章§2-5参照．

　TACEを行うに当たって最も重要なことは**画像診断によって腫瘍の存在部位，大きさ，個数，血流の多寡，栄養血管の正確な評価を行い，それを把握すること**である．当施設では通常DSA（digital subtraction angiography），CTHA，CTAPに加え，症例に応じてコーンビームCT，回転DSAを併用し血管の3D評価を行っている（図1）．

　繰り返しTACEを行っている症例や手術後の症例では肝動脈が狭小化・消失し，下横隔動脈，肋間動脈，内胸動脈など肝外からの側副血行路により腫瘍が栄養されていることがしばしばある．肝動脈から腫瘍が栄養されていない場合はこれらの血管の評価を行い，**腫瘍栄養血管の同定**も必要となってくる．

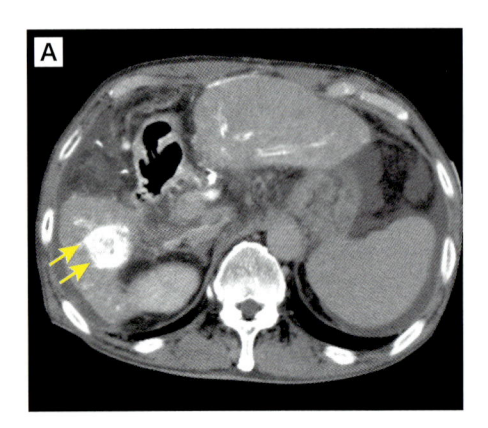

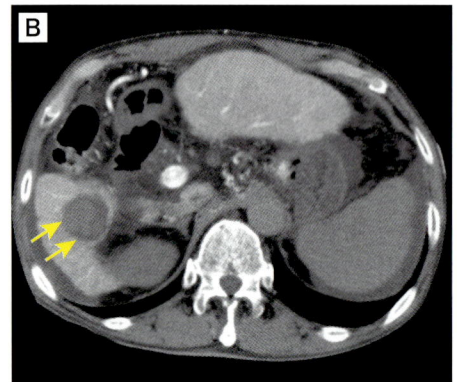

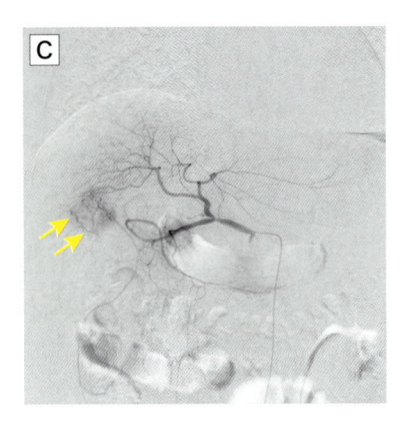

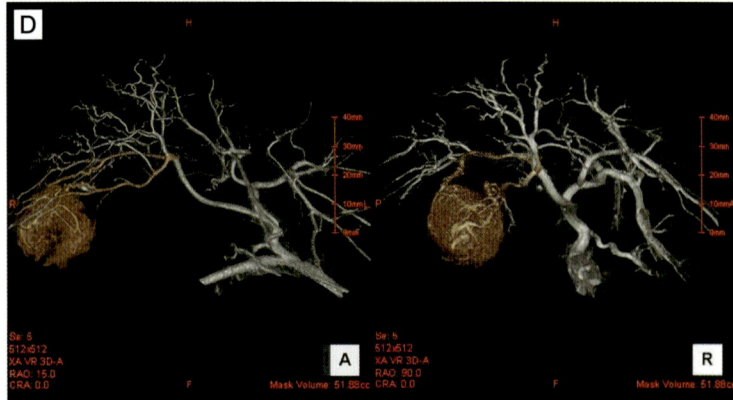

図1 ◆ 肝外に突出するS6肝細胞癌症例（⇒）
A）CTHA，B）CTAP，C）DSA（2D），D）DSA（3D）

2 栄養血管の選択

選択的なTACE，すなわちマイクロカテーテルによる腫瘍栄養血管の選択には親カテーテルの安定が必須である．親カテーテルが不安定であるとマイクロカテーテルを末梢に進める際に親カテーテルが跳ね，マイクロカテーテルによる栄養血管の選択が困難となる．

総肝動脈もしくは固有肝動脈まで親カテーテルを進め，その末梢血管をマイクロカテーテルで選択する場合と腹腔動脈を親カテーテルで選択し総肝動脈より末梢をマイクロカテーテルで選択する場合があるが，当施設では親カテーテルとしてRC型カテーテルを用いることが多く，可能であれば同カテーテルを固有肝動脈，もしくは総肝動脈まで進め，その末梢の血管をマイクロカテーテルにて選択している．

血管径や血管走行などの解剖学的理由によりRC型カテーテルを固有肝動脈，もしくは総肝動脈まで進めることができない場合や，下横隔動脈，肋間動脈などの側副血行路の選択が必要な場合は，シェファードフック型，ミカエルソン型，RH型の親カテーテルを使用する．これらの親カテーテルにて腹腔動脈，側副血行血管を選択し，その末梢をマイクロカテーテルにて選択する．

マイクロカテーテルを対象結節の存在する亜区域枝もしくは区域枝レベルまですすめ，TACEを行うことが一般的であるが（segmental-TACE），肝機能不良例ではさらに末梢の栄養血管のみを選択しTACEを施行することで肝機能に与える影響を最小限にとどめることができる．

> **Pitfall** カテーテルやガイドワイヤーの操作により血管内膜損傷や血管攣縮を生じる危険があり，操作はできるだけ愛護的に行う．特に親カテーテルを進める際に使用するガイドワイヤーは末梢血管まで進め過ぎないよう注意する．
> 　カテーテルやガイドワイヤーの刺激により動脈に攣縮を誘発することがあるが，攣縮が生じると血管の評価が不能となるとともに薬剤の注入も困難となってしまう．攣縮が生じた場合は一旦カテーテル操作を中断し，攣縮が消失するのを待つ．改善がない場合は1％キシロカインを少量注入すると改善がみられる場合がある．

3 抗がん剤リピオドールエマルジョンの注入

腫瘍の個数，径，肝機能によって使用する抗がん剤，リピオドールの量を決定する．使用するリピオドール量の6割量程度の非イオン性造影剤にて抗がん剤を溶解する．溶解した抗がん剤とリピオドールを三方活栓および10mLロック付きシリンジで連結しポンピングより混和しエマルジョンを作成する（図2）．

使用する抗がん剤としてエピルビシン，マイトマイシンC，アドリアマイシン，シスプラチンなどが用いられるが，当施設では1st lineとしてエピルビシンとマイトマイシンCを併用し，エピルビシン40mg，マイトマイシン10mg，リピオドール5mLを基準として腫瘍の大きさ，個数，肝予備能により増減している．リピオドールの使用量については1回最大10mLとし，腫瘍のサイズが大きく10mLを越えるリピオドールが必要な場合は複数回のセッションに分けてTACEを施行する．

エマルジョンの注入の直前に造影剤をテストショットすることによりカテーテル先端が標的血管に存在することを再確認する．確認が得られた後，透視下にエマルジョンを標的血管に緩徐に注入する．この際モニターにて目的の領域以外にエマルジョンが流れていかないことを確認する．**特に側副血行路が形成されている場合は他臓器に流入する可能性があり注意を要する．**

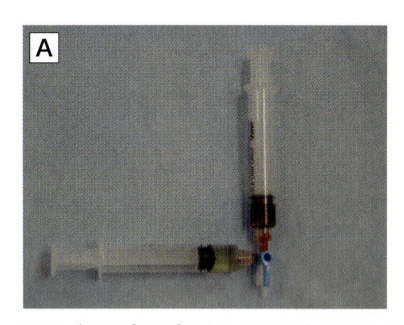

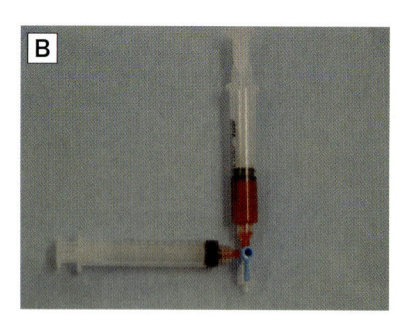

図2 ◆ エピルビシン，マイトマイシンC，リピオドールエマルジョン
A）懸濁前，B）懸濁後

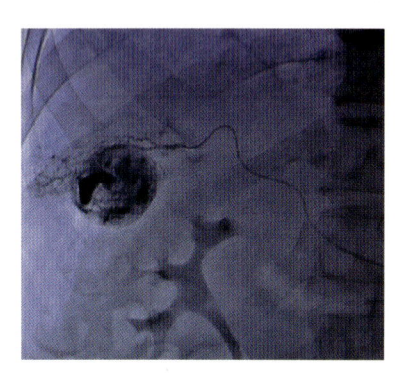

図3 ◆ 図1と同一症例のTACE中の透視画像
末梢門脈枝の描出，動脈血の停滞が確認できる

　油性造影剤であるリピオドールは血流の多寡に応じて腫瘍に分布し腫瘍に集積する．さらに注入を進めていくと腫瘍周辺の末梢門脈枝までが描出されることがある（図3）．これは動脈より注入されたリピオドールがperibiliary plexus（胆管周囲叢）を介し門脈の末梢枝に達し，末梢門脈枝まで塞栓している状態である[3]．このレベルまでエマルジョンの動注を行うと高い抗腫瘍効果が期待できるが，一方でbiloma，肝膿瘍といった術後合併症のリスクも高くなる．

　TACE施行中に腹痛，嘔気が生じる症例があり，当施設では抗がん剤リピオドール懸濁液の注入前にブプレノルフィン（レペタン®）0.1mg，5-HT$_3$受容体拮抗制吐剤を予防的に静脈投与し，症状の強い場合は適宜，ブプレノルフィン，メトクロプラミド（プリンペラン®）を追加投与している．

> **Pitfall**
> 固有肝動脈より末梢でエマルジョン動注の際に肝外に流出する可能性のある部位として，胃壁（左肝動脈が左胃動脈から分枝する例，右胃動脈），胆嚢（胆嚢動脈），皮膚（肝鎌状間膜動脈），肺などがある．これらへのエマルジョンの流出は胃潰瘍，胆嚢炎，皮膚潰瘍，肺障害の原因となるので注意が必要である．
> 　エマルジョンの動注，後述のゼラチンスポンジの動注の際は迷走神経反射による徐脈，血圧低下がみられることがあり，バイタルサインの監視および徐脈血圧低下がみられる場合は，必要に応じて硫酸アトロピンの投与など処置を行う．

> **コツ** エマルジョンを動注する際はエマルジョンによって血流が完全に停滞することは避ける．完全に停滞してしまうとその後のゼラチンスポンジの注入が不可能となってしまう．

肝細胞癌の治療手技 第2章

4 ゼラチンスポンジ（ジェルパート®）による血流遮断　DVD 2章§2-1②

　従来，塞栓物質として止血用ゼラチンスポンジ（ゼルフォーム，スポンゼル）の細片が使用されていたが，2005年に無菌で規格化された球状塞栓物質である多孔性ゼラチン粒（粒子径1 mmと2 mm：ジェルパート®）が認可され，肝細胞癌に対するTACEに用いられている．

　エマルジョンの注入に引き続き1 mm粒または2 mm粒ジェルパート®にて標的血管の物理的な血流遮断を行う．ジェルパート®1Vあたり5〜10 mL非イオン性造影剤で混和し調整する．注入は抗がん剤リピオドールエマルジョンの注入時と同様，緩徐に行い，backflowによる他血管へのジェルパート®の流出に注意する．標的血管の血流の完全な停滞を認める直前で注入を終了し，カテーテル内に残存するジェルパート®を生理食塩水にてフラッシュし完全な血流遮断を得る．

> **コツ** 複数の栄養血管を有する10 cmを超えるような大きな腫瘍に対してTACEを行う際は，1回のセッションですべての栄養血管を塞栓するのでなく，初回は一部の栄養血管に対して治療を行う．分割して治療を行うことにより術後の発熱，疼痛，肝機能低下が軽減でき，膿瘍形成の危険を軽減することができる．また，初回TACE後に腫瘍マーカーの推移などでの治療効果判定を行うことにより次回治療法の選択（同一薬剤または他剤でのTACE，他の治療法）指標となる．

5 血管造影による塞栓効果の評価

　ジェルパート®による血流遮断を行った後，血管造影を行い塞栓効果の評価（範囲，程度）を行う．不十分な場合はジェルパート®の注入を追加する．

6 治療効果判定（図4）

　当施設ではTACE数日後，1〜2カ月後，その後3カ月ごとにCTを撮影し，腫瘍へのリピオドールの集積を確認し，腫瘍マーカーの推移とともに効果判定を行っている．

　RFAの補助療法としてTACEを先行する場合は，TACE後ジェルパート®による血流低下効果が持続していることが予想される時期（塞栓術の程度によって異なるが2, 3日以内が目安）にRFAを行う．

7 合併症

　術後腹痛，発熱，炎症反応高値，悪心，嘔吐，食欲不振といったいわゆる塞栓後症候群はさまざまな程度でほぼ必発するが，大部分は対症的な治療が可能である．また，術後の肝機能の低下も生じるが亜区域レベルまでの塞栓であればおおむね数週間で回復する．しかし肝予能が不良な例に広範なTACEを施行すると術後に肝機能障害が遷延し，肝不全に至る場合もあり，術前の肝予備能に応じた抗癌剤の使用量，塞栓範囲を決定する必要がある．

　術後に発熱や腹痛が遷延する場合は肝膿瘍，消化性潰瘍，胆囊炎，bilomaの合併を考慮し，検査処置が必要となる．

　TACEは肝癌治療のなかで最も適応が広く，高頻度で施行されている．TACEの方法，使用薬剤は施設によってさまざまであるが，今回は当施設で施行しているTACEの手技を中心に述べた．

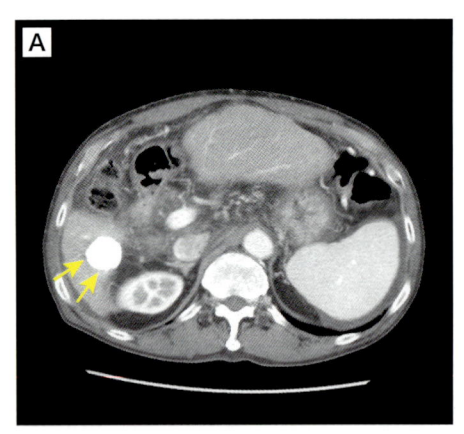

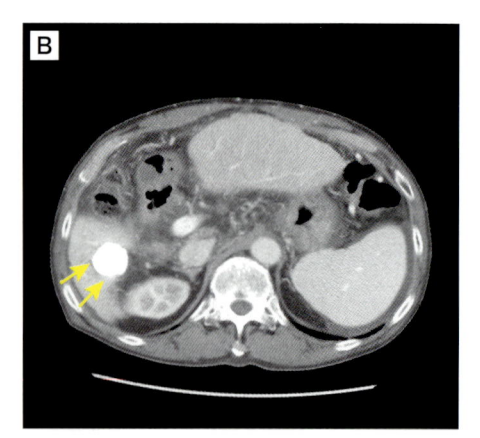

図4 ◆ 図1と同一症例のTACE 1カ月後治療効果判定CT
腫瘍濃染の消失および腫瘍へのリピオドールの沈着を認める（→）
A）早期相，B）後期相

◆ 参考文献

1) 「肝癌診療マニュアル 第2版」（日本肝臓学会／編），医学書院，2010
2) 大崎往夫：Ⅱ-2-6）IVR（TAE and PRFA）．「臨床医のための超音波診断アトラス」綜合臨牀 54増刊：p1043，2005
3) Kan Z, et al：In vivo microscopy of the liver after injection of lipiodol into the hepatic artery and portal vein in the rat. Acta Radiology, 30：419, 1989

第2章 肝細胞癌の治療手技

§2 経カテーテル治療・化学療法

2) インターフェロン併用 5-FU動注化学療法

小尾俊太郎, 佐藤新平

POINT

① 動注化学療法は, 選択的に高濃度の抗がん剤を注入することができるため, 副作用を軽減させ治療効果を高める可能性がある

② 動注化学療法は, 奏効の有無が予後を明確に規定する. 腹水なし, 総ビリルビン<1.0 mg/dL, 血小板数<12.5万が, 効果予測因子である

③ 動注化学療法は, 奏効率は高いが病勢制御率は低い. 一方ソラフェニブは, 奏効率は低いが病勢制御率は高い. 両者の利点と欠点を踏まえて使い分ける

◆ 術前に行うこと

□ 適応基準の見直し：他に有効な治療法がないか, 遠隔転移はないか, 肝機能は保たれているのか再確認する.
□ 説明と同意：病状と治療法について, 利点や欠点を十分説明して同意を得てから行う.
□ 術前準備：右鼠径部の剃毛を行う. 前投与薬としてペンタジン®15 mg＋アタラックス®-P 25 mg＋硫酸アトロピン0.5 mg＋生理食塩水100 mLを点滴静注している.

◆ 準備するもの

□ 4Fr. シースキット　□ ガイドワイヤー (0.89 mm, 0.45 mm各1本)　□ 4Fr. シェファードフック型カテーテル　□ 2.2Fr. マイクロカテーテル　□ コイル (3～6 mm 必要に応じて各種適宜)
□ 東レ アンスロン®P-Uカテーテル (5Fr. 先端taper 20 cm型)　□ 東レ セルサイトポート

はじめに

　動注化学療法は, 選択的に高濃度の抗がん剤を注入することができるため, 副作用を軽減させ治療効果を高める可能性がある. 安全に動注化学療法を行うためには, いくつかの工夫がある. 当科では800例を超える肝癌症例に**動注化学療法**を施行してきた. 今回はその経験を踏まえて動注カテーテルおよびポート埋設, さらにインターフェロン併用5-FU動注化学療法の成績について解説したい. 動注化学療法が海外で普及しないのは, 手技の複雑さ煩雑さに起因すると思われる. 当施設ではできるだけ安全に簡便にできるよう心がけている. 当科の特徴として, 主に**門脈腫瘍塞栓**の患者を対象としている. このような症例のMST (生存期間中央値) は6カ月ほどであり, 奏効して不要になれば抜去しているので動注期間 (約3カ月) だけカテーテルが保てればよいと考えている.

1 手技

DVD 2章§2-2①,②

動注カテーテル留置およびポート埋設の手技について順を追って説明する．安全に簡便に施行できるよう工夫している．

1 血管造影

① 右大腿動脈より**セルジンガー法**にてアプローチしている．脳梗塞予防のため全例下肢からアプローチしている．穿刺部の皮切は後の操作を容易にするため少し大きめにしている．4Fr.のシースを挿入後4Fr.のシェファードフックを用いて造影している．上腸間膜動脈，腹腔動脈，下横隔膜動脈を造影して病態を把握する．

↓

2 血流改変

② 安全に動注化学療法が遂行できるように血流改変を行う．稀に固有肝動脈が長い症例を除いて，胃十二指腸動脈はコイル塞栓する．コイル塞栓はゼルフォーム®を併用している．コイルを減らすとともに確実な血流改変を行うことができる．

↓

③ 右胃動脈も必要に応じて塞栓する．また肝動脈が複数の場合，一番太い動脈（腫瘍の主動脈）にカテーテルを留置するようにしている．この場合他の肝動脈は合わせてコイル塞栓を行い肝動脈の一本化を図っている．

> **コツ** 血流改変は効果を引き出して副作用を軽減する必要条件である．安全に動注化学療法を遂行するためにはできるだけ太い動脈にカテーテルを留置する．度重なる肝動脈塞栓術後の狭小化（枯れた）動脈にカテーテルを留置しても，肝動脈がすぐに閉塞し何もできなくなってしまう．動脈がチリチリであれば，カテーテル留置を断念する．

↓

3 カテーテル留置

④ 血流改変が適切に行われたことを造影で確認したらカテーテル留置に移る．動注カテーテルは，東レメディカルのアンスロン®P-Uカテーテル（5Fr. 先端Taper 20 cm type）を用いている．

↓

⑤ 投げ込み法で留置している．留置予定のカテーテル先端から薬剤放出部位（側孔）までの距離（症例によるが2～3 cmぐらい）を目算する．

↓

⑥ その後アンスロン®P-Uカテーテルに側孔を作成する．マイクロカテーテル用のガイドワイヤーを芯としてカテーテル内に挿入しておいて，メスでP-Uカテーテルの側壁を削ぎ落とすように側孔を作成している．これで準備は終了である．

↓

⑦ 4Fr.の親カテーテル（当科ではシェファードフック）を腹腔動脈に掛け，マイクロカテーテル用の

肝細胞癌の治療手技　第2章

ガイドワイヤーを留置目標血管のできるだけ末梢まで挿入する．その後ガイドワイヤーを残したまま，親カテーテル，次にシースを抜去する．

⬇

⑧ガイドワイヤーに沿わせてアンスロン®P-Uカテーテルを目標血管に予定よりやや深めに挿入する．

⬇

⑨造影しながらカテーテルを引き抜き予定された場所へ留置する．呼吸変動や心拍でカテーテルが不自然な動きをしないように，かつ緊張しすぎないように適度のたわみを持たせる．これでカテーテル留置は終了である．

⬇

4 動注ポートの埋設

⑩カテーテルの留置が終了したらポートの埋設に移る．ポートの埋設部位は右大腿部にしている．

> **Pitfall**　固定された（あまり動かない）場所ということで腹壁に埋設する施設があるが，肥満女性症例では固定が悪く，動注針の穿刺に難渋したりポート自体の局在がわかりにくくなったり，ポートが回転（天地ひっくり返る）したこともあった．このため可能な限り大腿部に留置している．

⬇

⑪穿刺部位より3cmぐらい足側に皮下ポケットを作成するため局所麻酔薬を注射する．十分に皮下麻酔したほうが，皮下ポケットを作成しやすい．

⬇

⑫2.5cmぐらいの横切開を行い，ケリー鉗子にて皮下を鈍的に剥離してポケットを作成する．ポートがポケットにスムーズに入ることを確認しておく．その後ポケットの頭側から穿刺部まで皮下トンネルを作成する．

> **コツ**　穿刺部の皮切をやや大きめに行っておくと後の操作がやりやすい．また皮下トンネル作成の際，ケリー鉗子の先端が穿刺部より顔を出すときに結合織を少しメスで切ると余計な力を入れずにうまく行く．

⬇

⑬カテーテルに十分の余裕を持って切断し，先端を皮下トンネルから顔を出したケリー鉗子の先端で把持して引っぱり皮下トンネルに通す．ポートとの接続ストッパーをカテーテルに通した後，皮下トンネルの出口より1.5cmぐらいのところでカテーテルを再切断する．

> **Pitfall**　この際長すぎると屈曲する原因になり，短いと操作がしにくいばかりでなくカテーテルが引っ張られカテーテル逸脱の原因になる．

⬇

⑭その後ポートに接続して，皮下ポケットに埋設する．ポートには3カ所固定縫合用の穴が開いている．内側上部の1カ所のみを1針縫合して固定している．

⬇

⑮ 透視でカテーテル先端からポートまで追い，屈曲や過剰なたわみがないことを確認する．

⬇

⑯ ポート埋設部（皮下ポケット）からの出血がないことを確認し再度消毒して皮膚縫合に移る．縫合はマットレス縫合にしている．

> **コツ** 創感染を起こすとシステムごと抜去しなければならないばかりかMRSA感染を起こすと致命的になりかねない．死腔ができにくく創縁を合わせやすいためマットレス縫合を勧める．

⬇

⑰ 傷がきれいに縫合されれば終了である．当科では当日，もしくは翌日から動注を開始しているが今のところ特に問題はない．

2 メンテナンス

2〜3カ月ごとにヘパリン100単位を生理食塩水で10mLに希釈したものを用いてフラッシュしている．動注化学療法中は各クールごとにポート造影を行い，**薬剤分布**が適当であるか評価している．

3 抜去

ポート感染や薬剤漏出による潰瘍形成時は速やかにシステムごと抜去しなければならない．またCR例など長期にわたって動注を行わない場合も抜去を勧めている．

1 方法

① 局所の消毒と麻酔後に縫合線に沿って切開する．感染や潰瘍を合併している場合はデブリードマンを行う．ポートは結合織に包まれているので，結合織を切開してポートを露出させる．

⬇

② 鈍的に剥離を進めポートの固定糸を切断しポートを抜去する．このときカテーテルも同時に抜ける．

⬇

③ 抜去後，直ちに大腿動脈穿刺部位を圧迫（約5〜10分）し止血する．

⬇

④ 創部のデブリードマンと止血を確認し再度消毒を行った後，マットレス縫合で閉創する．

⬇

⑤ 術後3日間抗生物質を予防投与している．

4 合併症の対応

1 カテーテル逸脱

　投げ込み法で留置しているがカテーテルの逸脱は2％程度の頻度である．動注を行うときは各クールの最初にポート造影を行い，適切な**薬剤分布**が得られているか確認している．また動注中に腹痛や背部痛を訴えた場合も，躊躇せずフローチェックを行っている．

　逸脱している場合は基本的に抜去し再挿入を試みるようにしている．また微妙にカテーテルが移動し右胃動脈などに薬剤が流入する場合は血流改変の追加を試みている．約750例中1例のみ，動注カテーテルが胆管に迷入していたものの出血などの症状はなかったのでそのまま経過観察のみとした症例を経験した．

2 薬剤の漏出

　ポートを穿刺したはずの針が外れた場合，薬剤が皮下注となってしまう．局所の疼痛で発見される．可及的に搾り出しているが無効なことが多い．漏出した薬剤量に応じて潰瘍が形成される．この際感染の合併に十分注意する．潰瘍は対症療法を行うが壊死を伴う場合，デブリードマンを行う．潰瘍形成や漏出量が多い場合はポート抜去を速やかに行う．

3 創感染

　当科でも初期に経験した合併症である．ポート埋設部位の創処理が不十分な場合に起こる．一度創感染を起こすとポート（異物）があるので感染の温床となり敗血症となる．創感染が起こった場合は速やかにシステムごと抜去し，創部のデブリードマンを行う．創感染を予防するために，ポート埋設部の閉創はマットレス縫合にしている．死腔ができにくく創縁を合わせやすい．

4 脳梗塞

　上肢よりアプローチすると起こりうる（1～10％と報告されている）．このため当科では全例で大腿部よりアプローチして脳梗塞の予防を行っている．その他，下肢や上腸間膜動脈などの血栓症は認めていない．

5 その他

　カテーテルの破損や切断，屈曲（キンク），仮性動脈瘤は認めていない．

　以上，動注カテーテル留置と動注ポート埋設について記述した．
　続いて，当科での原発性肝細胞癌（門脈腫瘍浸潤や肝動脈塞栓術に不応）に対するインターフェロン併用5-FU動注化学療法845例の治療成績を示す．安全に効果的に動注化学療法を行うためにはさまざまな工夫がある．より安全により効果的に治療ができるよう日々改善していくべきであろう．

5 適応

「科学的根拠に基づく肝癌診療ガイドライン（2009年版）」に提示された治療アルゴリズムによる肝動注化学療法の適応は，以下に示す2つの病態である．

> ①肝障害度AもしくはBの肝機能を有する，腫瘍個数4個以上の肝細胞癌で，肝動脈塞栓療法，肝動注化学療法を推奨
> ②脈管侵襲を有する肝障害度Aの症例では，肝切除・肝動脈塞栓療法・肝動注化学療法が選択される場合がある

「肝癌診療マニュアル（第2版）」に提示された日本肝臓学会提唱のコンセンサスに基づく肝細胞癌治療アルゴリズム2010による肝動注化学療法の適応は，以下に示す2つの病態である．

> ①肝外病変がなしでChild-Pugh AもしくはBの肝機能を有する，脈管浸潤のない腫瘍個数4個以上症例で，肝動脈化学塞栓療法不応例
> ②肝外病変がなしでChild-Pugh AもしくはBの肝機能を有する，脈管浸潤のある症例．特に主要門脈腫瘍栓（Vp3，Vp4）症例には動注化学療法もしくはソラフェニブが適応

当科においても，日本肝臓学会提唱のコンセンサスに基づく肝細胞癌治療アルゴリズム2010にのっとり動注化学療法の適応としている．Child-Pugh Aの肝機能を有する症例においては，**ソラフェニブ**（ネクサバール®）との使い分けが適応上の問題となる．後述するが，両者の長所・短所を踏まえて使い分ける必要がある．

動注化学療法は，奏功の有無が予後を明瞭に規定することが知られている．5-FUインターフェロン動注化学療法（n＝845）例による奏効予測因子を解析した結果，腹水無，総ビリルビン＜1.0，血小板数＜12.5万であることが判明した．したがってこれらを満たす症例が，5-FUインターフェロン動注化学療法の最もよい適応症例と思われる．

6 治療の実際

インターフェロン併用5-FU動注化学療法のプロトコールを図1に示した．当初，天然型インターフェロン-α（オーアイエフ®）500万単位を週3回筋注していたが，ペグ・インターフェロンの登場とともに**ペグインターフェロン-α-2a**（ペガシス®）90 μgの週1回皮下注に切り替えた．**5-FU**は500 mg/日を5日間連続で，携帯型持続動注ポンプ（シュアフューザー®）を用いて動注した．治療効果はクールごとに画像評価を行い，腫瘍マーカーを参考にしながらEastern Cooperative Oncology Groupクライテリアに準じて行った．Progress disease（PD）以外は，少なくとも3クールの治療を継続した．

当初のプロトコール

	月	火	水	木	金	土	日
1 W	▼		▼		▼		
2 W	▼		▼		▼		
3 W			▼				
4 W	▼						

●—— 5-FU 500 mg/日 動注　▼ 天然型インターフェロン-α 5M 筋注

切り替え後のプロトコール

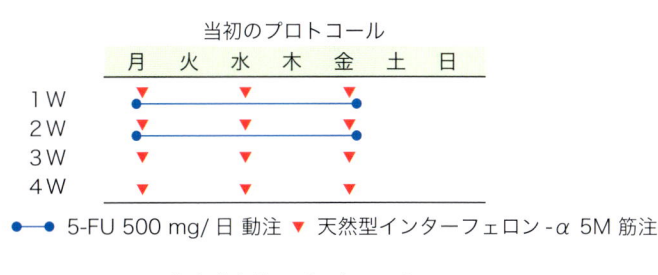

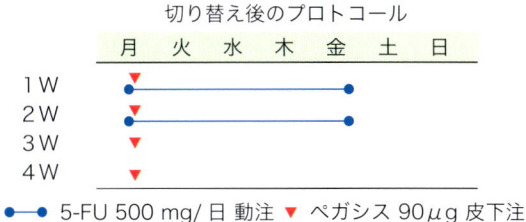

	月	火	水	木	金	土	日
1 W	●						
2 W	●						
3 W	▼						
4 W	▼						

●—— 5-FU 500 mg/日 動注　▼ ペガシス 90μg 皮下注

図1◆インターフェロン併用5-FU動注化学療法のプロトコール

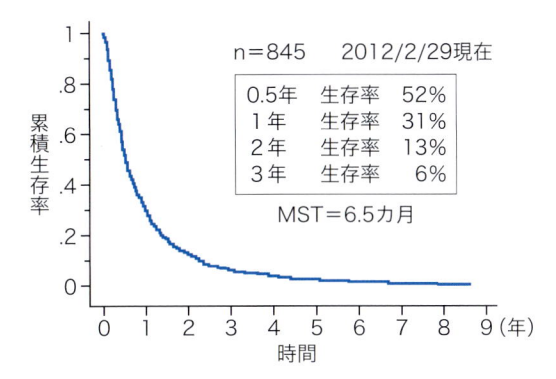

図2◆動注全例の生存曲線

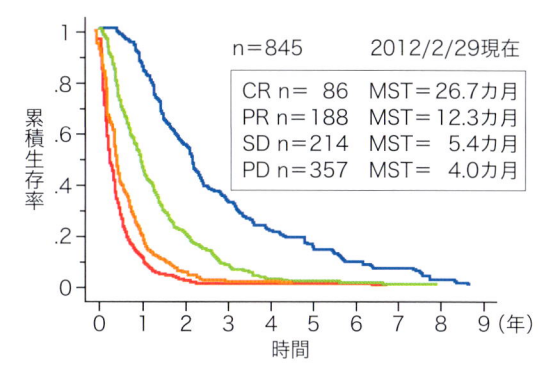

n=845　2012/2/29現在
0.5年　生存率　52%
1年　生存率　31%
2年　生存率　13%
3年　生存率　6%
MST=6.5カ月

図3◆動注効果別生存曲線
CR: complete response, PR: partial response, SD: stable disease, PD: progress disease

n=845　2012/2/29現在
CR n= 86　MST=26.7カ月
PR n=188　MST=12.3カ月
SD n=214　MST= 5.4カ月
PD n=357　MST= 4.0カ月

7 成績

　治療効果は，complete response（CR）86例（10％），partial response（PR）188例（22％），stable disease（SD）214例（25％），progress disease（PD）357例（43％）であった．奏効率は32％，生存期間中央値（MST）は6.5カ月．全体の生存率は，6カ月生存52％，1年生存31％，2年生存13％であった（**図2**）．治療効果別の生存率を**図3**に示した．生存期間中央値はCR 27カ月，PR 12カ月，SD 5カ月に対してPDではわずかに4カ月であった．

　治療が奏効するか否かで，予後に格段の差を認めるのが動注化学療法の利点でもあり欠点でもある．そこで，インターフェロン併用5-FU動注化学療法を施行した845例において，どのような症例が奏効するのか効果予測因子を治療前の臨床的パラメーターからロジスティック回帰を用いて解析した．その結果，T. Bil＜1 mg/dL，GOT＜77 IU/L，血小板数＜$12.1×10^4$/mm^3，腹水無，PVTT有，遠隔転移無が**効果予測因子**となった．さらに**予後規定因子**について，Cox比例ハザードモデルを

用いて解析すると，T. Bil＞1 mg/dL，Alb＜3.4 g/dL，GOT＞77 IU/L，AFP＞440 ng/dL，PIVKA-II＞854 IU/L，HCV無，転移有，腹水有が予後規定因子であった．

　これらの結果から，腫瘍因子では遠隔転移のある症例は，当然ではあるが，予後不良であり奏効も期待できないことより，動注の適応外と考えた方がよいと思われる．遠隔転移のある症例は，ソラフェニブ（ネクサバール®）が選択されるであろう．一方，門脈腫瘍浸潤症例では動注化学療法がむしろ効きやすいことがわかった．よって動注化学療法は，腫瘍因子から見ると，門脈腫瘍浸潤症例が最もよい適応と思われる．肝機能因子としては，当然ではあるが肝機能が保たれている症例が，奏効も期待できて生命予後もよい．一方，腹水のある症例は，奏功も期待できず生命予後も不良である．これらの症例は対症療法を行うべきであろう．よって**動注化学療法は，比較的肝機能が保たれた門脈腫瘍浸潤症例で最も治療効果が期待できる**という結果であった．

8 実臨床における使い分け

　インターフェロン併用5-FU動注化学療法は，奏功するか否かで予後が格段に異なる．一方，ソラフェニブ（ネクサバール®）は奏効率が低いけれども病勢制御率は高い．切除不能の門脈腫瘍浸潤を伴う進行肝細胞癌は，予後3～4カ月の予後不良な病態である．各治療法の特性を生かし，動注化学療法を先行させ奏効が得られない症例は，ソラフェニブ（ネクサバール®）で病勢を制御するのが最も患者を救う道と思われる．

第2章 肝細胞癌の治療手技

§2 経カテーテル治療・化学療法

3) インターフェロン併用 5-FU全身化学療法

小尾俊太郎，佐藤新平

POINT

① ソラフェニブ上市以前から行っていた臨床研究である．研究的な治療であることを認識する

② 奏効率は9.4％，病勢制御率は32.7％であった．動注化学療法同様に奏効は生存に寄与する

③ Sorafenib failureに対する有効性の明らかな2nd lineはない．インターフェロン併用5-FU全身化学療法も今後2nd lineとしての有効性を検討すべき

はじめに

第18回全国原発性肝癌追跡調査報告によると，外科切除が行われた症例（n＝25,066）の生存率は，3年生存率70％，5年生存率54％，10年生存率29％であった．例え外科切除が行えた腫瘍因子や肝機能因子が保たれた症例においても，異時性多発再発や経時的肝機能悪化によって，生存曲線は右肩下がりとなる．

これまで切除不能な進行肝細胞癌には，比較試験による明確な有効性を証明された薬剤は存在しなかった．しかし2009年，肝細胞癌に対しては初である分子標的薬であるソラフェニブが，上市された．しかしその後ソラフェニブを超える分子標的薬もさることながら2nd lineもない状況が続いている．

われわれは以前，門脈腫瘍浸潤を伴う進行肝細胞癌症例に対して，インターフェロン併用5-FU動注化学療法を報告した．ソラフェニブ上市以前に，**遠隔転移**がある症例を中心にして，インターフェロン併用5-FU全身化学療法を行い報告した．本稿ではそのデータを中心に解説したい．

1 方法

1 対象

2004～2009年までに，当院でインターフェロン併用5-FU全身化学療法を行った223例を解析の対象とした．治療の対象は，

① 切除適応外，局所治療の適応外である遠隔転移症例もしくは，肝動脈狭小化により肝動脈塞栓術や動注化学療法の適応外となった肝内多発転移や脈管浸潤を伴った進行肝細胞癌であること

② Eastern Cooperative Oncology Groupのperformance status scoreが2以下の全身状態が保たれていること

③Child-Pugh liver function classがAもしくはBと，肝機能が保たれていること
　④白血球数3,000/μL以上，ヘモグロビン8.5 g/dL以上，血小板数50,000以上，の造血能が保たれていること
　⑤プロトロンビンINR2.3以下，アルブミン2.8 g/dL以上，総ビリルビン3 mg/dL以下，ALT AST正常上限の5倍以下の肝機能が保たれていること
　⑥クレアチニン正常上限の1.5倍以下の腎機能が保たれていること
　⑦少なくとも1つのRECIST（Response Evaluation Criteria in Solid Tumors guideline Ver 1.0）で計測可能な腫瘍があること
を，治療対象の条件とした．さらにすべての患者には，十分な説明を行った後，書面にて同意書を得た．また本研究に対して，当院の倫理委員会の承認を得た．

2 診断

　肝内の腫瘍や脈管浸潤さらに遠隔転移の診断は，造影CTもしくは造影MRIの動脈相で濃染し遅延相で抜ける典型像で肝細胞癌と診断した．非典型例の場合，超音波下腫瘍生検を行った．さらに疼痛など症状がある場合，必要に応じて骨シンチグラフィーも行った．

3 治療

　1サイクルを28日間とした．**ペグインターフェロン-α-2a**（90μg）は，第1, 8, 15, 22日目に皮下注射した．また**5-FU**（500 mg/日）は，中心静脈ポートより携帯型持続注入ポンプ（シュアフューザー）を用いて，第1〜5日目と第8〜12日目に5日間かけて持続静注した．治療は病勢の進行（PD）やNational Cancer Institute Common Toxicity Criteria version 3.0のGrade 3以上の有害事象もしくは患者の同意撤回まで継続した．

4 効果と有害事象の評価

　治療効果判定は，造影CTもしくは造影MRIで，各サイクル終了時（3サイクル以上は2サイクルに1回）にRECIST基準に従って行われた．解析には最もよい治療効果判定を用いた．1サイクル継続できなかった症例で，画像評価により腫瘍の増大が確認できた症例はPDとした．また画像評価のできなかった症例は，評価不能（NA＝not assessable）とした．有害事象は，National Cancer Institute Common Toxicity Criteria version 3.0を用いて評価した．身体所見は1〜2回/週，血液検査は少なくとも2週間に1回は行った．

5 統計解析

　本研究の主要評価項目は全生存率とした．副次的評価項目は治療効果と病勢制御期間そして有害事象とした．群間比較はchi-square testsもしくはunpaired Student's t testおよびMann-Whitney U testを用いた．P値0.05未満を統計学的有意差ありとした．全生存率と無増悪生存期間は，Kaplan-Meier法で算出した．2010年6月30日までを経過観察期間とした．経過観察が脱落した患者は，最終受診日を観察終了日とした．Cox比例ハザードモデルを用いて，治療開始時の各種臨床項目（性，年齢，

ECOG performance status，HBs抗原，HCV抗体，Child-Pugh分類，血小板数，Barcelona-Clinic Liver Cancer（BCLC）ステージ分類，肝内病変の有無，血管浸潤の有無，遠隔転移の有無，前治療歴）から予後予測因子を解析した．単変量解析にて，P値0.1未満の項目を多変量解析の対象とした．統計解析は，S-plus Ver. 7.0（Insightful Corp., Seattle, WA）を用いた．

2 結果

1 患者

本研究の対象は，223（男性176，女性47）例．平均年齢は64.3歳であった．Child-Pugh分類Aは166例（74％），Bは57例（26％）であった．血管浸潤有は103例（46％），遠隔転移有は166例（74％）であった．遠隔転移がなく本治療を行った57例（26％）は，度重なる肝動脈塞栓術のため動脈が狭小化した症例，もしくは栄養血管が多数あり肝動脈塞栓術や動注化学療法が適応外となった症例であった．前治療歴のある患者は，210例（94％）にのぼった．本治療の施行回数中央値は2（1-13）サイクルであった．4例は1サイクルの治療が完遂できなかった．理由は腫瘍進展によるperformance statusの低下が2例，有害事象中止が1例，患者の拒否が1例であった．

2 治療効果

CR（complete response）は6例（2.7％），PR（partial response）は15例（6.7％），SD（stable disease）は52例（23.3％），PD（progress disease）は132例（59.2％）であった．評価不能（全身状態の悪化もしくは観察脱落のため）は18例（8.1％）であった．**奏効率**は9.4％，**病勢制御率**は32.7％であった．**無増悪生存期間**の中央値は2.0カ月であった．Child-PughAとBの2群間で，無増悪生存期間に有意差を認めなかった（P＝0.19）．

3 生存

全生存曲線を図1に示す．生存期間の中央値は，6.5カ月であった．1年生存率は31％，2年生存率は13％，3年生存率は7％であった．生存率はChild-Pugh分類A，Bを比較すると，統計学的有意差（P＜0.001）をもって，Aが良好であった．治療効果別の生存期間中央値は，CR 27カ月，PR 24カ月，SD 13カ月，PD 4.4カ月であった（P＜0.001）．単変量解析にて，ECOG performance status＞0，Child-Pugh分類B，脈管侵襲有が，有意な予後不良因子として抽出された．多変量解析においても，これら3つの因子は独立した予後不良因子として抽出された．

4 安全性

グレード3-4の**有害事象**を28例（13％）に認めた．主要な有害事象の発現頻度を表1に示した．主要なグレード3-4の有害事象は，白血球数減少（14％）と血小板数減少（6％）であった．他の主要な有害事象は口内炎（1％）であった．発熱はグレードが低いが，高頻度（90％）に認められた．初回のインターフェロン注射に伴い発現し，治療継続中に徐々に消失した．総ビリルビンの上昇やAST，ALTの上昇は8％に認められた．これらの上昇は，治療に伴う有害事象ではなく，腫瘍の進

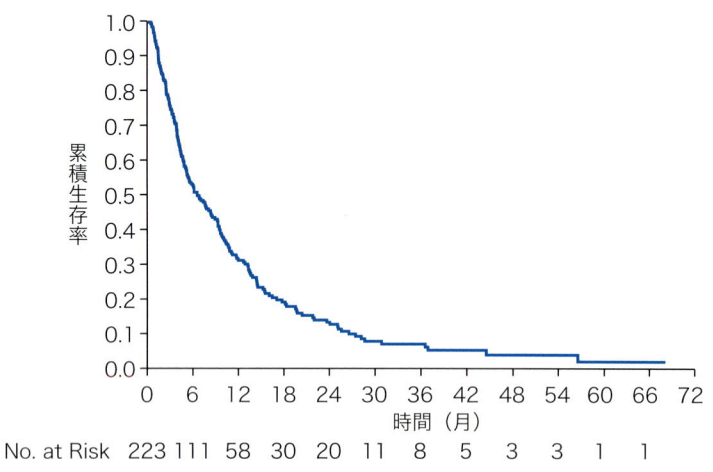

図1 ◆ 全生存曲線

時間（月）	0	6	12	18	24	30	36	42	48	54	60	66
No. at Risk	223	111	58	30	20	11	8	5	3	3	1	1

表1 ◆ 有害事象

	グレード1-2, n (%)	グレード3-4, n (%)
白血球数減少	25 (11.2)	31 (13.9)
貧血	0 (0)	1 (0.4)
血小板数減少	20 (9.0)	13 (5.8)
口内炎	11 (4.9)	3 (1.3)
食欲不振	2 (0.9)	1 (0.4)
下痢	2 (0.9)	0 (0)
皮疹	2 (0.9)	1 (0.4)

展によるものがほとんどであった．中心静脈カテーテルに伴う有害事象は認めなかった．治療関連死も認めていない．

5 考察

　Wadlerらは，30例の結腸直腸がんに対するインターフェロン併用5-FU静注の有効性を初めて報告した．しかしながら，その後行われたPhase III試験で有効性は否定された．Pattらは，肝細胞癌に対するインターフェロン併用5-FU静注を用いて，18％の症例で腫瘍径が50％以上縮小したと初めて報告した．その後本邦を中心に，主に門脈浸潤を伴った進行肝細胞癌に対して，インターフェロン併用動注化学療法が行われるようになり，その奏効率は44〜63％と高率であった．われわれもインターフェロン併用動注化学療法の有効性を確認した．当時，遠隔転移を伴う高度進行肝細胞癌には有効な化学療法が確立されていなかったため，われわれはインターフェロン併用5-FU静注の有効性と安全性を検討する目的で本研究を行うこととした．

　現在では，**ソラフェニブ**が切除不能進行肝細胞癌の標準的治療薬として確立されている．ソラフェニブのSHARP試験とAsian-Pacific試験における生存期間中央値は，それぞれ10.7カ月と6.5カ月であった．対象が異なるため比較はできないが，本研究における全症例（Child-Pugh分類Bを26％含

む）の生存期間中央値は6.5カ月であった．ソラフェニブの基準に合わせ，Child-Pugh分類Aの患者（74％）に限定すると，生存期間中央値は9.2カ月であった．この結果は，ソラフェニブと比較しても遜色のない結果と思われる．

インターフェロン併用5-FU動注化学療法の奏効率は53％と，本試験の奏効率9％と比較して良好な結果であった．これは5-FUが肝動注されたため局所の5-FU濃度が上昇した結果と考えられる．肝動注された5-FUは速やかに肝臓で分解されるため，遠隔転移には奏効しない．そのため遠隔転移を伴う高度進行肝細胞癌には全身投与が動注化学療法よりも有効と思われた．

肝硬変の患者は5-FUの代謝が悪いことが報告されている．よって肝機能が低下した症例では，より有害事象が発現するかもしれない．しかし本試験の有害事象の発現率は，Child-Pugh分類Bにおいても26％であった．グレード3-4の白血球数減少や血小板数減少が認められたが，治療開始前より併存する肝硬変のため白血球数や血小板数は少なかった．また，これら血球系の有害事象による重篤な合併症は1例も経験しなかった．

本試験の結果より，ECOG performance status，Child-Pugh分類，脈管浸潤有が独立した予後規定因子であった．さらに治療効果が認めれば予後改善に寄与することが判明した．前述のソラフェニブにおける2つの無作為比較試験の奏効率は低い（SHARP試験2％，Asian-Pacific試験3％）が，本研究の奏効率は9％であった．今後，奏効規定因子の解析が必要と思われる．さらに現在2nd lineの全身化学療法薬は確立していない．これらのことより，インターフェロン併用5-FU全身化学療法は，切除不能進行肝細胞癌治療の1つの選択肢になり得ると思われる．

Column

肝細胞癌に対する分子標的薬の現状と近未来

金井文彦

　2009年5月に本邦でも切除不能肝細胞癌に対してソラフェニブが承認された．海外で行われた2つの第Ⅲ相試験[1,2]で，肝細胞癌患者の生命予後を改善した薬として注目を浴びた．現時点では肝細胞癌患者の予後を改善する唯一の全身化学療法薬である（2013年3月現在）．国内では小規模な試験で承認されたこともあって，当初は本邦の患者に対する有効性と安全性が心配された．しかし，市販後特定使用成績調査などの成績も出て，日本人に対する有効性・安全性の成績も蓄積されてきた．本邦の肝癌患者は高齢化していること，前治療として切除やラジオ波，TACEなどが多く行われていることから，副作用の発現には注意が必要であり，特に手足症候群，高血圧，肝機能障害の頻度が高い．その他は海外からの成績とほぼ同様で，承認直後の混乱も落ち着いてきた．長期間stable diseaseを保つ症例が出る一方で，副作用のハンドリングや用量調節などに多少の経験が必要である[3]．Child-Pugh Aの肝機能良好な症例に，治療の選択肢が増えたことは誠によいことである．

　ソラフェニブもいくつかの問題が残されている．導入時期や中止のタイミング，開始用量を承認用量の1日800mgとするか400mgとするかも議論のあるところである．世界標準のBCLCアルゴリズムでは門脈腫瘍栓などの脈管侵襲のある肝細胞癌症例にもソラフェニブが第一選択であるが，われわれの経験からしても門脈腫瘍栓に対する効果はきわめて限られている．一方，わが国で独自の発展を遂げてきた動注は，エビデンスレベルが低いとのことで海外では無視されているが，非常によく効く症例を時々経験する．動注の肝癌治療アルゴリズム上の位置づけに関して日本から情報発信が必要である．

　ソラフェニブの奏効率は数%程度で，腫瘍縮小というよりは腫瘍を大きくしない薬であり，さらに効果の高い薬の登場が望まれる．単剤のみならず各種分子標的薬との併用療法，TACEとの併用，術後補助療法の開発が世界中で進められている．

　ソラフェニブに続く新たな薬剤の開発もまた，東アジアを中心に非常に活発に行われている（表）．しかしながら，血管新生阻害を中心としたものが多く，真の意味での分子標的薬剤とは言いがたい．肝細胞癌のゲノム解析も報告され[4]，真の標的分子に対する薬剤の開発が期待されるところである．

◆ 引用文献

1) Llovet JM, et al : Sorafenib in advanced hepatocellular carcinoma. N Engl J Med 359 : 378, 2008
2) Cheng AL, et al : Efficacy and safety of sorafenib in patients in the Asia-Pacific region with advanced hepatocellular carcinoma : a phase III randomized, double-blind, placebo-controlled trial. Lancet Oncol 10 : 25, 2009
3) Ogasawara S, et al : Safety and tolerance of sorafenib in Japanese patients with advanced hepatocellular carcinoma. Hepatology International 5 : 850-856, 2011
4) Fujimoto A, et al : Whole-genome sequencing of liver cancers identifies etiological influences on mutation patterns and recurrent mutations in chromatin regulators. Nat Genet, 44 : 760-764, 2012

Column

第2章 肝細胞癌の治療手技

表 ◆ 肝細胞癌に対して開発中の薬剤（2013年3月時点）

	薬剤	フェーズ	標的
1	Sorafenib（ソラフェニブ）	1, 1-2, 2, 3, 4	BRAF, VEGFR, PDGFR
2	Erlotinib（エルロチニブ）	1, 1-2, 2, 3	EGFR
3	Everolimus（エベロリムス）	1, 1-2, 2, 3	MTORC1
4	Brivanib	1, 2, 3	FGFR, VEGFR, PDGFR
5	Sunitinib（スニチニブ）	2, 3	VEGFR, PDGFR, KIT
6	Rapamycin（ラパマイシン）	1, 2-3, 3	MTORC1
7	Linifanib	2, 3	VEGF, PDGFR
8	Orantinib（TSU-68）	1, 1-2, 3	VEGFR, FGFR, PDGFR
9	PI-88	2, 3	Endo-β-D-glucuronidase heparinase
10	Ramucirumab	3	VEGFR2
11	Bevacizumab（ベバシズマブ）	1, 1-2, 2	VEGF
12	AZD6244	1-2, 2	MEK
13	Bortezomib（ボルテゾミブ）	1, 2	プロテアソーム
14	TAC-101	1-2, 2	RAR-a
15	Cediranib	1, 2	VEGFR
16	Cetuximab（セツキシマブ）	1, 2	EGFR
17	Cixutumumab	1, 2	IGF-1R
18	Temsirolimus（テムシロリムス）	1, 2	MTORC1
19	ARQ197	1, 2	MET
20	BIBF1120	2	VEGFR, PDGFR, FGFR
21	Dasatinib（ダサチニブ）	2	BCR-ABL
22	GC33	1	GPC3
23	Gefitinib（ゲフィチニブ）	2	EGFR
24	Lapatinib（ラパチニブ）	2	EGFR, HER2/neu
25	Licartin	2, 4	HAb18G/CD147
26	Pazopanib（パゾパニブ）	2	VEGFR, PDGFR, KIT
27	Alvocidib	1, 2	サイクリン依存性キナーゼ
28	AEG35156	1-2	XIAP
29	AMG386	2	アンジオポエチン
30	AVE1642	1, 2	IGF-1R
31	AZD8055	1-2	MTORC1, MTORC2
32	Regorafenib（レゴラフェニブ）	2	VEGFR, TIE-2
33	BIIB022	1-2	IGF-1R
34	Belinostat	1-2	ヒストン脱アセチル化酵素
35	CS-1008	2	TRAIL
36	CT-011	1-2	PD1
37	E7080	1-2	VEGFR, FGFR, SCFR
38	Foretinib	1	MET
39	IDN-6556	2	カスパーゼ
40	IMC-1121B	2	VEGFR2
41	IMC-A12	2	IGF-1R
42	Ispinesib	2	キネシンスピンドルタンパク質
43	LBH589	1	ヒストン脱アセチル化酵素
44	LY2181308	1-2	サバイビン
45	Lonafarnib	2	Farnesyl-OH-transferase
46	MLN8237	2	Aurora kinase
47	Mapatumumab	1-2	TRAIL
48	OSI-906	2	IGF-1R, IR
49	Oblimersen	2	BCL2
50	Panobinostat	1	ヒストン脱アセチル化酵素
51	Resminostat	2	ヒストン脱アセチル化酵素
52	Talabostat	1	ジペプチジルペプチダーゼ
53	Tremelimumab	2	B7-CD28
54	Vandetanib	2	EGFR, VEGFR, RET
55	Vorinostat	1	ヒストン脱アセチル化酵素
56	Z-208	1-2	RAR

第3章

転移性肝癌の治療手技

§1 経皮的局所療法
1) 経皮的ラジオ波焼灼術（RFA）転移性肝癌の場合 …… 136

§2 経カテーテル治療・化学療法
1) 肝動注化学療法………………………………… 141
2) 全身化学療法のためのCVポート留置術 ………… 150
3) 肝転移を伴う進行胃癌に対する全身化学療法…… 155
4) 肝転移を伴う進行大腸癌に対する全身化学療法… 160
Column　消化器がんに対する分子標的薬の近未来……… 167

第3章 転移性肝癌の治療手技

§1 経皮的局所療法

1）経皮的ラジオ波焼灼術（RFA）
転移性肝癌の場合

椎名秀一朗

POINT

① 転移性肝癌のRFAと肝細胞癌のRFAとは別物という認識が必要である

② Safety marginを確保するためには病変の境界よりわずかに（2～3 mm）内側に電極を挿入し焼灼する．何カ所かの部位に電極を入れ分け，病変全体を焼灼する必要がある

③ 肝細胞癌と比べて，穿刺・焼灼回数を多く，焼灼時間を長くする

④ 転移性肝癌では癌の減量目的にRFAを実施することもある．肝外病変があっても，病変が10個以上あっても，予後改善の可能性があると思われれば適応となりうる

⑤ ソナゾイド®造影超音波が有用である

⑥ 大腸癌肝転移症例でもRFA治療後10年生存がみられるようになった．再発を早期発見し，低侵襲治療を繰り返すという治療戦略は，肝細胞癌だけでなく肝転移でも有効と思われる

◆ 術前に行うこと

□ 肝細胞癌のRFA（第2章§1-2）に準ずる．異なる点としては，**創傷治癒を遅延させるベバシツマブ（アバスチン®）などの薬剤を投与されていないか**，投与されていた場合には最終投与日がいつかを確認することである．RFAの前後それぞれ4週間はベバシツマブの投与は避けている．他の化学療法は原則として中止していない．

◆ 準備するもの

□ 肝細胞癌のRFA（第2章§1-2）に準ずる．

1 適応疾患

保険適用となっているのは「肝悪性腫瘍」であり，転移性肝癌でも保険適用となる．

1 一般的な対応

個々の患者においてリスクとベネフィットを考慮して最終決定するが，転移性肝癌における一般的な適応は下記の通り．なお，**転移性肝癌でもすでにRFA後10年以上の生存例が存在する**（図1）．RFAを適切に実施すれば，局所的根治，長期生存が可能なことは明らかである．

・病変が切除不能または患者が切除を希望しないこと
・病変の数と大きさは，単発5 cm以内あるいは3個以内3 cm以下が好ましい．しかし，この基準を

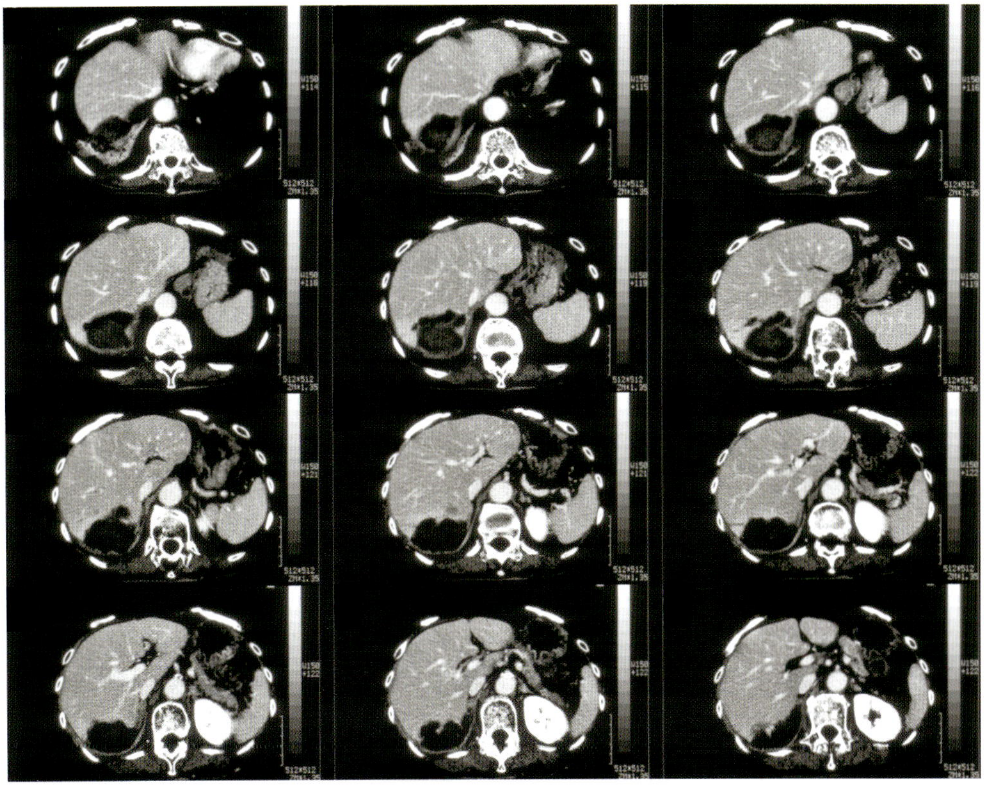

図1 ◆ 肝切除後の再発に対しRFAを実施し，12年11カ月無再発生存中の96歳女性（RFA実施時83歳）
A) RFA実施前のCT像．某年7月直腸癌手術．翌年6月左葉外側区の肝転移切除．翌々年7月径1cmの肝転移再発指摘．しかし，3度目の開腹手術は希望せず，無治療となり，腫瘍は増大した．外来担当医が変わり，直腸癌手術から3年8カ月後に当科紹介．病変は3.6cmに増大していた．生検にて腺癌を確認している
B) 同症例のRFA後のCT像．病変はsafety marginを伴い壊死している

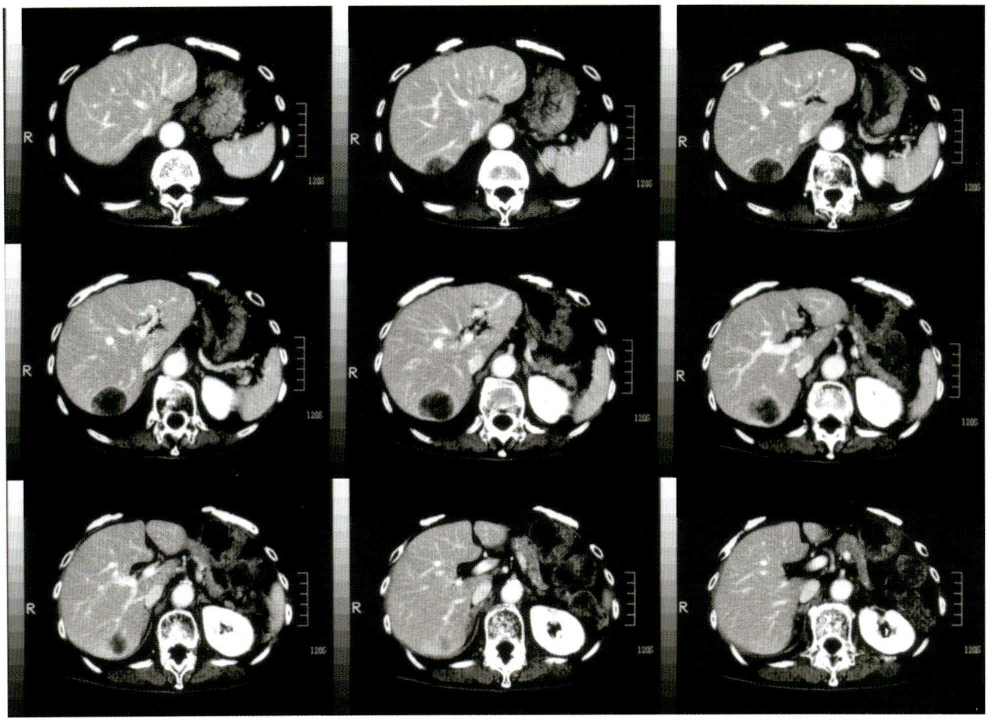

超えても，治療により根治や生存期間の延長などのベネフィットがありうると考えられる症例は，適応から除外しない．ただし，患者や術者の負担を考慮し，また合併症の確率が高くなることを避けるため，穿刺回数10回以内あるいは焼灼時間100分以内で治療目的を達成できる症例としている
・肝外病変は存在しないか，あっても肝内病変と比較して腫瘍量が少なく予後への影響が小さいこと
・再発の可能性が大きい患者や腫瘍の残存が肝外あるいは肝内に予想される患者では，化学療法でSD以上の効果をあげていること，あるいは標準的化学療法を今後実施できること

2 適応から除外するもの

・病変や穿刺経路が腹部超音波で明瞭に描出されない病変，安全な穿刺経路が確保できないような病変
・消化管と癒着し，焼灼により消化管穿通や穿孔を起こす可能性の高い病変
・肝門部のグリソン鞘に接し，焼灼により重篤な胆管損傷や肝梗塞を起こす可能性が高い病変
・腸管胆管逆流のある患者
・著明な出血傾向のある患者
・アメリカ麻酔学会の全身状態評価で3度以上の患者
・認知症などで安静指示などを守れない患者

2 プランニング

肝細胞癌のRFA（第2章§1-2）に準ずる．異なる点としては，**ソナゾイド®造影超音波のKupffer imagingが小病変の検出にきわめて有用なので，ソナゾイド®造影下の全肝スキャンをほぼ全例で行うことである**．

3 治療の実際

3章§1-1

肝細胞癌のRFA（第2章§1-2）に準ずる．異なる点としては，**ソナゾイド®造影超音波下に実施することが多いこと（図2A～C），safety marginを確保するため病変の境界よりわずかに（2～3mm）内側に電極を挿入し焼灼すること**，などである．

4 治療の評価

肝細胞癌のRFA（第2章§1-2）に準ずる．**転移性肝癌の肉眼形はカリフラワーのように境界が不整形で不明瞭なため，局所再発を避けるためには十分なsafety marginを確保する必要がある**（図2D, E）．

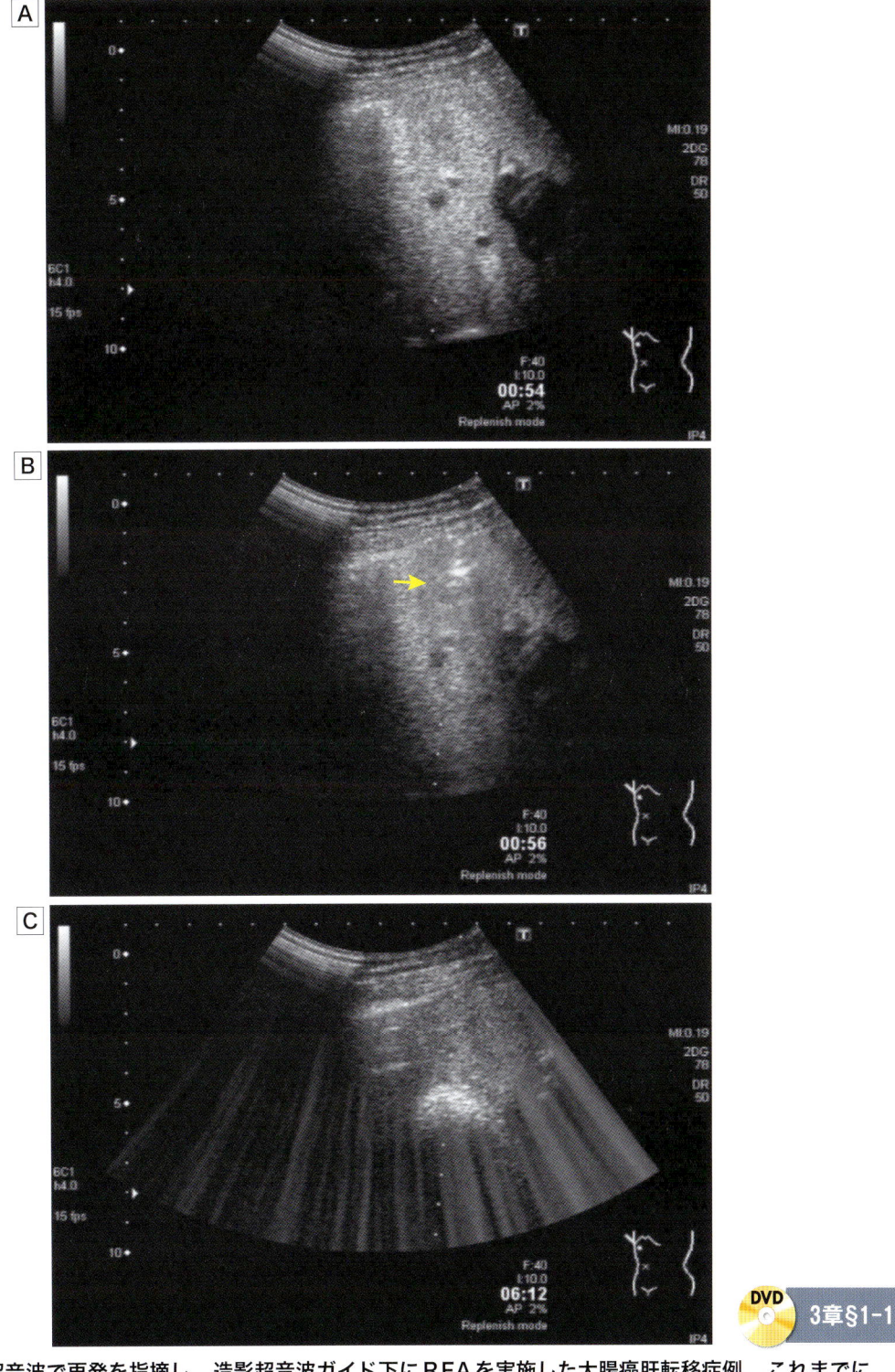

図2 ◆ 造影超音波で再発を指摘し，造影超音波ガイド下にRFAを実施した大腸癌肝転移症例．これまでに計3回のRFAを実施している
A) 穿刺直前のソナゾイド造影超音波像．Kupffer imagingで病変は径1cm弱の明瞭な欠損像として描出された
B) 造影超音波ガイド下に穿刺する途中の画像．矢印（→）が針先である
C) RFA終了直前の超音波像．焼灼により発生したガス像が病変部を中心に径2cm強の領域に認められる

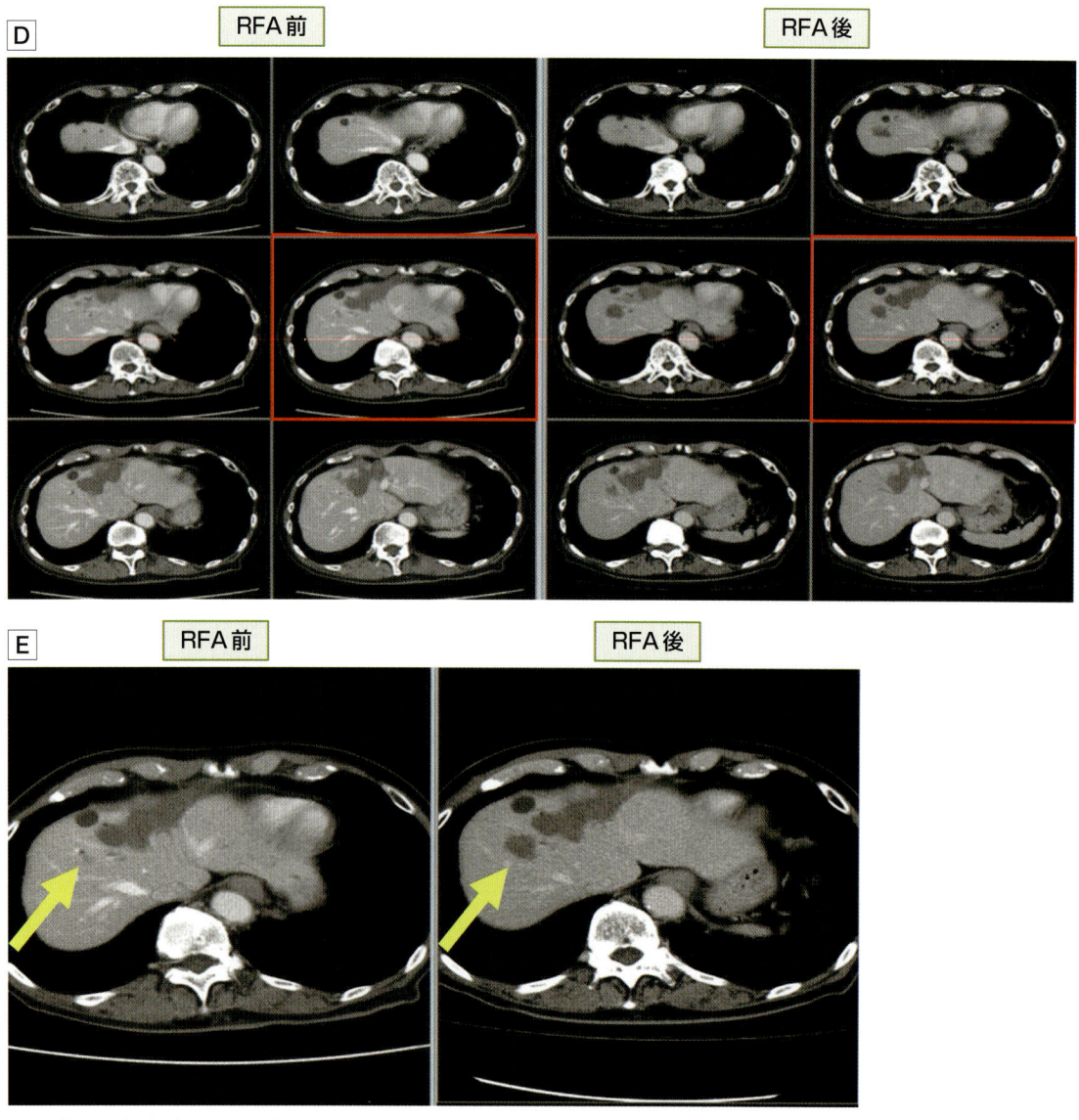

図2◆造影超音波で再発を指摘し，造影超音波ガイド下にRFAを実施した大腸癌肝転移症例．これまでに計3回のRFAを実施している

D) RFA前後のCT像．RetrospectiveにRFA後のCTと見比べると，RFA前には指摘できなかったが，S8の焼灼部位に一致して，小さな低吸収域が同定された

E) RFA前後のCT（Dの赤枠部分）の拡大像．⇨ の部分に病変が存在する．なお，血管（P8の腹側枝と思われる）に接して左側に存在する明瞭な低吸収域は嚢胞であり，病変はさらにその左背側に存在する不明瞭な低吸収域である

第3章 転移性肝癌の治療手技

§2 経カテーテル治療・化学療法
1）肝動注化学療法

多田俊史，熊田 卓

> **POINT**
> ①転移性肝癌の治療は全身化学療法が主流を占めており，肝動注化学療法の適応を十分検討したうえで施行すること
> ②リザーバーの留置はIVR手技に熟練した医師が行うこと
> ③効果判定だけでなく，薬剤分布の評価をはじめとしたメンテナンスにも心がけること

◆ 術前に行うこと
- □ 転移性肝癌に対する肝動注化学療法の適応を十分検討
- □ 内服薬の確認
- □ ヨード造影剤アレルギーや腎障害の有無の確認
- □ インフォームドコンセント

◆ 準備するもの
- □ 腹部血管造影が可能なX線透視の装置
- □ 腹部超音波診断装置
- □ 動注用リザーバー（P-Uセルサイトポート）
- □ 動注用カテーテル（アンスロン®P-Uカテーテル，テーパーリングタイプ，シャフト部5Fr・先端部2.7Fr）
- □ ガイドワイヤー（ハナコ・ディスポーザブル・リードワイヤー：0.5J型　柔軟部3cm　サイズ0.035　145cm，ラジフォーカス ガイドワイヤーM：アングル型　サイズ0.0035　柔軟部3cm　260cm，GTワイヤー：ダブルアングル型　サイズ0.016　長さ180cm）
- □ 腹部血管造影用カテーテル（セレコンカテーテル　5Fr　形状名KU-B）
- □ マイクロカテーテル（Sniper® 2　2.1Fr　長さ150cm）
- □ シース（メディキット　カテーテルイントロデューサー：5Fr×25cm，品番：CI50N25TPK）
- □ 18G穿刺針（トップ吸引生検針・穿刺セット，18G×150mm）
- □ 各種コイル
- □ n-butyl-2-cyanoacrylate（NBCA：ヒストアクリルブルー）
- □ リピオドール（LPD）
- □ 局部麻酔薬：1％リドカイン（キシロカイン®）
- □ 縫合セットおよびメス

1 適応

　全身化学療法が発達した今日において，転移性肝癌における肝動注化学療法の適応症例は限られてきている．これまで原発巣が大腸癌，胃癌，乳癌，膵癌などの転移性肝癌における肝動注化学療法の有効性が報告されているが，いずれも十分なエビデンスレベルではない．

　転移性肝癌に対する一般的な肝動注化学療法の適応としては，肝外病変がなく切除不能な肝転移（特に**全身化学療法で制御できない予後規定因子と予測される肝転移**）が挙げられる．さらに肝外病変を有しても肝転移が予後を規定する場合も適応が考慮される．

2 適応から除外されるもの

① エビデンスのある全身化学療法で十分治療が可能と考えられる場合
② 肝不全をきたしている患者（薬剤の肝動注により肝不全が増悪する可能性が高い）
③ 腎機能障害や造影剤アレルギーなどにより腹部血管造影や造影CTが不可能な場合
④ 著明な出血傾向のある患者

3 肝動注リザーバー留置の実際

DVD 3章§2-1

　当院では超音波ガイド下左鎖骨下動脈直接穿刺を用い**胃十二指腸動脈（gastroduodenal artery：GDA）コイル法**によるリザーバー留置を行っている．肝動注化学療法におけるカテーテル留置の条件は，「肝動脈への障害が少ないこと」ならびに「カテーテルの移動がないこと」の2点である．このような観点から考案されたのが側孔型カテーテル先端固定留置法であり，そのうちカテーテルの先端を胃十二指腸動脈に固定する方法がGDAコイル法である（図1）．以下にその手技につき概説する．なお，今回の症例はDVD撮影の都合上，肝細胞癌で動注リザーバーを留置した症例である．

　あらかじめ1週間前に大腿動脈からの穿刺による腹部血管造影で腹腔動脈を中心に血管解剖を明らかにし，いわゆる血流改変術による肝動脈の一本化を行う．すなわち肝動脈走行を考慮してコイルなどを使用し不要な血管の塞栓を行う．**特に消化管合併症の予防のためにも可能な限り右胃動脈の塞栓を行う**．いずれも詳細については成書を参照のこと．

① 超音波装置は体型に応じてリニア型プローブもしくはマイクロコンベックス型プローブを使用し，左鎖骨下動脈を長軸方向に描出し穿刺部を確認する．動脈か静脈かの判断が難しいときは圧迫による血管の変化やドプラにより判断する．

⬇

② 左鎖骨下部の穿刺部目標点を中心に広範囲を消毒する．穿刺目標点を中心に穴あきシーツを用いて全身が覆われるようにかける．またプローブも消毒もしくは滅菌カバーを装着し，穿刺ガイドを装着する．

⬇

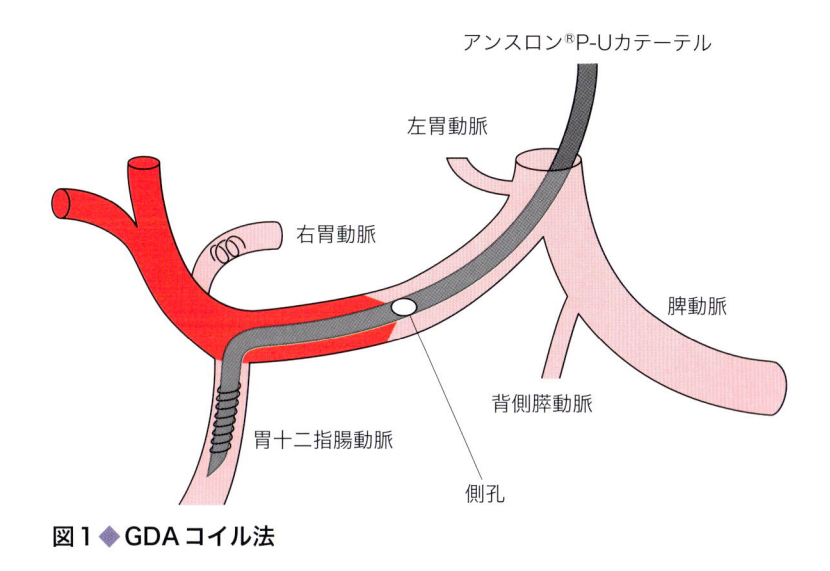

第3章 転移性肝癌の治療手技

図1 ◆ GDAコイル法

（図中ラベル：アンスロン®P-Uカテーテル、左胃動脈、右胃動脈、脾動脈、背側膵動脈、胃十二指腸動脈、側孔）

③ 1％キシロカインを用いて穿刺部中心に局所麻酔を十分に行った後，清潔なプローブで左鎖骨下動脈を長軸方向に描出し，18G穿刺針を超音波ガイド下に穿刺する．なお当院では切れ味のよさから吸引生検針を使用している．

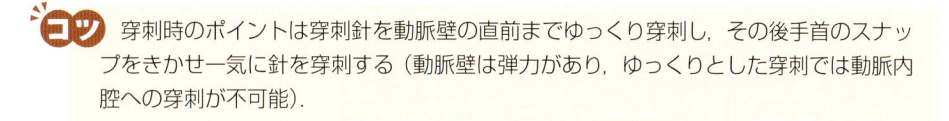

> **コツ** 穿刺時のポイントは穿刺針を動脈壁の直前までゆっくり穿刺し，その後手首のスナップをきかせ一気に針を穿刺する（動脈壁は弾力があり，ゆっくりとした穿刺では動脈内腔への穿刺が不可能）．

④ 超音波で動脈穿刺を確認後，穿刺針の内筒を抜去し，超音波画像で観察しながらゆっくりと外筒を抜いてくる．またこのとき，穿刺針先のカット方向が中枢を向くように心がける（針元のプラスチック部の凹凸で確認可能）．

⑤ 動脈血の噴出が確認できたら，ハナコ・ディスポーザブル・リードワイヤー（金属針を使用するためラジフォーカス ガイドワイヤーではコーティングが取れてしまう可能性あり）を挿入し，超音波画像で左鎖骨下動脈内にガイドワイヤーが抵抗なく進むことを確認し，さらにX線透視によりガイドワイヤーの位置が大動脈内に進んでいることを確認後，プローブを穿刺針から外す．

⑥ シース挿入および後のアンスロン®P-Uカテーテルの縫合固定のため，穿刺部を左右2cm程度切開しておく．その後，ガイドワイヤーを固定したまま，穿刺針を抜去し，メディキット カテーテルイントロデューサーを挿入する．

⑦ カテーテルイントロデューサーが大動脈弓に到達後，一旦ガイドワイヤーをカテーテルイントロデューサー内に戻し，手元の回転操作で先端の向きを調整し，その後，再びガイドワイヤーを胸～腹部大動脈へ挿入，カテーテルイントロデューサーを胸部大動脈に進め，内筒とガイドワイヤーを抜去する．なお，この内筒とガイドワイヤーは後に再度使用するために廃棄せずに置いておく．

⑧ 腹部血管造影用カテーテル（KU-B）を挿入し，腹腔動脈を選択する．造影剤の注入で腹腔動脈確認後，血流改変時の血管造影所見を参考にラジフォーカス ガイドワイヤーを挿入する．もしくはガイドワイヤー挿入前に再度，DSA を行い，動脈の走行や右胃動脈の塞栓状況を確認してもよい．ガイドワイヤーを胃十二指腸動脈に挿入し，さらに右胃大網動脈まで進める．

> **コツ** なお動脈の蛇行により右胃大網動脈までガイドワイヤーを進めるのが難しいときは胃透視のときに使用する発泡剤を内服し胃を膨らませることによりガイドワイヤーの挿入が可能となることがある．

⑨ アンスロン® P-U カテーテルの先端約 2 cm を切断後，眼科用曲クーパーを使用し側孔を作成する．側孔の位置はアンスロン® P-U カテーテルを留置したとき，固有肝動脈と胃十二指腸動脈の分岐部あたりになるように血管造影所見から判断するが，当院では概ね切断した先端から約 10cm の部位に側孔を作成することが多い．側孔作成後，マイクロカテーテルが側孔を通過するかどうかも確認しておく．

> **コツ** なお，本来は入江法[1]で先端のテーパリングの長いカテーテルを用いることがベターとされているが，施行には 2 ルート必要であり，当院では 1 ルート法で施行している．

⑩ X 線透視下でラジフォーカス ガイドワイヤーを留置したまま腹部血管造影用カテーテルを抜去し，ガイドワイヤー誘導下に側孔を作成したアンスロン® P-U カテーテルを挿入する．このとき，十分な生理食塩水を含ませたガーゼを用いてガイドワイヤーのすべりをよくしてアンスロン® P-U カテーテルを進めることがポイントである．

⑪ アンスロン® P-U カテーテルを右胃大網動脈まで進め，ガイドワイヤーを抜去後，造影剤の注入により側孔の位置を確認しつつ適切な位置までカテーテルを引き抜く．

⑫ マイクロカテーテルをアンスロン® P-U カテーテルに挿入し，側孔を越えたところまで進め，コイルを注入しアンスロン® P-U カテーテル先端部の塞栓を行う．その後，マイクロカテーテルをアンスロン® P-U カテーテルの側孔より出し，さらに胃十二指腸動脈から右胃大網動脈に挿入，コイルを使用し先端固定を行っていく．アンスロン® P-U カテーテルの先端部の血管をコイルで塞栓・固定し，胃十二指腸動脈より分岐する主だった血管（例えば，後上膵十二指腸動脈など）も必要に応じてコイル塞栓を行う．

⑬ その後，当院では NBCA と LPD 混合液（比率は 1：1.5〜2，図 2）を使用し，アンスロン® P-U カテーテルの固定を行っている（注入にあたっての手技の詳細は DVD 動画を参照）．
（注：コイルを胃十二指腸動脈まで積み上げていき，塞栓・固定する方法もある）

> **Pitfall** NBCA と LPD の混合液はリザーバー留置の血流改変時などで多用されているが[2]，NBCA の血管内注入は内膜壊死や血栓症発現の危険を有する適応外使用であるため，その使用にあたっては血管造影手技や NBCA の取り扱いに精通していることに加えて，十分なインフォームドコンセントを得ておくことが必須である．

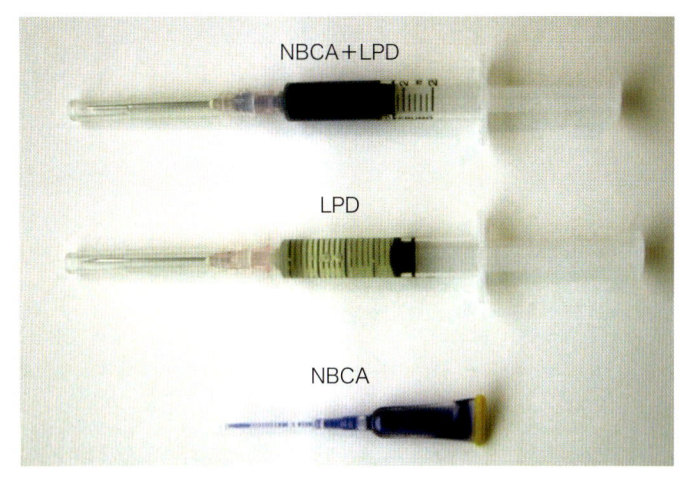

図2◆カテーテルの固定に用いるNBCA＋LPD混合液

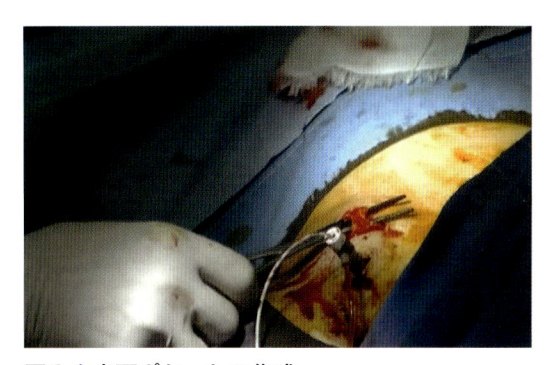

図3◆皮下ポケットの作成

なおNBCAとLPDの混合液による固定は原則として右胃大網動脈領域で行う．なぜなら胃十二指腸動脈領域でNBCAによる固定を行うと膵炎のリスクがあるためである．

⑭ その後，さらに胃十二指腸動脈領域はコイルを留置し，なるべく固有肝動脈との分岐部までコイルを積み上げる．コイル使用によるコスト面の問題があるが，上十二指腸動脈などに薬剤が流れないようにするために重要な処置となる（今回のDVD動画の症例は胃十二指腸動脈領域までNBCAとLPDの混合液が流れているが，その後，膵炎の症状は認められず，またDSAで明らかな固有肝動脈以外への薬剤の流出所見は認められなかったためにNBCA固定後のコイルの使用は行わなかった）．その後，DSAにより側孔からの造影剤の流れを確認する．

⑮ 左前胸部（鎖骨下動脈穿刺部より2～3cm程足側）に横切開を加えた後，皮下にポケットを作成する（図3）．ポケットの大きさは動注用リザーバーが入る十分な大きさとする．

⑯ 次にシース（メディキット　カテーテルイントロデューサー）抜去の操作に入るが，その前にシース挿入部に結紮糸でZ縫合を掛けておく．アンスロン® P-Uカテーテルの中枢側を切断後，ハナ

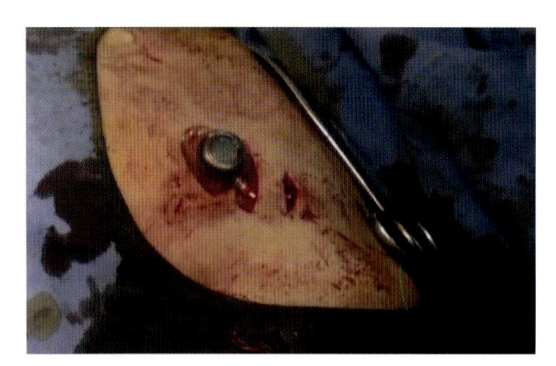

図4 ◆ リザーバーの埋め込み

コ・ディスポーザブル・リードワイヤーを挿入し，さらに先端のJ部分を切断したメディキット　カテーテルイントロデューサーの内筒をガイドワイヤーに通し，シースの抜去を行う．

> **Pitfall** このとき，内筒の位置を固定してシースを抜去することがポイントである．アンスロン®P-Uカテーテルが抜けないようにと内筒を押し込んでしまうと，アンスロン®P-Uカテーテルが左鎖骨下動脈内に迷入してしまう可能性があり，細心の注意が必要となる．

⑰ シースが抜去できればZ縫合によりハナコ・ディスポーザブル・リードワイヤーを残したまま結紮し止血を確認する．その後ハナコ・ディスポーザブル・リードワイヤーを抜去し，モスキートなどを用いアンスロン®P-Uカテーテルからの血液の流出を防ぐ．

⑱ 皮下トンネルをモスキートなどで作成し，リザーバーとカテーテルを接続後，縫合により皮下に埋め込む（図4）．最後にヒューバー針をリザーバーに穿刺し，ヘパリン原液もしくはヘパリン加生理食塩水を注入・充填する．

⑲ 創部を保護し，終了．翌朝までベッド上安静とし，特に左上肢の挙上は翌朝まで禁止とする．

⑳ 1週間後に動注リザーバーよりのDSAおよびCTにて造影剤の分布を確認後，抜糸．肝動注化学療法が可能となる．

4 肝動注化学療法の実際

転移性肝癌の動注化学療法にはさまざまなレジメンがある（詳細なレジメンについては成書を参照のこと）．今回は大腸癌の転移性肝癌に対する肝動注化学療法につき概説する．

大腸癌の転移性肝癌に対する肝動注化学療法として一般的に大量フルオロウラシル（5-FU）週1回5時間投与法（weekly high-dose 5-FU：WHF）が知られている．これは1,000mg/m^{2}の5-FUを5時間で投与するもので，わが国で開発された．入院ではシリンジポンプを使用し施行されるが，バルン式持続注入ポンプ（図5）を用いることにより外来通院で施行可能である（表1）．

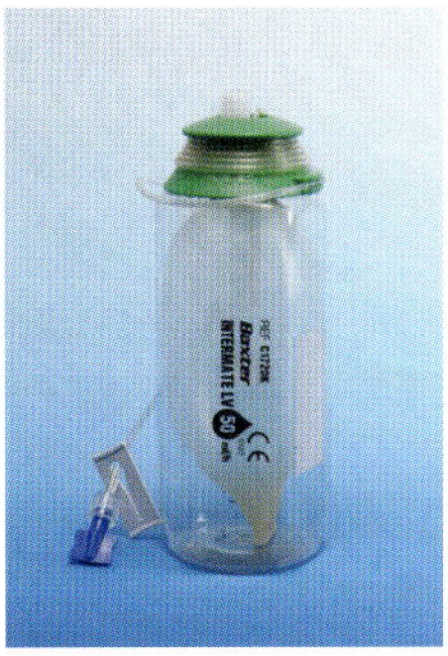

表1 ◆ WHF療法における実際の投与法

① 蒸留水5 mL注入（システムの開存確認）
② 5-FU（250 mg）6アンプル（体表面積1.5 m² として）＋ソル・コーテフ100 mg＋注射用蒸留水約170 mLを混和して総量200 mLに調整．これをバルン式注入ポンプ（バクスター社LV50）に充填
③（上記②を5時間で投与終了後）ヘパリン2 mLを充填

図5 ◆ バルブ式持続注入ポンプ

WHF療法のわが国における治療成績は，直接効果が52〜83％，生存期間中央値はoverallで16〜22カ月であった[3〜5]．また肝外病変の有無で生存期間中央値をみると，動注開始時に肝外病変（－）での17.9〜26カ月に対して肝外病変（＋）では14〜16カ月であり，肝外病変の存在が生存期間に明らかに影響していた．

5 リザーバーへの穿刺，薬剤注入，メンテナンス

1）リザーバーへの穿刺・薬剤注入

リザーバーへの穿刺針はリザーバーのシリコン製セプタムの損傷を最小限にするためヒューバー針を使用する．ヒューバー針の翼付き屈曲針は穿刺，固定，抜去に便利である．皮膚の上よりリザーバーを手で固定し，シリコン製セプタム部を垂直に穿刺し，リザーバーの底に接するまでゆっくり進める．

Pitfall なお通常の注射針での穿刺は，セプタムのシリコン部が断裂したり，時には断裂した一部が体内に注入される危険性さえあるために禁忌である．

蒸留水が抵抗なく注入できるのを確認後，針先が抜けてこないようにテープ類で固定し，シリンジポンプもしくはバルン式持続注入ポンプに接続し，肝動注化学療法を開始する．穿刺時や抜針時の皮膚消毒は通常アルコール綿のみで十分である．動注終了後，ヘパリン原液もしくはヘパリン加生理食塩水でカテーテルを充填後，抜針する．

（注：なお当院では以前より入院中に患者に抜針およびヘパリン充填の教育・指導を行い，外来ではバルン式持続注入ポンプを使用し，5時間後の抜針は自宅にて患者自身が行っているが，自己抜針による感染などのトラブルはこれまで1例も認められていない．）

長期に薬剤注入が施行されない場合は，カテーテル閉塞予防のため，原則として2〜4週間ごとに定期的な生理食塩水または蒸留水によるフラッシュと，ヘパリン原液もしくはヘパリン加生理食塩水でカテーテルを充填することが必要である．

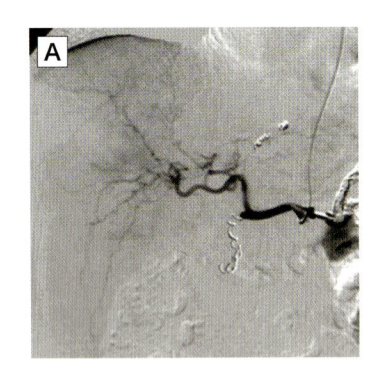

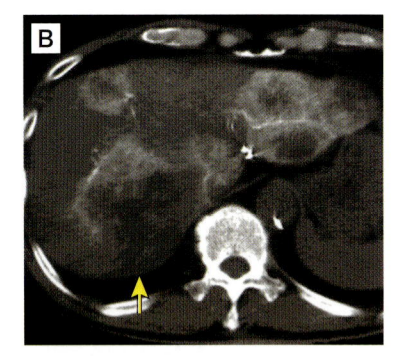

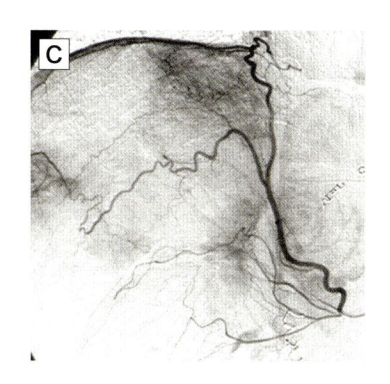

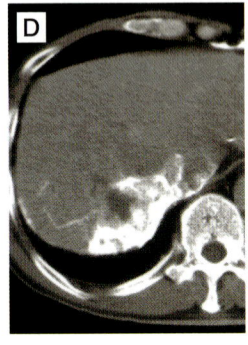

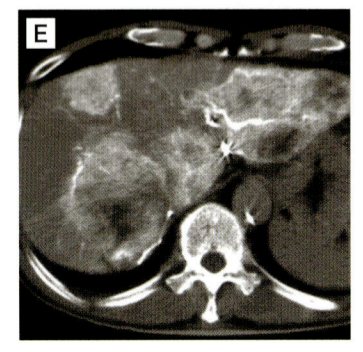

図6◆大腸癌肝転移に対し肝動注化学療法中に右下横隔膜動脈が側副血行路として問題となり，NBCA＋リピオドール（LPD）混合液により塞栓した症例
A：リザーバーDSAでは一見，肝への造影剤分布は良好にみえる
B：リザーバーCTにより後区域の造影剤分布不良が判明（⇒）
C：右下横隔膜動脈のDSAおよび，D：CTにて後区域腫瘍への造影剤分布を確認
E：NBCA＋LPDにより塞栓後のリザーバーCTにて肝内全体への造影剤の良好な分布が確認された

2）薬効や薬剤分布の定期的な評価

　肝動注化学療法はカテーテルの留置，化学療法の施行だけがすべてではない．化学療法開始後，定期的な薬効の評価はもちろんであるが，薬剤分布を定期的に評価することが必要である．画像評価の判定間隔は対象となる腫瘍の感受性や臨床的効果にもよるが，3カ月ごとの画像評価が一般的である．

　また定期的なリザーバーよりのDSAとCTにより薬剤分布を評価し，必要に応じて修正することも重要である．特に肝動注の場合，側副血行路が問題となり，そのなかでも右下横隔膜動脈が問題になることが多い．下横隔膜動脈が側副血行路として問題となる場合，NBCAとLPDの混合液（比率は1：8〜10で薄めの混合液）により塞栓が必要となる（図6）．

◆ 使用機器
　□ アンスロン®P-Uカテーテル，テーパーリングタイプ，シャフト部5Fr・先端部2.7Fr
　□ P-Uセルサイトポート
　□ メディキット　カテーテルイントロデューサー：5Fr×25 cm

◆ 文献

1) Irie T, et al : Intraarterial chemotherapy of liver metastases : implantation of a microcatheter-port system with use of modified fixed catheter tip technique. J Vasc Interv Radiol, 12 : 1215-1218, 2001

2) Inaba Y, et al : Right gastric artery embolization to prevent acute gastric mucosal lesions in patients undergoing repeat hepatic arterial infusion chemotherapy. J Vasc Interv Radiol, 12 : 957-963, 2001

3) Arai Y, et al : Intermittent hepatic arterial infusion of high-dose 5FU on a weekly schedule for liver metastases from colorectal cancer. Cancer Chemother Pharmacol, 40 : 526-530, 1997

4) 熊田 卓, 他：大腸癌肝転移に対する大量5-FU週1回5時間持続動注療法 - 多施設共同研究 - JHAISG（Japan Hepatic Arterial Infusion Study Group）. 日癌治療会誌, 28：1449, 1993

5) Arai Y, et al : Weekly 5 hour hepatic arterial infusion of high dose 5-FU for unresectable liver metastases from colorectal cancer in patients without extrahepatic lesions. Proc ASCO, 17 : 285a, 1998

第3章 転移性肝癌の治療手技

§2 経カテーテル治療・化学療法
2）全身化学療法のためのCVポート留置術

祖父江慶太郎，荒井保明

> **POINT**
> ①中心静脈穿刺にはいくつかのアプローチ部位があるため，それぞれの症例に応じて適切な穿刺経路を選択する
> ②中心静脈穿刺時には，超音波ガイド下で行うことにより機械的合併症の危険性を減少させることができる
> ③カテーテル留置時には，X線透視装置を用いることで誤留置を防止する
> ④CVポート使用時には，生理食塩水で注入テストを行い，システムに機械的異常がないことを確認した後に化学療法を開始する

◆ 術前に行うこと
- □ 内服薬の確認
- □ インフォームドコンセント

◆ 準備するもの
- □ X線透視装置
- □ 超音波診断装置
- □ 中心静脈カテーテルポートセット：市販されているセットは多岐にわたり，穿刺針やガイドワイヤーなどの器具，カテーテルやポートの材質，カテーテル先端部の逆流防止弁の有無などに違いがあるため，予め各製品の特徴および使用上の注意点を理解しておかなければならない．
- □ マキシマル・バリアプリコーションセット（帽子，マスク，滅菌グローブ，滅菌ガウン，滅菌ドレープ）
- □ 切開縫合セット

1 適応と禁忌

　中心静脈ポート（以下CVポート）は，外来化学療法や在宅での中心静脈栄養管理を目的として留置される．このうち，化学療法を目的としたCVポート留置は，長時間の点滴を必要とする場合や末梢静脈確保が困難な場合に行われるが，患者背景も十分に把握したうえで判断される．

　著明な出血傾向のある患者や抗凝固薬投与中の患者，活動性感染症（特に敗血症）を有する患者，穿刺部およびポート留置予定部の皮膚に異常がある患者，重症の糖尿病や低アルブミンにより創傷治癒が期待できない患者，は禁忌と考えている．

2 中心静脈穿刺について

　中心静脈穿刺はすべての医師が習得するべき基本的技術である一方，手技時の合併症が少なくなく，時として医療事故や訴訟に至ることもある．従来は体表の解剖学的指標に基づいた盲目的穿刺法（Landmark technique）が標準的な中心静脈穿刺方法であったが，近年では安全性や確実性の観点から超音波を代表とした画像誘導下穿刺法が注目されており，当院でも超音波ガイド下穿刺法を第一選択としている[1]．

　中心静脈の穿刺部位では内頸静脈，鎖骨下静脈，大腿静脈，肘静脈が選択される．それぞれの部位により穿刺の容易さや穿刺に伴う機械的合併症，長期留置に伴う合併症など特徴が異なるが，われわれは感染の危険率が低く管理面や美容的にも優れる**鎖骨下静脈経由の留置**を第一選択としている[2]．鎖骨下静脈は穿刺に伴う気胸の合併症頻度が高く，長期留置によりカテーテルのpinch-offをきたす危険性があると言われてきた．しかし，超音波ガイド下穿刺では気胸などの機械的合併症を軽減するのみならず，穿刺部位がLandmark techniqueよりも末梢側での穿刺となるため，カテーテルの鎖骨と第1肋骨による物理的圧迫が少なくpinch-offも回避できると報告されている[3]．

3 手技の実際

DVD 3章§2-2

1 準備

① 患者を透視台に臥床させ，上半身は裸になってもらう．当院では，化学療法後に自己抜針を行う場合には利き腕と反対側の前胸部に，自己抜針を行わない場合には原則右前胸部にCVポートを留置することにしている．

⬇

② 清潔操作前に穿刺部の中心静脈を超音波で確認し，伴走する動脈との位置関係や血管虚脱，閉塞の有無を確認する．

⬇

③ 予防的抗生物質の投与には明確なエビデンスがないため，主治医の判断によっている．また，鎮静薬投与に関しては患者の希望があればセルシン®もしくはドルミカム®による鎮静を行う．

⬇

④ 術者は消毒薬による手指消毒の後，マキシマル・バリアプリコーションに準拠して感染対策を行う．

⬇

⑤ 皮膚面の消毒は，ポピドンヨードもしくはグルコン酸クロルヘキシジンによって穿刺部周囲（頸部〜前胸部）を十分な範囲で行う．

⬇

2 穿刺およびカテーテル挿入

⑥ 患者に滅菌ドレープをかけ，超音波プローブに清潔カバーを装着する．静脈の走行を確認して超音波画像で針の刺入角度を確認しながらプローブの外側より局所麻酔を行う．

Pitfall
- プローブを強く押し付けすぎると静脈内腔がつぶれてしまうため，プローブは患者の体表に軽く当てる程度とする．
- 局所麻酔を多量に注入しすぎると，軟部組織が膨張することにより静脈が虚脱することがあり注意が必要である．また，局所麻酔針での静脈の試験穿刺は出血により周囲組織のエコー輝度が変化し，穿刺針が視認しにくくなることがあるために，超音波ガイド下穿刺では勧められない．

⬇

⑦ 穿刺部の皮膚に3 mm程度の横皮切を加え，静脈を超音波で確認しながら穿刺を行い（図1），シリンジより静脈血が吸引されるのを確認する．

コツ
- 鎖骨下静脈と動脈は並走しており静脈は動脈よりも浅部に位置していること，動脈は壁が厚く拍動しており静脈は壁が薄く呼吸性変動や圧迫で容易に虚脱することで判別できる．
- 穿刺針が静脈を貫く際，エコー画像上で静脈前壁が穿刺針に押されてへこみ，内腔に刺さった直後に元に戻るのが見える．

⬇

⑧ 穿刺針よりシリンジを外し，ガイドワイヤーを上大静脈まで挿入した後に穿刺針を抜く．ガイドワイヤー操作は，X線透視下でその挙動を確認しながら行う．

⬇

⑨ ガイドワイヤーに沿わせて付属のピールアウェイシースを留置した後にカテーテルを挿入し，シースを抜去する．

⬇

コツ
- ガイドワイヤーやカテーテル挿入時には，いったん呼吸を止めるか，血管との開口部を手で押さえて空気の吸い込みを防ぐ．
- ガイドワイヤー操作時に抵抗を感じたときは，ガイドワイヤーが血管外に逸脱している可能性があるため無理に進めない．また，ガイドワイヤーが内頸静脈に先進してしまう場合には，患者の顔を穿刺側に向けた状態でガイドワイヤーを挿入しなおすと上大静脈に進むことが多い．

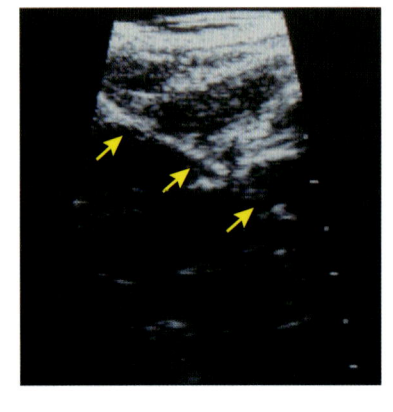

図1 ◆ 超音波ガイド下鎖骨下静脈穿刺
鎖骨下静脈を超音波でリアルタイムに確認しながら穿刺を行う．穿刺針全長が超音波画像にとらえることができており（⇨），先端が静脈内に位置しているのがわかる

> **Pitfall**
> ・ガイドワイヤーが心臓内に迷入すると不整脈を誘発する危険があるため，X線透視でのガイドワイヤー先端の確認を怠らないようにする．
> ・ピールアウェイシース挿入の際には，遠位端よりガイドワイヤーの端を導出し，ガイドワイヤーをしっかりと把持しながら行う．抵抗があるのに無理にシースを挿入しようとするとガイドワイヤーが折れてしまい，トラブルの原因となるために注意する．

3 皮下ポケット作成からポート埋め込み

⑩ カテーテル留置側の前胸部を局所麻酔した後に3 cm程度の横皮切を加え，切開創の尾側を真皮剥離して皮下ポケットを作成する．ポケット内にはガーゼを挿入して止血しておく．

⑪ 皮下ポケット上端よりカテーテル挿入創部まで皮下トンネルを作成してカテーテルを皮下ポケットまで導出する（図2）．

⑫ カテーテル先端が上大静脈と右心房の接合部に位置するように調節してカテーテルを切断し，カテーテルコネクタを取り付けて，カテーテルとポートを接続する．

⑬ 皮下ポケットにポートを埋入して，穿刺部とポケット部の縫合を行い閉創する．

⑭ ノンコアリングニードルでポートを穿刺して生理食塩水が抵抗なく注入できることを確認する．

⑮ X線写真を撮影してシステム全体の確認ならびに合併症の有無を評価して処置を終了する（図3）．

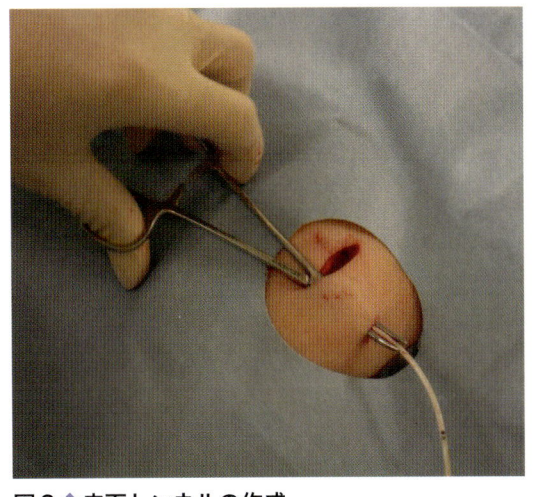

図2◆皮下トンネルの作成
皮下ポケット作成部よりカテーテル挿入部までモスキート鉗子で皮下トンネルを作成する．モスキート鉗子でカテーテルを把持して皮下ポケット部まで導出する

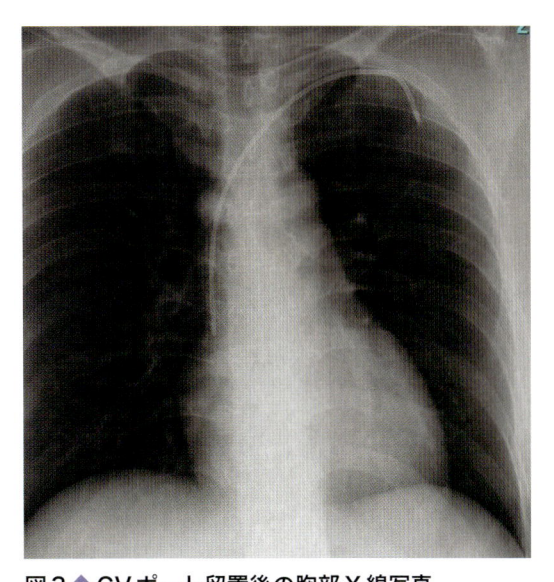

図3◆CVポート留置後の胸部X線写真
CVポートカテーテルシステムの走行に位置異常がないこと，気胸などの合併症が存在しないことを確認する

> **コツ**
> ・皮下ポケット部の上皮の厚みは5〜10 mm程度がよい．薄すぎると埋め込んだポートの圧迫による皮膚壊死の危険があり，厚すぎると留置後にポートの穿刺がしづらくなることがある．
> ・ポート接続の際には，滑りやすいカテーテルをガーゼで把持して行うとよい．鉗子で把持してしまうと，カテーテル損傷をきたし，システム不具合の原因となるため絶対に行ってはならない．

> **Pitfall**
> ・カテーテル導出の際に，カテーテル内腔が皮下トンネル部で屈曲してつぶれてしまわないよう注意が必要である．
> ・ポケット内でのポートの反転を防止するため，ポートの固定用穴と筋膜を最低2針は固定するのがよい．

4 化学療法の開始

① ポート留置部の皮膚をアルコール綿で十分に清拭する．

② ノンコアリングニードルでポートを穿刺し，10 mLシリンジで生理食塩水による注水テストを行い，システムに異常がないことを確認する．

③ 抗がん剤などの点滴を開始する．

> **Pitfall**
> 注水テストで抵抗がある場合や，患者が疼痛を訴える場合には，システムになんらかの異常があるので，胸部単純X線写真によるカテーテルのキンクや断裂の確認や，ポートからの造影による血栓閉塞およびフィブリンシース形成の精査が必要となる．

◆ 参考文献

1) Marcy PY : Central venous access : techniques and indications in oncology. Eur Radiol, 18 : 2333-2344, 2008
2) 祖父江慶太郎, 他：中心静脈穿刺法. IVR会誌, 25：137-143, 2010
3) Zahringer M, et al : Ultrasound guided implantation of chest port systems via the lateral subclavian vein. Rofo, 178 : 324-329, 2006

第3章 転移性肝癌の治療手技

§2 経カテーテル治療・化学療法

3) 肝転移を伴う進行胃癌に対する全身化学療法

高橋直樹, 山田康秀

POINT
① 肝転移を含めた転移性もしくは再発進行胃癌に対する標準治療は全身化学療法である
② 初回化学療法の標準レジメンはフッ化ピリミジン系抗がん剤＋シスプラチンである
③ HER2陽性胃癌に対する初回化学療法は, カペシタビン（もしくは5-FU）＋シスプラチン＋トラスツズマブが標準治療である
④ 肝転移に対する集学的治療に関しては, その有用性の検証が今後の課題である

1 切除不能進行・再発胃癌の背景

切除不能進行・再発胃癌に対する化学療法は最近の進歩により高い腫瘍縮小効果が得られるようになったが, 化学療法による完全治癒は現時点では困難であると考えられており, 癌の進行に伴う臨床症状の発現時期を遅らせることと生存期間の延長が当面の治療目標となっている. 国内外の第Ⅲ相臨床試験の結果から切除不能進行・再発胃癌における生存期間中央値（MST）は, 7〜13カ月である. 国内における胃癌の肝転移患者に対する全身化学療法の予後に関しては, JCOG（日本臨床腫瘍研究グループ）の報告によれば5年生存割合で1.7％である.

2 切除不能進行・再発胃癌に対する初回化学療法に関して

国内における全身化学療法に対する代表的な臨床試験として, JCOG9912試験とSPIRITS試験が挙げられる（表1）. JCOG9912は, 当時の標準治療である5-FUに対してイリノテカン＋シスプラチン療法の優越性とS-1療法の非劣性を検証した3群比較による第Ⅲ相試験である. 主要評価項目は全生存期間（OS）で, MSTは5-FU療法が10.8カ月であったのに対して, イリノテカン＋シスプラチン療法が12.3カ月（優越性：$p=0.055$）, S-1単独療法が11.4カ月（非劣性：$p<0.001$）とイリノテカン＋シスプラチン療法の優越性は示せなかったものの, S-1療法の非劣性が証明され, 切除不能進行・再発胃癌に対する標準治療はS-1療法であると結論付けられた[1].

一方, SPIRITS試験は, S-1単独療法に対するS-1＋シスプラチン療法の優越性を検証した試験である. 主要評価項目は全生存期間で, MSTはS-1療法が11.0カ月に対し, S-1＋シスプラチン療法が13.0カ月（$p=0.0366$）と有意な延長を示した. これらの結果を併せて, 切除不能進行・再発胃

表1 ◆ 国内における初回化学療法における第Ⅲ相試験の結果の比較

試験名	レジメン	登録数	奏効率	PFS中央値（月）	MST（月）	P値（MST）
JCOG9912	5-FU	234	9%	2.9	10.8	
	CPT-11＋CDDP	236	38%	4.8	12.3	0.055
	S-1（非劣性）	234	28%	4.2	11.4	<0.001
SPIRITS	S-1	150	31%	4.0	11.0	0.037
	S-1＋CDDP	148	54%	6.0	13.0	
TOP002/GC301	S-1	160	27%	3.6*	10.5	0.233
	S-1＋CPT-11	155	41%	4.5*	12.8	
START	S-1	313	18%	4.1**	11.0	0.142
	S-1＋DOC	310	30%	5.3**	12.8	

*治療成功期間，**time to progression（無増悪期間）

表2 ◆ 海外における分子標的治療薬の第Ⅲ相試験の結果

試験名	レジメン	登録数	奏効率	PFS中央値（月）	P値	MST（月）	HR	P値
ToGA (ASCO 2009)	XP（or FP）	296	35%	5.5	0.0002	11.1	0.74	0.0046
	XP（or FP）＋Tmab	296	47%	6.7		13.8		
AVAGAST (ASCO 2010)	XP＋Placebo	387	37%	5.3	0.0037	10.1	0.87	0.1002
	XP＋Bevacizumab	387	46%	6.7		12.1		
REAL-3 (ASCO 2012)	mEOC＋Placebo	275	42%	7.4	0.068	11.3	1.37	0.013
	mEOC＋Panitumumab	278	46%	6.0		8.8		
GRANITE-1 (ASCO-GI 2012)	Everolimus＋BSC	438	4.5%	1.68	<0.0001	5.39	0.90	0.1244
	Placebo＋BSC	217	2.8%	1.48		4.34		

XP：capecitabine＋CDDP，FP：5-FU＋CDDP，Tmab：trastuzumab，mEOC:modified epirubicine＋capecitabine＋oxaliplatin

癌に対する標準治療はS-1＋シスプラチン療法と考えられるようになった[2]．

その後，S-1との併用療法においては，国内の第Ⅲ相試験としてTOP002/GC0301試験，START試験が行われた．標準治療であるS-1＋シスプラチン療法に対して，TOP002/GC0301試験ではイリノテカン＋S-1療法，START試験ではドセタキセル＋S-1療法の優越性を検証したが，どちらもOSにおいて有意な延長を示すことができなかった．海外においては，フッ化ピリミジン系抗がん剤＋シスプラチン療法が標準治療として行われている．経口フッ化ピリミジン系薬剤を用いた代表的なレジメンとして，米国を中心としたカペシタビン＋シスプラチン療法（XP療法）や欧州を中心としたエピルビシン＋カペシタビン＋オキサリプラチン療法（EOX療法）が挙げられ，地域により化学療法レジメンの違いは認められる（表2）．

二次治療に関しては，海外のランダム比較第Ⅲ相試験により，支持療法のみと比較してイリノテカンもしくはドセタキセルの二次治療を施行した方が，OSで有用な延長が証明されている[3]．2012年のASCOでは，パクリタキセル単剤療法とイリノテカン単剤療法の比較第Ⅲ相試験（WJOG4007）が報告された．イリノテカンの優越性を検証したデザインで，主要評価項目のOSではMSTがパクリタキセル群で9.5カ月，イリノテカン群で8.4カ月と両群で有意差は認められなかった（HR：1.13，95％CI：0.86-1.49，p＝0.33）．また，PFSにおいても同様に有意差は認められなかったが，パク

リタキセル単独群はイリノテカン単独群よりも良好な成績であり，二次治療におけるパクリタキセル単独療法の有用性が示された．

3 HER2陽性胃癌に対する全身化学療法

　HER2は，17番染色体長腕に位置する*HER2/neu*遺伝子にコードされる．HER familyに属し，チロシンキナーゼ活性をもつ膜貫通型受容体である．胃癌においても12～20％でHER2陽性であり，トラスツズマブの効果が期待されていたため，HER2陽性の進行もしくは再発胃癌患者を対象として，国際共同第Ⅲ相試験のToGA試験が行われた．HER2陽性をIHC（免疫組織化学法）で3＋またはFISH陽性と定義しスクリーニングを行った結果，HER2陽性の割合は22.1％であった．このうち，患者選択規準を満たす進行胃癌患者584人が標準治療であるカペシタビン（または5-FU）＋シスプラチン併用療法群と，標準治療＋トラスツズマブ併用療法群にランダムに割り付けられた．主要評価項目はOSで，MSTは標準治療群で11.1カ月，トラスツズマブ併用群で13.8カ月（HR：0.74，95％ CI 0.60-0.91，p＝0.0046）とトラスツズマブ併用の優越性が証明された[4]．また，PFSもトラスツズマブ併用群で良好な成績であった（HR：0.71，95％ CI 0.59-0.85）．サブグループ解析では，HER2強陽性（IHC2＋/FISH陽性またはIHC3＋）群において，より大きいトラスツズマブの上乗せ効果が見られた（MST：11.8カ月 vs 16.0カ月，HR：0.65，95％ CI 0.51-0.83）．

　初回治療における標準治療であるSP療法にトラスツズマブを併用する有用性を評価する第Ⅲ相試験が国内で進行中である．HER2陽性胃癌における他の第Ⅲ相試験として，一次治療におけるLOGiC試験（XP療法±Lapatinib），二次治療におけるTyTAN試験（PTX±Lapatinib）が2013年2月現在進行中であり，その結果が待たれる．

4 胃癌の肝転移に対する全身化学療法と集学的治療に関して

　全身化学療法との集学的治療として，胃癌の肝転移に対する緩和的外科治療，ラジオ波焼灼術などの局所療法，肝動注化学療法や肝血管塞栓術などが過去に報告されており，JingらのReview articleでまとめられている[5]．これらの治療はランダム化試験や前向き試験などにより十分な臨床的検証がなされておらず，現時点で標準治療として推奨されてはいない．

1 緩和的外科治療に関して

　胃癌，肝転移に対する緩和的胃切除術に関しては，これまで後方視研究として，非治癒因子が1つの場合にのみ緩和的胃切除術は予後に関してメリットが認められるとする報告（Kunisakiら），肝転移のみの場合で緩和的胃切除術と術後化学療法などの集学的治療で予後の改善が認められたとする報告（Kwokら，Linら），肝両葉よりも肝片葉の転移のみの症例において緩和的胃切除術のメリットがあったとする報告（Kwokら），70歳以上の患者では合併症，入院期間，死亡率の観点で緩和的胃切除術は推奨されないとする報告（Hartgrinkら）などがある．しかし，緩和的胃切除術の臨床的意義に関しては，過去の後方視研究において生存期間の延長に寄与する報告もあれば，寄与しないとする

報告があり結論は出ていない．2013年2月現在，日本と韓国において治癒切除不能胃癌（治癒切除不能因子を1つ有する）を対象に，緩和的胃切除術＋術後化学療法（CS法）群と全身化学療法単独（CS療法）群を比較する第Ⅲ比較試験（REGATTA）が進行中であり，緩和的胃切除術の臨床的意義が明らかになると考えられる．

胃癌，限局性の肝転移症例に対する合併切除術に関しても，臨床的有用性に関しては結論がでておらず，過去の後方視研究などにおける検証のみである．切除術後の再発率ならびに死亡率は高いが，そのなかには長期生存の症例も認められる．過去の報告における胃癌における肝転移切除術適応に関しては，①腹膜播種や遠隔転移を認めない同時性肝転移の症例，②他の転移を有さない異時性肝転移の症例，③肝切除後の肝予備能が許容され完全切除が可能な肝転移の症例などが挙げられている．また予後因子としては，病理学的な因子（原発巣の組織型，浸潤深度，脈管侵襲の有無など），肝転移の分布と個数，手術のタイミング，切除断端の陽性などさまざまな報告があるが，依然として一定の見解はでていない．2013年現在，海外で進行中のGYMMSA試験は，転移性胃癌の患者を対象とした全身化学療法（FOLFOXIRI）単独群と，原発切除術＋転移巣切除＋全身化学療法（FOLFOXIRI）併用群を比較した前向き試験であり，サブグループ解析による肝転移切除術の検証が期待される．

2 局所治療

肝転移に対するラジオ波焼灼術（RFA）は，外科的治療よりも低侵襲で治療による合併症が少ないことがメリットとして挙げられる．胃癌の肝転移を対象とした少数例の過去の検討では，外科治療と比べ予後が良好であったとする報告（Kimら）はあるが，十分な検証はこれまで試されていない．また，転移のサイズが5 cmを超えるものに関しては焼灼が不十分となることもあり，治療適応となる腫瘍サイズや転移個数において今後更なる臨床的な検討が必要といえる．

3 肝動注化学療法，肝血管塞栓術

肝動注化学療法は，通常の全身化学療法と比較して，肝臓に対する抗がん剤の濃度を高めることが可能である点と全身における副作用の軽減が特長として挙げられる．過去の報告では，胃癌の肝転移病変における奏効割合は62.5〜82.5％と高く，MSTも16.5〜36.1カ月と良好な成績であるが，肝転移以外の病変が予後に影響を与える報告や，奏効率は高いが延命効果はないという報告もあり，現時点で標準治療として推奨されてはいない．

肝血管塞栓術に関しても，血管塞栓物質と抗がん剤（エピルビシンなど）の併用により高い奏効率を認めた過去の報告は認められるが，合併症（膿瘍，梗塞，腫瘍破裂など）や乏血管性腫瘍においては効果が期待できないなど，その治療適応に関しては一定の見解は出ていない．

5 現状とこれからの展望

胃癌，肝転移に対する標準治療は全身化学療法であるが，病理組織学的な違いにおける治療戦略が現在注目を集めている．これまでの臨床病理学的な検討から腸型の胃癌は肝転移が多く，びまん型の胃癌は腹膜播種が多いことが知られている．国内において進行中のJCOG1013試験は，HER2陰性胃

癌を対象にドセタキセル＋S-1＋シスプラチン（DCS）療法とS-1＋シスプラチン（CS）療法をランダム化比較する第Ⅲ相試験である．この試験におけるKey secondary endpoints（主要な副次評価項目）として組織型（腸型 対 びまん型）による全生存期間の比較を挙げている．試験結果から組織型による治療成績の違いが認められた場合，今後の肝転移や腹膜播種における全身化学療法の個別化が示唆される可能性がある．

また，胃癌領域における分子標的治療薬の臨床試験は，HER2陽性胃癌に対するトラスツズマブ以外にも近年多く報告されている．切除不能進行胃癌もしくは再発胃癌を対象とした第Ⅲ相試験としてAVAGAST試験，REAL3試験，GRANITE-1試験が報告された．一次治療におけるベバシズマブやパニツムマブ，二次治療以降におけるエベロリムスでは，主要評価項目である全生存期間で有意な改善は認められなかった．現在，初回治療におけるEXPAND試験（XP療法±cetuximab），二次治療におけるRAINBOW試験（PTX±ramcirumab）やGRANITE-2試験（PTX±everolimus）が進行中である．分子標的治療薬が有効な特定の患者集団を抽出するために，治療効果予測や予後に関与するバイオマーカー研究が重要となってくる．

胃癌は欧米と比較して日本を含めた東アジア圏で患者数が多いことから，新たな治療開発や臨床試験を本邦が先導しなければならない．胃癌の肝転移症例においては，現在の全身化学療法に加えて，外科治療などの集学的治療が今後予後にどれほど影響を与えるか，現在進行中の臨床試験の結果が待たれる．

◆ 参考文献

1） Boku N, et al：Fluorouracil versus combination of irinotecan plus cisplatin versus S-1 in metastatic gastric cancer：randomized phase 3 study. Lancet Oncology, 10：1063-1069, 2009

2） Koizumi W, et al：S-1 plus cisplatin versus S-1 alone for first-line treatment of advanced gastric cancer（SPIRITS trial）：a phase III trial. Lancet Oncology, 9：215-221, 2008

3） Kang JH, et al．：Salvage Chemotherapy for Pretreatment Gastric Cancer：A Randomised Phase III Trial Comparing Chemotherapy Plus Best Supportive Care With Best Supportive Care Alone. J Clin Oncol, 30：1513-1518, 2012

4） Bang YJ, et al：Trastuzumab in combination with chemotherapy versus chemotherapy alone for treatment of HER2-positive advanced gastric or gastro-oesophageal junction cancer（ToGA）：a phase 3, open-label, randomized controlled trial. Lancet, 376：687-697, 2010

5） Liu J & Chen L：Current status and progress in gastric cancer with liver metastasis. Chin Med J, 124：445-456, 2011

第3章 転移性肝癌の治療手技

§2 経カテーテル治療・化学療法

4）肝転移を伴う進行大腸癌に対する全身化学療法

伊澤直樹，朴　成和

POINT
① 肝転移を有する大腸癌患者に対して切除可能か切除不可能かによって治療戦略が異なる
② 化学療法の発展により，治療開始時に切除不可能な患者でも切除可能となり得る
③ 大腸癌の化学療法は，全治療経過中に5-FU・オキサリプラチン・イリノテカンなどの有効な化学療法をすべて使用することが重要である

1 はじめに

　切除不能大腸癌の予後は，**オキサリプラチン**や**イリノテカン**などの殺細胞性化学療法の発展や，**セツキシマブ**や**パニツムマブ**，**ベバシズマブ**などの分子標的治療薬の開発により大幅に改善してきており，切除不能転移を有する大腸癌でも2年を超える生存が得られるようになってきている．Stage IV期の大腸癌の5年生存率は13.2％といまだに予後不良であるが，肝転移患者でも切除可能な場合には5年生存率が20～50％であり，積極的に手術が施行されている．また，切除不能な肝転移の場合にも，全身化学療法が奏功し，肝転移巣が切除できた場合には初回から切除可能な肝転移を有する患者と予後に差がなかったとする報告もある．

　本稿では，切除可能または切除不能な肝転移を有する進行大腸癌患者に対する全身化学療法の適応と外科的切除術を含めた集学的治療について概説する．

2 切除可能肝転移を有する進行大腸癌の化学療法

　本邦における大腸癌の治療指針として2010年に「**大腸癌治療ガイドライン**」が出版されている．肝転移巣を有する大腸癌患者に対する治療方針を**図1**に示すが，**原発巣及び遠隔転移巣の切除が可能な患者に対しては根治的な切除を行うことが推奨されている**．欧米では肝転移に対して術前化学療法を行うことが一般的であり，「**NCCNガイドライン**」にも明記されている．手術後の補助化学療法に関しては日本・欧米どちらのガイドラインも推奨されているが，現在まで最も有効な化学療法レジメンを決定する明確なエビデンスは得られていない．術前や術後の化学療法を検討した代表的な試験である EORTC Intergroup trial 40983試験[1]やFFCD9002試験[2]の概要を下記に示す．

　EORTC Intergroup trial 40983試験は，切除可能な4個以下の肝転移を有する大腸癌肝転移患者を

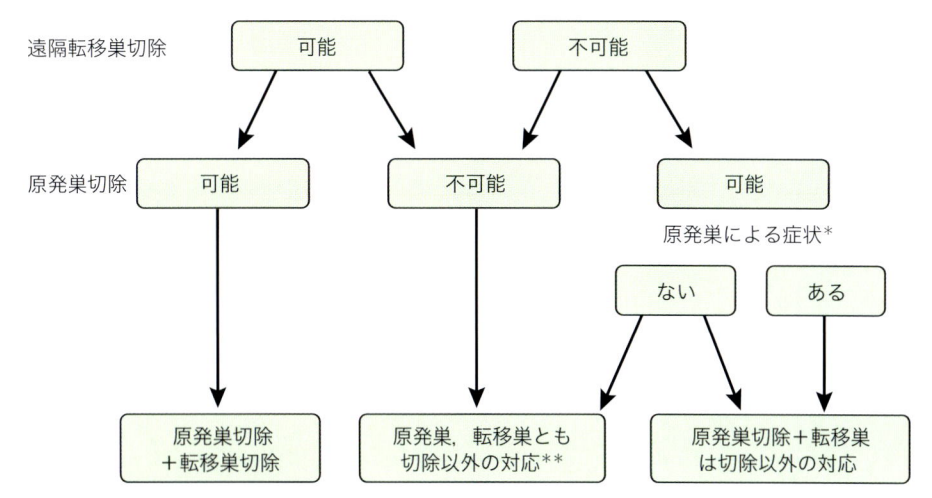

図1 ◆ 大腸癌 Stage IV期の治療方針
＊原発巣による症状；大出血，高度貧血，穿通・穿孔，狭窄などによる症状
＊＊切除以外の対応；原発巣緩和手術，化学療法，放射線療法並びに局所治療，もしくはbest supportive care（緩和治療）

対象として，術前術後の補助化学療法の有効性を評価した．術前術後補助化学療法（5-FU/ロイコボリン/オキサリプラチン；**FOLFOX療法**）と手術単独が比較され，化学療法を受けた患者が有意に無増悪生存期間（PFS）を延長したと報告された．ただしこの試験では，化学療法群で手術合併症が高いことや手術単独群で術後2カ月付近に大きな落ち込みがあり，これがPFSの差をもたらしているとの見解もあり，安全性や有効性には疑問がもたれている．さらに2012年の米国腫瘍学会にて長期間フォローアップの結果が発表され，全生存期間では化学療法群と手術単独群で有意な差はみられなかった．

FFCD9002試験は術後の化学療法の有効性を検討した試験であり，根治的肝切除を施行された後の補助化学療法〔5-フルオロウラシル/ロイコボリン（5-FU/LV）療法〕群と手術単独群を比較され，化学療法群において5年無病生存率で有意な改善が示された．しかし，FFCD9002試験と遠隔転移術後の5-FU/LVの有効性を検討したENG試験とのプール解析（pooled analysis）では，化学療法群が手術単独群と比較して無増悪再発期間や全生存期間の延長に寄与する傾向はみられたものの有意差は認められなかった．

以上より，切除可能な肝転移を有する患者に関しては術前術後化学療法の明確なエビデンスに乏しいと言わざるをえない．現在，大腸癌のKey drugである**オキサリプラチン**や**イリノテカン**を含んだレジメンの有効性が確立されていないのは大きな問題である．しかし，Stage II・III期での根治切除後の**FOLFOX療法**の有効性が確立されているため，日常診療ではStage IIIよりも明らかに再発率が高いStage IVに対しても補助化学療法を行うことが一般的である．日本でも，**日本臨床腫瘍研究グループ（JCOG：Japan Clinical Oncology Group）**にて肝転移切除後に対する**FOLFOX療法**の有効性を検討する試験が行われている．また欧米では，**FOLFOX療法**にセツキシマブの上乗せ効果を検討したNew EPOC試験や**ベバシズマブ・パニツムマブ**の上乗せ効果を検討したEORTC40091試験が進行中であり，結果が期待される．

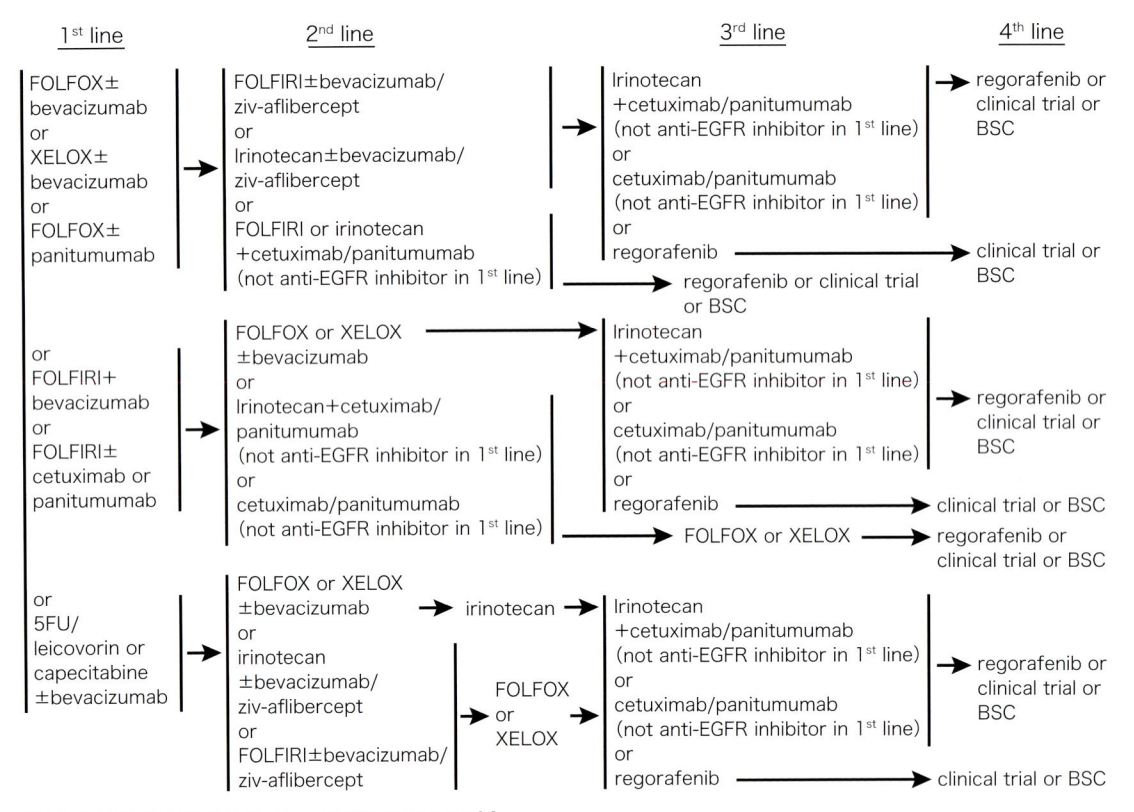

1st line	2nd line	3rd line	4th line
FOLFOX±bevacizumab or XELOX±bevacizumab or FOLFOX±panitumumab	FOLFIRI±bevacizumab/ziv-aflibercept or Irinotecan±bevacizumab/ziv-aflibercept or FOLFIRI or irinotecan +cetuximab/panitumumab (not anti-EGFR inhibitor in 1st line)	Irinotecan +cetuximab/panitumumab (not anti-EGFR inhibitor in 1st line) or cetuximab/panitumumab (not anti-EGFR inhibitor in 1st line) or regorafenib → regorafenib or clinical trial or BSC	regorafenib or clinical trial or BSC clinical trial or BSC
or FOLFIRI+bevacizumab or FOLFIRI±cetuximab or panitumumab	FOLFOX or XELOX ±bevacizumab or Irinotecan+cetuximab/panitumumab (not anti-EGFR inhibitor in 1st line) or cetuximab/panitumumab (not anti-EGFR inhibitor in 1st line)	Irinotecan +cetuximab/panitumumab (not anti-EGFR inhibitor in 1st line) or cetuximab/panitumumab (not anti-EGFR inhibitor in 1st line) or regorafenib → FOLFOX or XELOX	regorafenib or clinical trial or BSC clinical trial or BSC regorafenib or clinical trial or BSC
or 5FU/leicovorin or capecitabine ±bevacizumab	FOLFOX or XELOX ±bevacizumab or irinotecan ±bevacizumab/ziv-aflibercept or FOLFIRI±bevacizumab/ziv-aflibercept	→ irinotecan → FOLFOX or XELOX → Irinotecan +cetuximab/panitumumab (not anti-EGFR inhibitor in 1st line) or cetuximab/panitumumab (not anti-EGFR inhibitor in 1st line) or regorafenib	regorafenib or clinical trial or BSC clinical trial or BSC

図2 ◆ NCCNガイドライン（切除不能大腸癌）
＊日本の承認に合わせて一部改編

3 切除不能肝転移を有する進行大腸癌の化学療法

　初回の診断時に切除不能と判断された患者に対しては，転移部位や個数，大きさなどによって治療の戦略が異なる．①肝臓以外の多臓器に転移を有するまたは肝両葉に多発転移を有し，化学療法が奏功しても切除となる可能性のない患者と，②肝転移のみであるが大きさや個数などで診断時に手術の適応とならないが，化学療法の効果によっては外科的治療ができる可能性のある患者とでは治療の戦略が異なる．

1 切除不能転移を有する大腸癌患者の治療選択

　肝臓以外の多臓器転移を有する患者や，肝転移のみであっても肝両葉に転移巣が存在するなどの理由で切除不能と判断された患者に対しては，通常の切除不能大腸癌と同様に，一次治療だけでなく長期の治療戦略の視点から全身化学療法を選択するべきである．大腸癌のkey drugとして，**5-FU・オキサリプラチン・イリノテカン**などの殺細胞性の化学療法，および，血管新生因子（VEGF）阻害薬

A mFOLFOX6療法

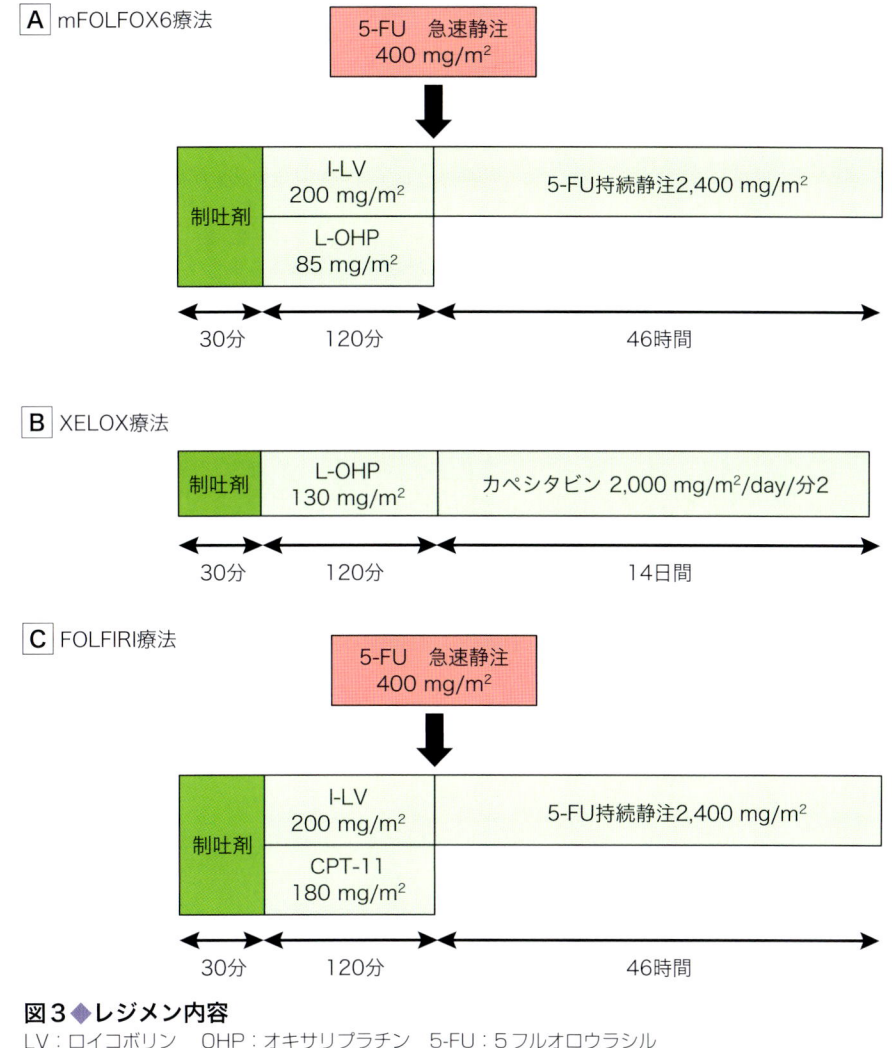

```
          5-FU  急速静注
          400 mg/m²
                ↓
制吐剤 | l-LV 200 mg/m²        | 5-FU持続静注2,400 mg/m²
      | L-OHP 85 mg/m²         |
       30分    120分              46時間
```

B XELOX療法

```
制吐剤 | L-OHP 130 mg/m² | カペシタビン 2,000 mg/m²/day/分2
       30分    120分              14日間
```

C FOLFIRI療法

```
          5-FU  急速静注
          400 mg/m²
                ↓
制吐剤 | l-LV 200 mg/m²        | 5-FU持続静注2,400 mg/m²
      | CPT-11 180 mg/m²       |
       30分    120分              46時間
```

図3◆レジメン内容
LV：ロイコボリン　OHP：オキサリプラチン　5-FU：5フルオロウラシル
CPT-11：イリノテカン

であるベバシズマブや上皮成長因子受容体（EGFR）阻害薬であるセツキシマブ・パニツムマブなどの分子標的治療薬が開発され，さまざまな薬剤が大腸癌に対して有効性が示されている．

　図2，3にNCCNのガイドライン，代表的なレジメンスケジュールを示す．一・二次治療とも多数のレジメンを選択できるようなものになっており，基本的にオキサリプラチンベースのレジメンを一次治療で使用した場合には，二次治療以降でイリノテカンベースのレジメンを使用し，イリノテカンを一次治療とした場合には二次治療以降にオキサリプラチンを使用する．過去に報告されたGERCORで行われた試験にて一次治療にオキサリプラチン・イリノテカンのどちらかを選択し，その後に二次治療以降でスイッチすれば，最終的な生存期間に影響は与えないことが報告されている．また，**5-FU・オキサリプラチン・イリノテカン**の3剤のうち，全治療期間にて用いた化学療法使用率と生存期間は相関することが示されており（図4）[3]，**大腸癌の治療は有効な治療薬を可能な限り使用することが生存期間を延長するポイントだと考えられている**．また，血管新生阻害薬のベバシズマブやEGFR阻

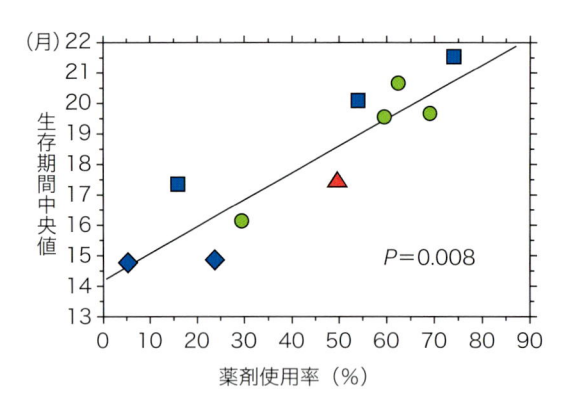

図4 ◆ 5-FU, オキサリプラチン, イリノテカン使用率と生存期間
文献3より引用

害薬の**セツキシマブ/パニツムマブ**も大腸癌に対する有効性が示されており, 化学療法との併用治療による延命効果が期待できる. ただし, **EGFR阻害薬は腫瘍細胞の*K-ras*遺伝子変異を有する場合には効果がないことが証明されているため, 使用前には確認が必須である**.

2 Conversion therapy

　一部の切除不能な肝転移を有する大腸癌患者に対して化学療法にて転移をダウンステージングさせ, 外科的切除術を追加する**conversion therapy**では, 治癒の可能性がある. 近年の殺細胞性の化学療法の発展だけでなく, 分子標的治療薬の開発により, 非常に高い腫瘍縮小奏効率が得られるようになってきており, **conversion therapy**の可能性が高まった. しかし, 画一化されたレジメンはなく, さまざまなレジメンにおいて奏効率や肝R0切除率の検討が行われている. 肝転移単独患者では化学療法の奏効率が高いほど肝切除率が増加し, 腫瘍縮小効果が高いほど肝切除後の予後がよいという報告もあり[4], 奏効率・縮小率がよい治療レジメンの選択が望まれる. CELIM試験[5]では**FOLFOX療法**もしくは**FOLFIRI療法**（5-FU/ロイコボリン/イリノテカン）に**セツキシマブ**を上乗せした効果が検討され, 奏効率はFOLFOX療法＋セツキシマブ群で68％・FOLFIRI療法＋セツキシマブ群で57％と非常に高く, R0切除率もFOLFOX療法＋セツキシマブ群で38％・FOLFIRI療法＋セツキシマブ群で30％と非常に良好であった. さらに*K-ras*野生型に対象を絞ると70～80％程度の高い奏効率が報告されている.

　*K-ras*遺伝子に変異があり抗EGFR抗体薬が使用できない患者に対しては**FOLFOX療法**もしくは**FOLFIRI療法**もしくはそれらの治療に**ベバシズマブ**を併用したレジメンが選択可能である. CELIM試験でも示されたように**FOLFIRI療法**よりも**FOLFOX療法**の方が切除率が高く, Tournigandらによっても同様の傾向が報告されている. さらに, **イリノテカン**は脂肪性肝炎の頻度を上昇させることが報告され, その影響が指摘されている. ただし, **オキサリプラチン**にも肝臓内の類洞を拡張させることが報告されているため, 長期の化学療法後の肝切除は合併症の発生を上昇させる可能性があり, 注意が必要である. また, **オキサリプラチン**に**ベバシズマブ**を併用することで類洞の拡張を抑制する可能性も報告されているため, **ベバシズマブはオキサリプラチンとの併用が好まれている**.

　以上から, conversion therapyの可能性がある場合には, *K-ras*野生型に対してはFOLFOX

療法＋セツキシマブ，K-ras 変異型患者はFOLFOX療法＋ベバシズマブが選択されることが多い．ただし，ベバシズマブを使用した場合には血管新生を阻害するため，手術までに4週間以上の休薬期間が必要となる．

4 化学療法による副作用

　殺細胞性の化学療法は，正常細胞への影響が避けられない．特に細胞周期の回転が速い臓器ほど影響を受けやすく，消化管（嘔吐・嘔気，食欲不振，口内炎，下痢）や造血器（白血球低下，貧血，血小板減少）などは副作用の出現しやすい臓器である．

　それ以外にも5-FUを代表とするフッ化ピリミジン系化学療法は，**手足症候群**（手の黒ずみ，爪囲炎，皮膚炎）が特徴的な副作用である．

　イリノテカンは肝臓で **SN-38** という物質に代謝されたのち，胆汁中から便として排泄される．そのためイレウスや腹水などにて便の排泄が滞ると，この **SN-38** の腸管での再吸収が増加し，下痢などの副作用をきたす原因となる．イレウスや多量腹水を有する患者にはイリノテカンの使用は避ける必要がある．また，イリノテカンの代謝酵素として **UGT1A1** が発見されており，この酵素に変異がある場合には副作用が増強することが知られており，注意が必要である．**UGT1A1** 検査は保険適応があり，イリノテカン治療前には採血にて確認することも考慮する必要がある．

　オキサリプラチンの副作用としては末梢神経障害による手足のしびれやアレルギー症状，薬剤過敏反応などが特徴的である．手足のしびれはオキサリプラチンの総投与量に相関し，治療が長くなればなるほど，頻度や持続時間・強度は増強することが知られている．また，**薬剤過敏反応**は数コース治療後にも生じるため，継続した注意が必要である．

　分子標的治療薬は上記のような副作用は少ないが，**ベバシズマブは血栓や出血，高血圧，タンパク尿，消化管穿孔などの副作用に注意が必要**である．また，**セツキシマブやパニツムマブはざ瘡様皮疹などの皮膚疾患や下痢の頻度が高く，ステロイド軟膏やミノマイシンなどの予防薬が大切**である．

5 おわりに

　肝転移を有する大腸癌に対する治療方法について概説した．切除不能であった患者が化学療法によって腫瘍が縮小したことにより切除できるようになることは，患者にとって非常にメリットとなりえる．今後さらなる化学療法の開発・発展により治癒率の向上が期待される．

◆ 文献

1) Nordlinger B, et al : Perioperative chemothereapy with FOLFOX4 and surgery alone for resectableliver metastases from colorectal cancer（EORTC Intergroup trial 40983）: a randomised controlled trial. Lancet, 371 : 1007-1016, 2008

2) Portier G, et al : Multicenter randomized trial of adjuvant fluorouracil and folinic acid compared with surgery alone after resection of colorectal liver metastases : FFCD ACHBTH AURC 9002 trial. J ClinOncol, 24 : 4976-4982, 2006

3) Grothey A, et al : Survival of patients with advanced colorectal cancer improves with the availability of fluorouracil-leucovorin, irinotecan, and oxaliplatin in the course of treatment. J ClinOncol, 22 : 1209-1214, 2004
4) Folprecht G, et al : Neoadjuvant treatment of unresectable colorectal liver metastases : correlation between tumour response and resection rates. Ann Oncol, 16 : 1311-1319, 2005
5) Folprecht G, et al : Tumour response and secondary resectability of colorectal liver metastases following neoadjuvant chemotherapy with cetuximab : the CELIM randomised phase 2 trial. Lancet Oncol, 11 : 38-47, 2010

Column

消化器がんに対する分子標的薬の近未来

朴　成和

　消化器がんに対する分子標的薬は，これまで，大腸癌に対するBevacizumab（ベバシズマブ），Cetuximab（セツキシマブ），Panitumumab（パニツムマブ），膵癌に対するErlotinib（エルロチニブ），肝細胞癌に対するSorafenib（ソラフェニブ），Her-2陽性胃癌に対するTrastuzumab（トラスツズマブ）の有効性が証明され，日常診療でも広く用いられるようになった．しかし，消化管間質系腫瘍に対するImatinib（イマチニブ），EGFR遺伝子変異を有する非小細胞肺癌に対するGefitinib（ゲフィチニブ）やALK融合遺伝子陽性非小細胞肺癌に対するcrizonitib（クリゾチニブ）のような劇的な効果を示す薬剤は見つかっていない．

　今後も分子標的薬の開発には治療効果を予測できるBiomarkerの存在は必須である．しかし，これまでの熱心な研究にもかかわらず成功していないことを考えると，消化器がん領域では，"Oncogene Addiction"を発見することは困難であるか，または該当する症例の頻度はきわめて低いことが予想される．

　一方，分子標的薬剤が先行している肺癌や乳癌においては，分子標的薬の獲得耐性が新たな分子標的薬の併用によって克服されるようになってきた．近い将来，単剤の分子標的薬に対して自然耐性にある消化器がんにおいても，分子標的薬の併用により，さらなる高い効果がもたらされることが期待される．

　基礎研究において，あるcell lineに対する，分子標的薬の併用による耐性克服や相乗効果が示されたとしても，それは「その併用が効くがんが存在する」ことしか意味せず，奏効割合や腫瘍縮小の程度，副作用を含めた治療の継続性を見るためには，第Ⅱ相試験が必要である．しかし，現実的には，分子標的薬併用の組み合わせは無数に考えることができ，これまでの臨床試験の方法論ではそれらすべてをカバーすることは不可能である．今後，基礎から挙がってきた可能性について，その実証可能性を検証するための新たな臨床試験の方法論を考え出す必要があると思われる．

第4章

門脈圧亢進症の治療手技

§1 内視鏡的治療
　1）内視鏡的食道静脈瘤結紮術（EVL） ……………… 170
　2）内視鏡的食道静脈瘤硬化療法（EIS） ……………… 178

§2 IVR
　1）バルーン閉塞下逆行性経静脈的塞栓術（BRTO）… 186
　2）経頸静脈的肝内門脈肝静脈シャント形成術（TIPS）
　　　…………………………………………………………… 193

第4章 門脈圧亢進症の治療手技

§1 内視鏡的治療
1）内視鏡的食道静脈瘤結紮術（EVL）

小原勝敏

POINT
① EVL は簡便で比較的容易な手技であるが，単独では再発率がきわめて高い
② 不完全な結紮は後出血の危険性があり，注意すべきである
③ EVL 後の再発防止には硬化療法との併用および地固め法の追加が有用である

◆ 術前に行うこと
□ 内服薬（特に抗血栓薬）の確認

◆ 準備するもの
□ EVL デバイス：ニューモ・アクティベイト EVL デバイス（住友ベークライト社），スピードバンドスーパービュースーパー7（Boston Scientific 社），クックマルチバンドリゲーター（Cook 社）など，オーバーチューブ
□ 2mL のシリンジ

1 適応と禁忌

保険適用となっているのは「食道静脈瘤」で治療間隔は2週に1回となっている．

1 治療適応

①出血静脈瘤，②出血既往のある静脈瘤，③非出血例でもF2以上もしくは発赤所見（red color sign：RC）陽性（RC2以上）の静脈瘤は出血リスクが高く，予防的治療の適応である．

Pitfall ただし，大きな食道静脈瘤（F3）や巨木型食道静脈瘤に対するEVLの場合，結紮が不十分になりやすく，数日でOリングが脱落した際に大量出血をきたす可能性がある．特に，巨木型食道静脈瘤の場合は硬化療法を選択すべきである．

④高度肝障害例（Child-Pugh C, T. bil. 4 mg/dL 以上）は硬化療法（EIS）禁忌であるが，EVL で対処可能である[1]．EVL は肝機能に悪影響を及ぼさないことから，緊急出血例の第1選択の治療法であり，肝予備能に関係なく止血できる．待機・予防例においては，患者の病態から適切な治療法を選択すべきである（図1）．

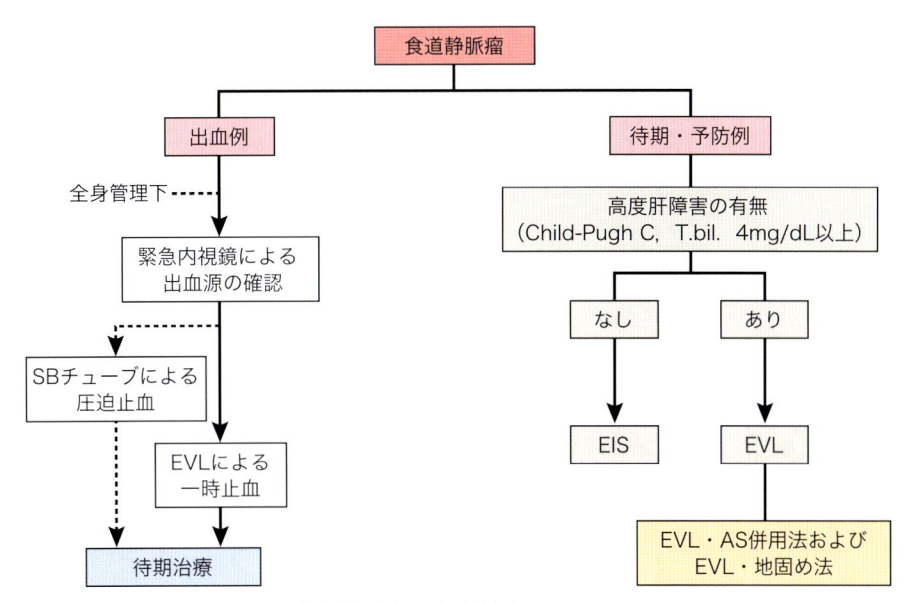

図1 ◆ 患者の病態からみた食道静脈瘤の治療戦略

2 禁忌

一般状態不良で内視鏡ができない状態，全身の出血傾向，血小板低下（20,000/mm³ 以下），高度の低アルブミン血症（2.5g/dL 以下），大量の腹水貯留などである．

2 デバイスの選択

当初はトリップワイヤー式のデバイス（メディコン社，BARD社）であったが，改良が加えられ，鉗子孔が使用できるニューモ・アクティベイトEVLデバイス（単発式）や連発式デバイス（Boston Scientific社，Cook社）が発売され，用途に応じて選択できるようになった．単発式EVLでは複数回のスコープの挿入と抜去を行うため，オーバーチューブを使用する必要がある．一方，連発式は一度の挿入で複数（7〜10連発）の結紮ができるのでオーバーチューブの挿入を必要としないが，鉗子孔は使用できず，硬化療法への変更ができないので，出血例には使用しないほうがよい．

3 治療の原理と治療戦略

EVLはゴム製のOリング（輪ゴム）で静脈瘤を機械的に結紮して静脈瘤を消失させる手技であり，比較的簡便な手技である[2]．作用機序は機械的な結紮による物理的な静脈瘤の血流遮断と結紮部位の潰瘍形成，線維化によるものである．EISのような静脈瘤穿刺後の出血はなく，また硬化剤を使用しないので，硬化剤による合併症（ヘモグロビン尿，肝腎機能障害，ショック，門脈血栓など）がないので，EISに比べて，肝予備能不良（高度肝障害）例や腎不全の患者にも施行可能である．しかし，

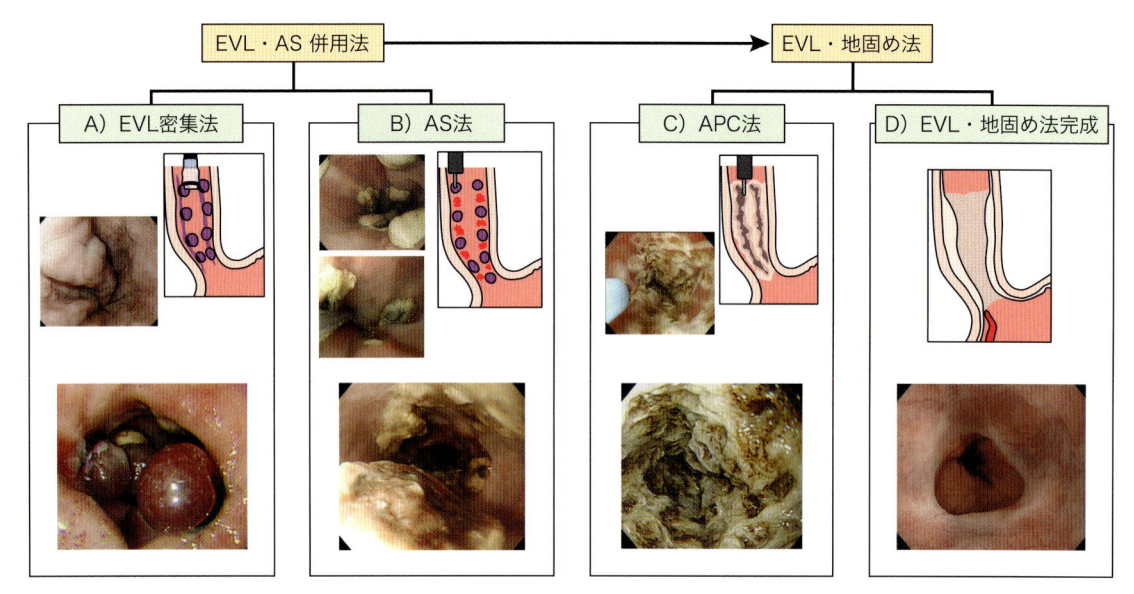

図2 ◆ EVL・AS併用法およびEVL・地固め法の実際
A：食道胃接合部直上からできるだけ密なEVLを行う
B：EVL後に形成された潰瘍の間の粘膜内にASを1〜2mLずつ注入し，潰瘍形成を図る
C：EVL・AS併用法で形成された潰瘍を避けて，下部食道の全周性にアルゴンプラズマ凝固法（APC）を行って焼灼し，全周性潰瘍形成を図る
D：APCによる全周性潰瘍形成の治癒に伴い，食道粘膜ないし粘膜下層は厚い線維組織に置換される．この線維組織が食道静脈瘤の再発を防止する（地固め法）

　EVLでは食道静脈瘤の供血路を塞栓することができないために，EVL単独では治療後の短期再発が高率である．それ故に，EVL後にEISを併用するのが一般的になっている．すなわち，EVL後に1％Aethoxysklerol（AS）による血管外注入法（AS法）を併用するEVL・AS併用法や，さらに，アルゴンプラズマ凝固法（APC）による地固めを加えるEVL・地固め法がある．本法はAPCを用いて，下部食道粘膜を全周性に焼灼し，全周性潰瘍を形成させ，その治癒に伴い，食道粘膜ないし粘膜下層を線維組織で置換し，静脈瘤の発生母地を硬化させ，再発防止を図る手技である（図2）．

4 治療の実際

4章§1-1

　以下に具体的な治療手技の実際を述べる．図3にEVLに必要な物品を示す．

① 内視鏡スコープにオーバーチューブを装着し，マウスピースはオーバーチューブ専用のものを使用する．

② スコープを愛護的に挿入し，静脈瘤を詳細に観察する．さらに胃静脈瘤の有無やその他の胃病変の有無，そして十二指腸下行部まで観察しておく．

③ スコープの先端が胃内にある状態で，オーバーチューブを慎重に食道内に挿入する．

門脈圧亢進症の治療手技 第4章

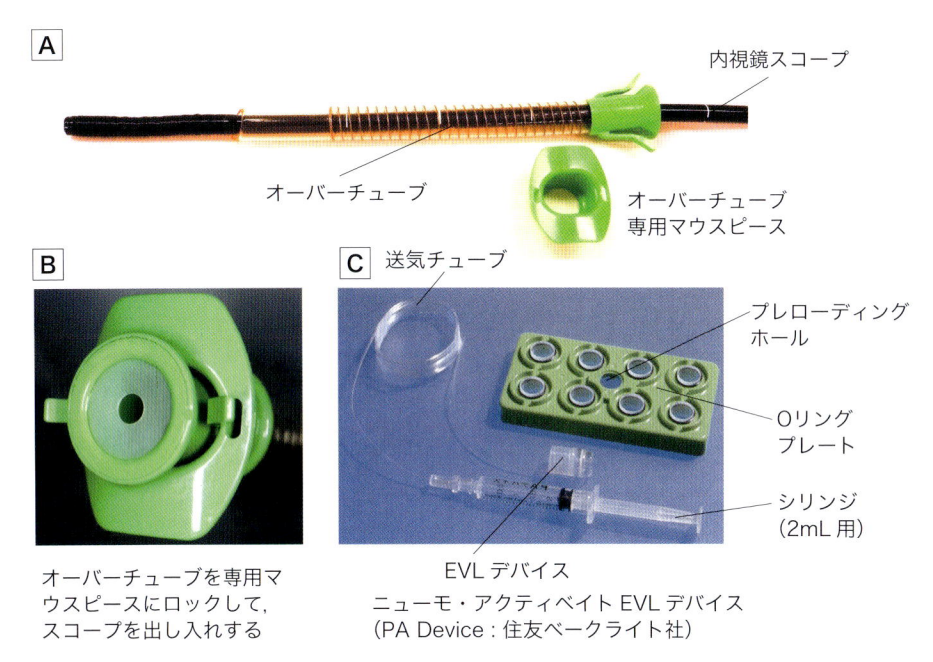

図3 ◆ EVLに必要な物品

A：内視鏡スコープ／オーバーチューブ／オーバーチューブ専用マウスピース

B：オーバーチューブを専用マウスピースにロックして，スコープを出し入れする

C：送気チューブ／プレローディングホール／Oリングプレート／シリンジ（2mL用）／EVLデバイス
ニューモ・アクティベイト EVL デバイス（PA Device：住友ベークライト社）

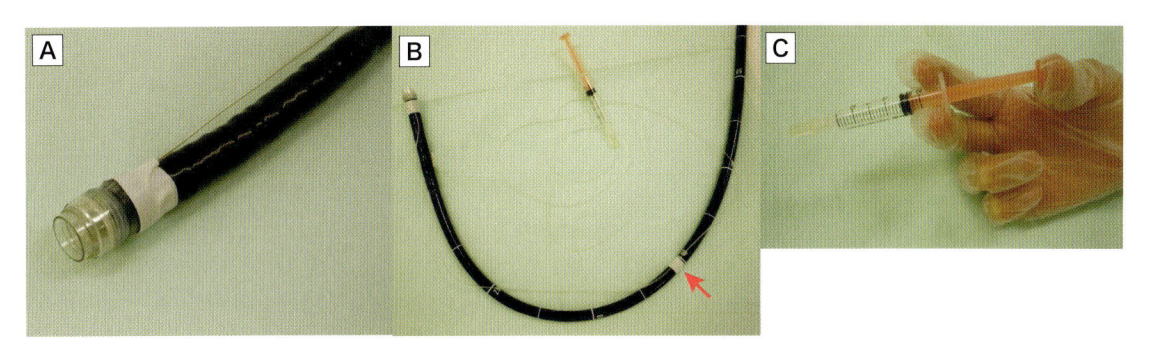

図4 ◆ EVLデバイスの装着と送気チューブのセット
A：EVLデバイスをスコープ先端に装着し，布バンドで固定する
B：送気チューブをスコープの40cm付近で布バンドで固定する（→）
C：送気チューブのコネクターにシリンジ（2mL用）を2mLの空気を吸った状態でセットしておく

> **コツ** 　その際，オーバーチューブにキシロカイン®ゼリーを十分に塗布し，患者の下顎を少し伸展しながら，斜めにカットされた先端の長い方を腹側に向け，ゆっくり左右にひねりながら抵抗を確認しつつ慎重に挿入する．そして，オーバーチューブを専用マウスピースにロックする（図3B）．

④ スコープをいったん引き抜き，スコープ先端にEVLデバイスを装着し布バンドで固定する（図4A）．送気チューブは内視鏡操作の妨げにならないようにスコープの40cm付近で布バンドにて固定し（図B），送気チューブのコネクターには2mLの空気を吸った状態のシリンジ（2mL用）をセットする（図4C）．OリングをEVLデバイスにセットし，オーバーチューブを介してスコープを挿入する．

173

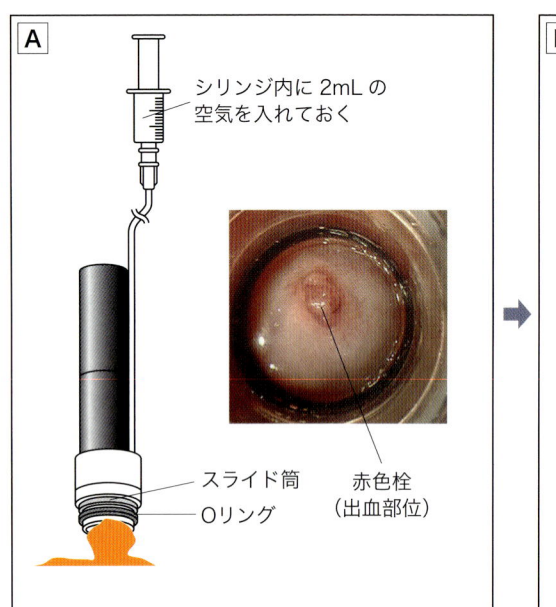

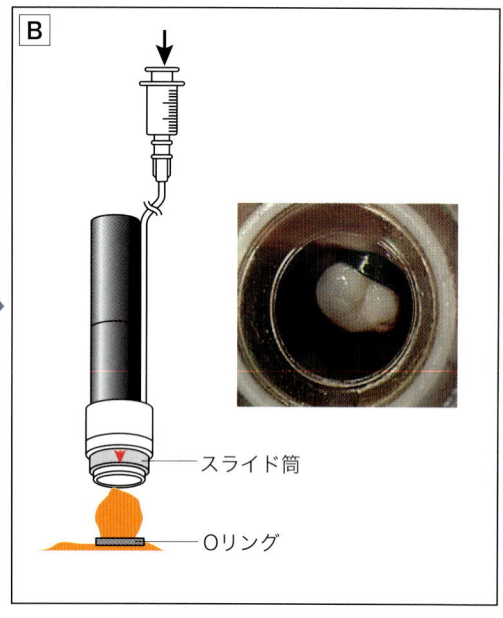

図5 ◆ EVLの手技の実際
A：EVLデバイスを静脈瘤に軽く接触させ，吸引をかけながら，静脈瘤をデバイス内に吸い込む
B：吸引によって赤玉になったら，送気チューブに連結したシリンジから2mLの空気を一気に注入すると，スライド筒がOリングを押し出し，吸引された静脈瘤の根本で外れ，結紮される

⑤食道胃接合部直上からできるだけ密に結紮するのが効果的である（図2A）．内視鏡医が静脈瘤中心にEVLデバイスを軽く接触させ，吸引をかけながら静脈瘤をEVLデバイス内に吸い込み，内視鏡画像が赤玉の状態になったら，介助者（内視鏡技師や看護師など）に「ハイ」と合図を送り，EVLデバイスに連結してあるシリンジで2mLの空気を一気に入れる．その結果，EVLデバイスのスライド筒がOリングを押し出し静脈瘤が結紮される（図5）．

> **コツ** EVLデバイス内への吸引が不十分だったり，シリンジからの空気量が足りないと，結紮に失敗する．赤玉になるまで十分に吸引をかけるが，それでも赤玉にならない場合はデバイスを少し手前に引きながら赤玉になるようにコントロールして確実に結紮する．

⑥Oリングを再装着する際は，Oリングプレートのプレローディングホール（図3C）に垂直に当てて，スライド筒をもとに戻しておく．

⑦結紮は食道胃接合部直上から口側に向かって密に行い，静脈瘤の形態が消失した時点で終了する．

> **Pitfall** できるだけ密に結紮するのが効果的であるが，すでに結紮した部位を巻き込まないように注意が必要である．

⑧EVL終了後，結紮部位より肛門側にスコープを挿入するとOリングが外れることがあるので，注

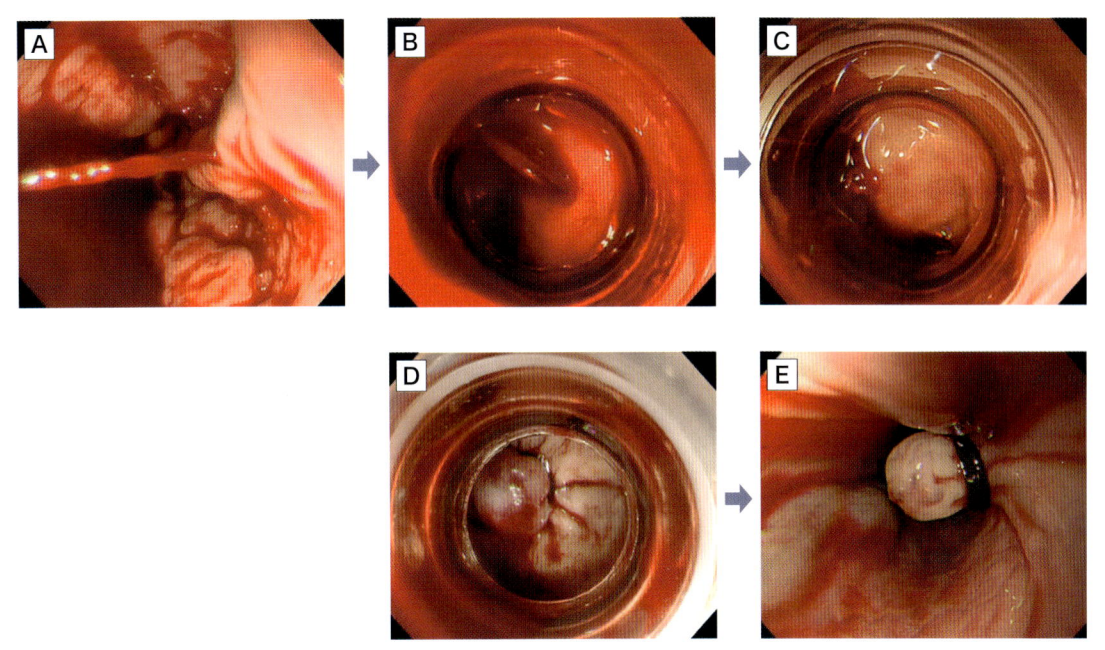

図6 ◆ 食道静脈瘤出血例に対するEVLの手技
A：食道静脈瘤からのspurting bleedingを認める
B，C：EVLデバイスを静脈瘤に出血点を中心に軽く触れて，デバイス内に吸引し結紮する
D，E：出血点の結紮により，出血は即座に止血された

意を要する．結紮部位の口側から胃内の空気を抜いた後に，スコープをオーバーチューブとともに抜去する．

治療のポイントや注意事項

- 緊急出血例の場合は，出血点をOリング1個で結紮し緊急止血を図り（図6），待期的に内視鏡治療（EISまたはEVL）を施行する．
- EVLは硬化剤を使用しないので，EIS禁忌例にはよい適応となるが，EVL単独では短期再発が高率に認められるために，その防止策としてEISとの併用が行われている（図2）．
- 全身状態不良で内視鏡検査ができない状態ではバルーンタンポナーデ法（Sengstarken-Blakemore tubeによる圧迫止血法）で一時止血を行い，全身状態の改善を待って可及的に内視鏡治療（EVLまたはEIS）を施行する．
- 1〜2週後に追加EVLを行う場合，EVL後に形成された潰瘍の近傍を吸引すると粘膜の裂傷による出血の危険性があるので，潰瘍や他の結紮部位より2〜3cm離して結紮する．
- 出血のリスクの高い食道静脈瘤に対しては，予防的な内視鏡治療（EVLやEIS）が積極的に行われている．

5 治療後の管理

1 安静

　治療当日夕方よりトイレ歩行を許可し，翌朝からは制限せずに自由とする．ただし急性出血例や高度肝障害例はベッド上安静とする．

2 食事

　治療期間中は食事制限があるので，体重減少をきたしやすく栄養管理が重要となる．肝硬変食に加え，静脈瘤に対して刺激の少ない食事であることが必要となる．さらに，Fischer比が低い例には，経口分岐鎖アミノ酸製剤を100～150g，分2回または3回服用させ，栄養補給と患者の意識レベルの改善を図る．

3 合併症防止のための併用薬

・術後出血予防のためにトロンビンとアルロイドGを3日間経口投与する．
・菌血症を防止するために抗生物質を3日間投与する．
・治療期間中は胃粘膜からの出血，特に出血性びらんや出血性潰瘍の防止として，プロトンポンプ阻害薬またはH$_2$ブロッカー，粘膜防御因子増強薬を投与する．

6 合併症とその対策

1 オーバーチューブによる合併症

　EVLの重大な合併症として，オーバーチューブによる食道損傷あるいは食道穿孔に注意を要する．オーバーチューブは愛護的に挿入し，抵抗がある場合は無理をしないで，患者の緊張を緩和してから再度挿入を試みる．

2 EVLによる合併症

　合併症としては，自験例では軽度の発熱と胸部不快感がみられたが，重篤な合併症はない．しかし，F3のような大きな静脈瘤を不完全に結紮すると，大量出血をきたす危険性がある．EVLでは，直後より局所の阻血性変化が始まり，3～7日後に結紮部は壊死脱落して潰瘍を形成する．このとき，大きな静脈瘤全体にOリングがしっかりとかかっていないと，血流のある静脈瘤から大量出血をきたすことになる．

> **コツ**　したがって，静脈瘤の不完全結紮の可能性がある場合には，その肛側にEVLを追加しておくことが大切である．

7 EVLの今後

　EVLは，その簡便性と安全性から急速に普及してきた．しかし，EVL単独では荒廃効果も低く，短期再発が多いことから，EVLとEISの併用療法へと発展してきた．しかし，併用療法においてもEISに比べると再発が多く，門脈血行動態からみた併用療法の位置づけ，すなわち併用療法でも再発しない食道静脈瘤の血行動態の解明が今後の課題である．さまざまな治療手段のある現在，それぞれの症例に適した安全かつ効果的な治療法を選択すべきであり，患者のQOLを考慮した治療法の確立が望まれる．

◆ 使用機器
　　□ ニューモ・アクティベイトEVLデバイス（住友ベークライト社）
　　□ フレキシブルオーバーチューブ（住友ベークライト社）

◆ 文献
1）小原勝敏，他：食道・胃静脈瘤内視鏡治療ガイドライン．「消化器内視鏡ガイドライン第3版」（日本消化器内視鏡学会／監修），医学書院，pp215-233, 2006
2）山本　学，他：内視鏡的静脈瘤結紮術（EVL）．消化器内視鏡，2：269-275, 1990

第4章 門脈圧亢進症の治療手技

§1 内視鏡的治療

2) 内視鏡的食道静脈瘤硬化療法（EIS）

林　星舟

POINT

① 患者の全身状態，CT，血管造影，超音波内視鏡などで門脈血行動態，局所脈管構造を把握する．特に左胃静脈，後胃静脈，傍食道静脈の拡張の有無を確認する

② 左胃静脈などの供血路の閉塞が必要な場合は，5％EOの血管内注入範囲を推測しておく．供血路が目立たない場合は食道静脈瘤のみを治療対象とする

③ 最も太く，穿刺容易な静脈瘤から治療する．穿刺部位は食道胃接合部に近い静脈瘤の突出部あるいはその手前を狙う．穿刺した後，軽く陰圧をかけ血液の逆流を確認し，X線透視で静脈瘤造影像（EVIS）を確かめながら5％EOをゆっくり注入する．門脈内に硬化剤が入らないように注意して注入する．1分以上の硬化剤停滞時間を確保した後に穿刺針を抜針し，止血する．5％EO使用量は0.4mL/kg/日以内とする

④ 穿刺後に血液の逆流が確認できない場合，あるいは注入直後に注入部位が膨隆し，X線透視で造影剤のpooling像が観察された場合は硬化剤注入を1mL以内とし，抜針する

◆ 術前に行うこと
- □ 全身状態，肝機能，腎機能，黄疸，腹水，脳症の把握
- □ 内視鏡での静脈瘤形態の把握
- □ CT，血管造影，超音波内視鏡などでの門脈血行動態，局所脈管構造の把握
- □ 静脈瘤治療のプランニング

◆ 準備するもの（図1）
- □ 内視鏡装着バルーン：内視鏡装着用カフ（住友ベークライト社）
- □ 穿刺針：バリクサー23G（トップ社）
- □ 硬化剤：造影剤加5％ethanolamine oleate（5％EO，オルダミン®），1％polidocanol（1％AS，エトキシスクレロール®）
- □ 生理食塩水10mL
- □ ハプトグロビン2,000単位　1ボトル
- □ オーバーチューブ：緊急例およびEVLを併用する場合に使用，フレキシブルオーバーチューブ（住友ベークライト社）

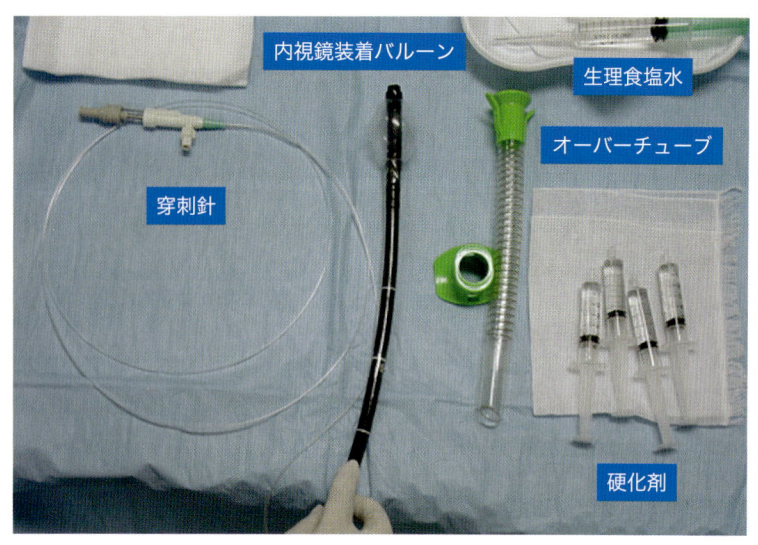

図1 ◆ 内視鏡的硬化療法に用いる用具

1 適応および禁忌

　食道静脈瘤の治療目的は，緊急例においては緊急止血ならびに止血による出血死亡の回避，待期例では再出血の防止，予防例では静脈瘤出血の防止である．内視鏡的食道静脈瘤硬化療法（endoscopic injection sclerotherapy：EIS）は硬化剤を血管内，血管外に注入することにより，緊急，待期，予防いずれの治療目的にも施行できる手技である．適応症例および禁忌症例は下記の通りとなっている．

1 適応症例

① 出血食道静脈瘤
② 出血既往のある食道静脈瘤
③ 出血既往のない，F2以上あるいはRC sign陽性食道静脈瘤〔telangiectasia（細血管拡張）を含む〕

2 禁忌症例

① 高度黄疸（T. Bil 4.0mg/dL以上）
② 高度の低アルブミン血症（2.5g/dL以下）
③ 高度の血小板減少症（血小板数2万以下）
④ 全身の出血傾向（DIC）
⑤ 多量の胸腹水貯留
⑥ 高度脳症
⑦ 高度腎機能不良例（透析症例を除く）

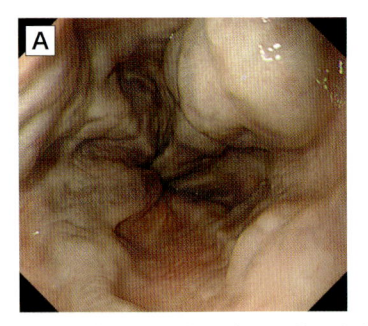

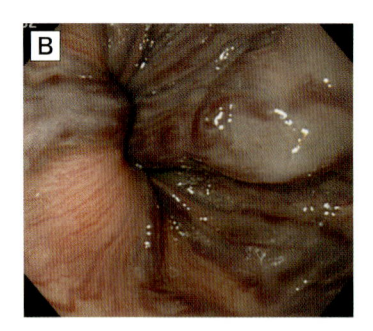

図2 ◆ 内視鏡で静脈瘤の形態を把握
A：粘膜下層を走行する静脈瘤であり，白色調を呈する
B：粘膜固有層を走行する静脈瘤は青色調あるいは赤色調を呈する

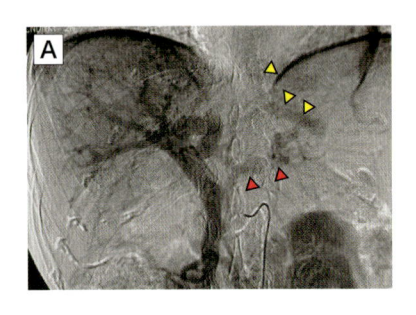

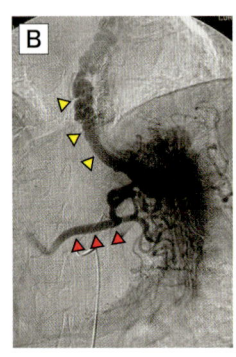

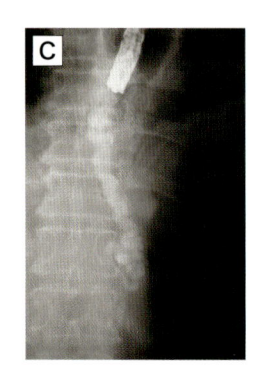

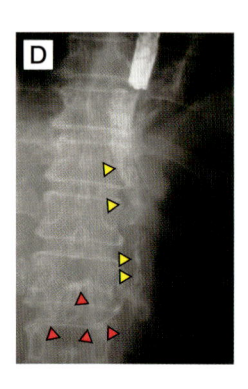

図3 ◆ 血管造影では食道静脈瘤の血行動態が評価できる
上腸間膜動脈造影では遠肝性の左胃静脈（▲），食道静脈瘤（▲）が描出され（A），左胃動脈造影では食道静脈瘤（▲）と求肝性の左胃静脈（▲）が描出された（B）．硬化療法時のEVISではまず食道静脈瘤（▲）が描出され（C），その後に左胃静脈（▲）も描出された（D）

2 プランニング

① 食道静脈瘤は門脈圧亢進症の存在により生じるが，基礎疾患はさまざまである．まず原疾患，全身状態，肝機能，腎機能，黄疸，腹水，脳症の有無を把握し，状態に応じた手技，治療法を選択する．上記禁忌症例では硬化療法よりも結紮術を選択する．

⬇

② 内視鏡で静脈瘤形態を把握する．食道静脈瘤は主として粘膜下層と粘膜固有層を走行する静脈の拡張により形成されている．粘膜下層を走行する静脈瘤はある程度太くなってから内視鏡で認識され，白色調を呈するものが主体である（図2A）．粘膜固有層を走行する静脈瘤は通常でも観察される柵状血管が太くなったものであり，その深さにより青色調あるいは赤色調に富んだ血管として認識され，多くの場合，その一部がRC signを形成している（図2B）．

⬇

③ 血管造影（図3），CT，超音波内視鏡などで門脈血行動態を把握する．CTや血管造影では食道静脈瘤の供血路となる左胃静脈，短胃静脈，後胃静脈の拡張程度，下部食道粘膜（柵状血管）の造影の程度を把握する．また傍食道静脈や胃腎短絡路，脾腎短絡路，下腸間膜静脈の拡張の有無も確認する．超音波内視鏡では食道静脈瘤と傍食道静脈との位置関係，穿通枝の有無を確認する．

④ 静脈瘤治療のプランニングを行う．

3 治療の実際

DVD 4章§1-2

1 治療前準備
- 当日朝から禁飲食
- 血管確保，尿道バルーンカテーテル挿入
- 輸液：当日1,500～2,000mL/日，翌日1,000mL/日，3日目500mL/日
- 抗生物質：当日を含め3日間使用
- 前投薬：ペンタゾシン（ペンタジン®），パモ酸ヒドロキシジン（アタラックス®P）

2 治療環境
- 5％EOを用いる場合はX線透視可能な内視鏡室で施行する
- 治療中の血圧，脈拍，酸素飽和度のモニターが必須

3 内視鏡的硬化療法の手技（5％EOを用いた血管内注入法，5％EO-EIS）

5％EOによる血管内注入法は血管内皮障害による静脈瘤血栓化形成作用に優れ，供血路を広く塞栓できる方法である．比較的太い静脈瘤に適している．

① まず内視鏡装着バルーンを空気で膨らませ（20～30mL），硬化剤の口側への流出を防止する．

② 最も太く，穿刺容易な静脈瘤から治療する．穿刺部位は食道胃接合部に近い静脈瘤の突出部あるいはその手前を狙う（図4 A，B）．

③ 穿刺した後，軽く陰圧をかけ血液の逆流を確認し（図4C），X線透視で静脈瘤造影像（EVIS）を確かめながら5％EOをゆっくり注入する（図4D）．

> **コツ** 食道静脈瘤や噴門静脈叢に続いて左胃静脈が造影された場合には，**門脈内に硬化剤が入らないように注意して**注入する．仰臥位で治療する場合は，左胃静脈に比べて門脈本幹は背側に位置しており，硬化剤は血液に比べ重いため左胃静脈の造影後すぐに門脈に到達することがあり，硬化剤注入速度に注意を要する．

④ 1分以上（F3の太い静脈瘤では3～4分必要）の硬化剤停滞時間を確保した後に，内視鏡装着バルーンを脱気し，穿刺針を抜針，内視鏡装着バルーンで穿刺点を圧迫止血する（図4E）．太い静脈瘤が数本存在する症例ではそれぞれ異なったEVISを得ることができる（図5）．

図4◆内視鏡的硬化療法の手技

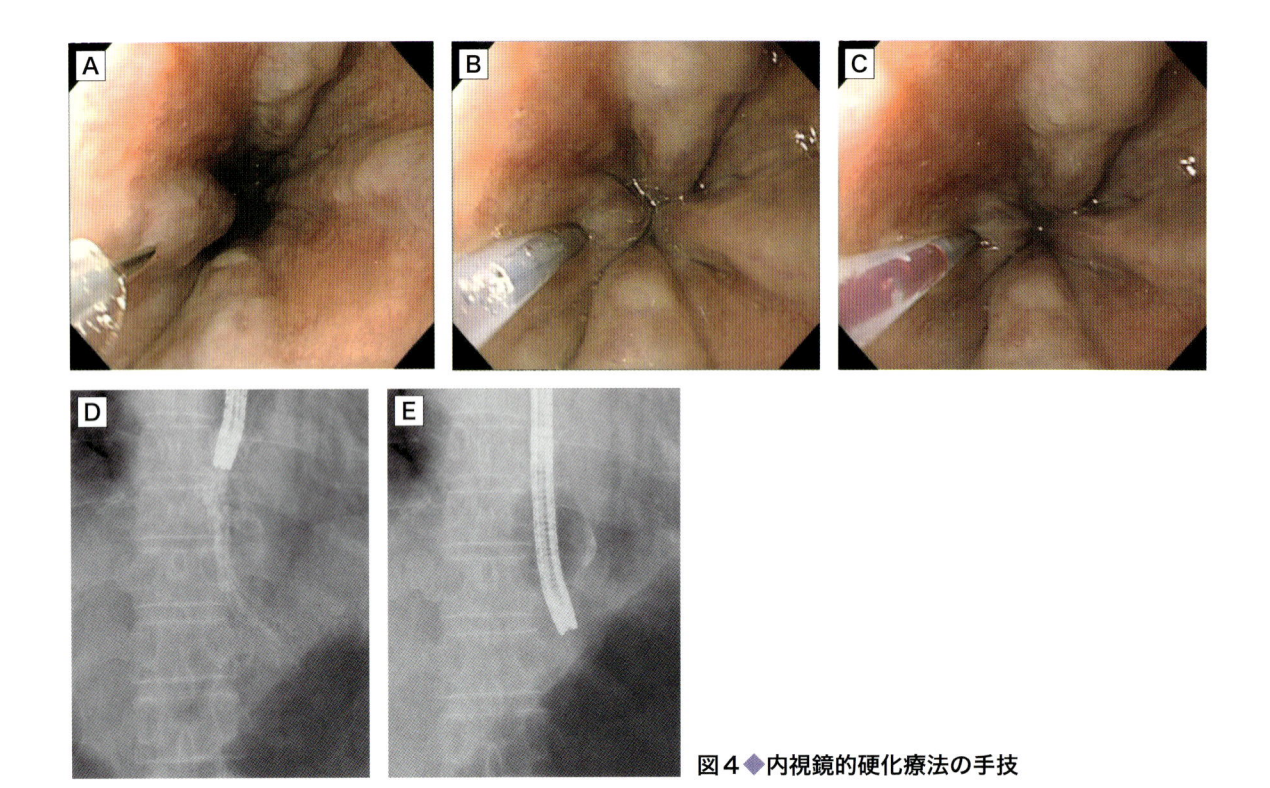

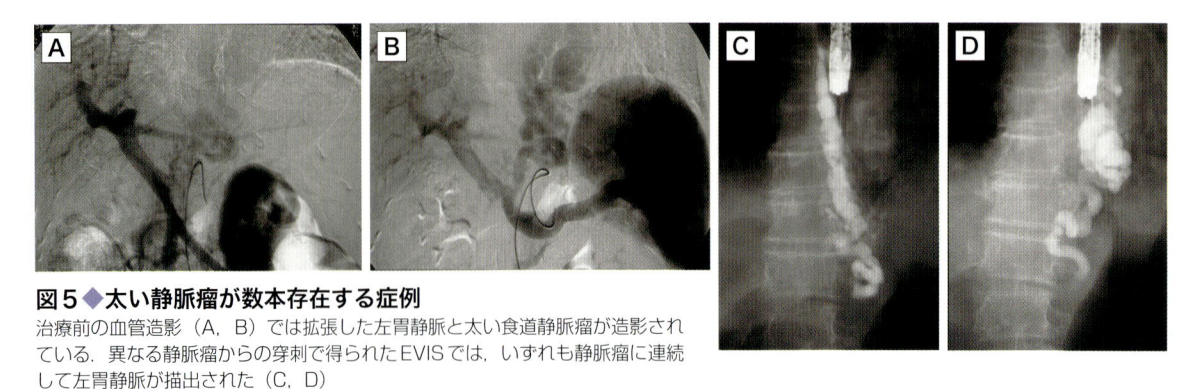

図5◆太い静脈瘤が数本存在する症例
治療前の血管造影（A，B）では拡張した左胃静脈と太い食道静脈瘤が造影されている．異なる静脈瘤からの穿刺で得られたEVISでは，いずれも静脈瘤に連続して左胃静脈が描出された（C，D）

> **Pitfall** 傍食道静脈が発達している症例ではEVISは左胃静脈の一部のみが造影され，それ以上造影部位は広がらない（図6）．この時点で硬化剤注入は中止する．特殊例を除き，傍食道静脈は閉塞できない．

> **Pitfall** 穿刺静脈瘤は造影されるものの，それ以上造影部位が広がらない場合は穿通枝の存在を考え，1～2分待ってから再注入する．待つ間に穿通枝が閉塞された場合には肛門側の静脈瘤が造影される．穿通枝の閉塞が得られない場合はその時点で終了とし，穿通枝の存在する部位より肛門側で再穿刺する．

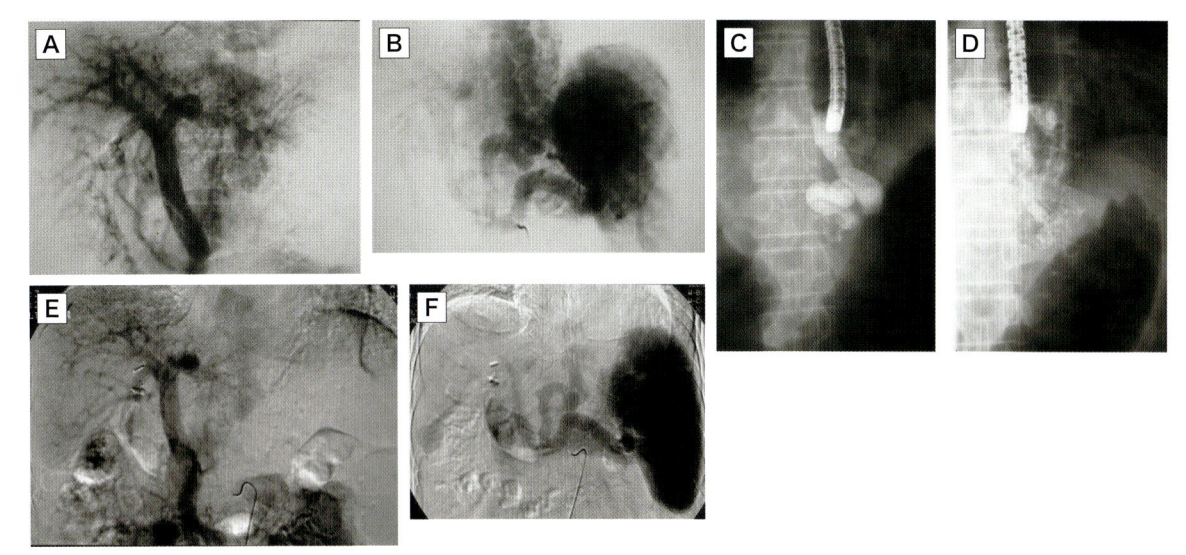

図6 ◆ 傍食道静脈が発達している症例
治療前の血管造影（A：SMA造影，B：SPA造影）では食道静脈瘤および傍食道静脈が造影された．初回治療時のEVIS（C）では食道静脈瘤と左胃静脈起始部のみが造影されたが，傍食道静脈への血流が豊富なため，それ以上造影部位は広がらない．2回目治療時のEVIS（D）では血栓化した静脈瘤が鋳型として造影された．治療6年後の血管造影（E，F）では傍食道静脈のみが残存していた

> **Pitfall** 穿刺後の逆流は確実にあるものの，静脈瘤が全く造影されない場合は内視鏡装着バルーンの空気を増量してみる．それでも静脈瘤が造影されない場合は太い穿通枝（壁外シャント）が存在する可能性があり，速やかに注入を中止する．むやみに注入を続けると，硬化剤の大循環への流出につながり，危険である．

> **コツ** 穿刺後に血液の逆流が確認できない場合，あるいは注入直後に注入部位が膨隆し，X線透視で造影剤のpooling像が観察された場合は硬化剤注入を1mL以内とし，抜針する．5％EOの1mL以上の血管外注入は深い潰瘍を形成する可能性がある．

> **コツ** 緊急出血例では出血している静脈瘤内に5％EOを注入する．穿刺部位は出血点近傍，その頭側，肛門側，いずれでもかまわないが，確実に血管内注入を行う．出血が多量の場合は内視鏡装着バルーンで出血点を圧迫止血し，その後に手技を行う．

⑤ **5％EO使用量は0.4mL/kg/日以内とする**．硬化剤注入時には**一過性の血圧上昇が生じる**ため，血圧モニターが必須である．10mL以上静脈瘤内注入した場合にはヘモグロビン尿が観察されることが多く，近位尿細管障害予防のためハプトグロビン2,000単位を静脈内投与し，十分な輸液，尿量確保を行う．

⑥ 治療2～3日後に内視鏡検査を施行して治療効果を判定し，追加治療可能な静脈瘤の残存を認める場合には翌週に上記手技を繰り返し行う．

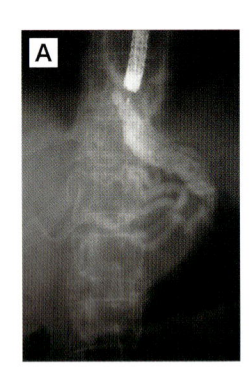

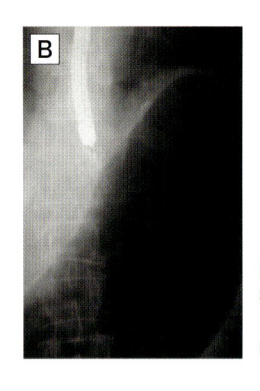

図7◆初回治療時と再発治療時での造影の違い
初回静脈瘤治療時のEVISでは食道静脈瘤と左胃静脈が造影されている．再発静脈瘤治療時のEVISでは噴門部周囲の静脈叢が造影されている

> **Pitfall** 再発静脈瘤は細いわりにRCに富んでいるのが特徴である．その多くは粘膜固有層内の血管であり，治療時に得られるEVISでは噴門部周囲の静脈叢が造影されることがしばしばである（図7）．発達した噴門部周囲の静脈叢は再発静脈瘤の供血源となってはいるが，そのすべてを塞栓することは技術的に困難である．そのため，再発を繰り返す症例では噴門部周囲の静脈叢と静脈瘤の接点である下部食道粘膜の地固め治療が必要となる．

4 内視鏡的硬化療法の手技（1％ASを用いた血管内外注入法，1％AS-EIS）

1％ASは5％EOに比して血栓形成効果は弱いが，形成される潰瘍も浅く，穿孔の危険性も少ない薬剤である．現在は主として静脈瘤周囲に注入する硬化剤として使用されているが，静脈瘤内に注入しても界面活性剤としての作用による溶血は5％EOより弱く，常用量では臨床的に問題となることはない．**基本的には静脈瘤のみを治療対象とし，供血路の塞栓は目指さないため，比較的細い静脈瘤の治療に適している．X線透視が不必要であり，X線透視のない内視鏡室や病室で治療可能である．**

手技は5％EOを用いる場合と同様である．静脈瘤外注入となった場合は2～3mL硬化剤を注入し，抜針する．静脈瘤内注入となった場合は穿刺静脈瘤あるいは周囲細血管の色調の変化を確認しながら，ゆっくりと間欠的に硬化剤を注入し，5～7mL程度注入後に抜針する．注入量が増えると**一過性の血圧低下が生じる**ため，血圧モニターが必須である．**1％ASの使用量は30mL以内とする．**

5 静脈瘤消失までの治療法の工夫

5％EO-EISは食道静脈瘤のみならず，その供血路をも治療対象とした方法であり，1％AS-EISは食道静脈瘤のみを治療対象としている．この両者をうまく組み合わせることで，治療回数のより少ない，治療効果のより長続きする治療を行う必要がある．

穿刺技術の上手な施設では5％EO-EISのみで細い静脈瘤や再発静脈瘤まで治療可能である．一方，X線透視可能な内視鏡室が常時使用できない施設では太い静脈瘤に対しては5％EO-EISを，細い静脈瘤あるいは再発静脈瘤に対しては1％AS-EISでの治療で対応可能である．また5％EO-EIS施行直後に食道胃接合部から下部食道にかけて内視鏡的結紮術（EVL）を併用する治療法は治療回数減少に有用である．さらに繰り返す再発症例に対する下部食道粘膜の地固め治療には5％EO-EIS，1％AS-EISのみならずアルゴンプラズマ凝固法（APC）も有効である．各種治療法をうまく組み合わせて，施設にあった治療法に改良していただきたい．

6 治療後の注意点

- **治療当日は禁飲食とし，治療後の発熱，胸部痛，背部痛に気をつける**．緊急例では術後の全身管理が重要となる．肝機能不良例では肝性脳症が生じることがある．
- 翌日に採血，胸部X線検査を行う．
- 食事は翌日朝より可能である．当院では2食あがりで流動，3分粥，5分粥，全粥をベースとしたスクレロ食（エネルギーは1日目1,300kcal，2日目は1,500kcal，3日目は1,900kcal）を採用している．
- 胃粘膜保護薬や抗潰瘍薬（PPIなど）は投与しておく．

7 注意すべき偶発症

発熱，胸痛，食道潰瘍，穿孔，粘膜下血腫，ヘモグロビン尿，腎機能障害，縦隔炎，胸腹水貯留，肺梗塞，脳出血，食道狭窄，などがある．

◆ 参考文献

1) 「消化器内視鏡ハンドブック」（日本消化器内視鏡学会/監修），日本メディカルセンター，2012
2) 「食道・胃静脈瘤」（小原勝敏，鈴木博昭/監修）日本メディカルセンター，2012
3) 林星舟，佐伯俊一，吉田 操：食道胃静脈瘤に対する内視鏡的硬化療法の合併症とその対策．Progress of Digestive Endoscopy：149-154，1992
4) 林星舟，吉田操，佐伯俊一：食道静脈瘤硬化療法 硬化療法後の再発例に対する治療計画．消化器外科13：1921-1930，1990
5) 林星舟，佐伯俊一：門脈血行動態からみた食道静脈瘤内視鏡的治療成績の評価．日本門脈圧亢進症学会雑誌，7：223-228，2001

第4章 門脈圧亢進症の治療手技

§2 IVR

1) バルーン閉塞下逆行性経静脈的塞栓術（BRTO）

廣田省三，阿知波佐千子

POINT

① 胃静脈瘤の周囲の血行動態を造影CTで丹念に確認し，手技のプランを考える
② 左腎静脈が尾側に大きく偏位して分岐している場合，頸静脈アプローチを選ぶと胃腎シャントへの到達が容易である
③ 側副路の発達程度や排血路の拡張程度をBORV（バルーン閉塞下の胃腎シャントからの造影）で確認する
④ 静脈瘤と胃腎シャントの一本化するための最善のプランを考え，施行する
⑤ バルーン閉塞時間は5時間以上とした方が，静脈瘤の血栓化を確実にさせ，また肺梗塞のリスクを下げることができる

◆ 術前に行うこと
- □ 造影CTによる静脈瘤周囲の血行動態（胃腎シャントを含め）の確認
- □ インフォームドコンセント
- □ 術前シミュレーションプラン

◆ 準備するもの
- □ 血管造影用セット（覆い布，造影剤用カップなど）
- □ カテーテル機器，コイルなど塞栓道具
- □ 硬化剤（オルダミン®）
- □ 薬剤（ハプトグロビン）（ハプトグロビンには血清製剤のI.C.が要る）

1 適応

BRTOは，逆行性にバルーン閉塞下に行うカテーテルを用いた血管内硬化療法である．したがって，胃静脈瘤のみならず，十二指腸静脈瘤などシャントを有する異常な静脈の拡張に対しては適応になりうる．この稿では，胃静脈瘤の治療手技を主として述べる．

- 破裂している緊急胃静脈瘤例，破裂既往または破裂の危険のある胃静脈瘤で胃腎シャント（gastro-renal shunt：GRシャント）または，下横隔静脈などのアプローチ可能な排血路を有する
- 胃腎シャントが原因で肝性脳症をきたしている症例
- 門脈大循環シャントによる肝性脳症：腸間膜下大静脈シャントなどによるもの

- 出血：十二指腸静脈瘤，腸間膜静脈瘤などの門脈圧亢進症に起因する静脈瘤性のシャント
- 左胃静脈優位でも排血路が胃腎シャントである胃静脈瘤．時に，DBOE（同時性バルーン閉鎖下塞栓術）が行われることがある

2 禁忌

1 絶対的禁忌

- コントロールできない凝固障害（肝不全）

2 相対的禁忌

- シャントから容易に門脈内に造影剤が流れ込む場合
- 局所性門脈圧亢進症（脾静脈閉塞による短胃静脈系の圧亢進）
- 門脈本幹血栓症

3 デバイスの選び方

1) ガイディングシース（メディキット社）は①S字状の8Fガイディングシースが使い勝手がよい（図1A）．バルーンカテーテルの末梢への挿入がこのガイディングシースを用いることで，容易となった．②フック（8F）型のものは頸静脈アプローチに向いている．③選択的にダウングレードが難しい場合，ガイディングシースにもバルーンが付いているキャンディス（メディキッ

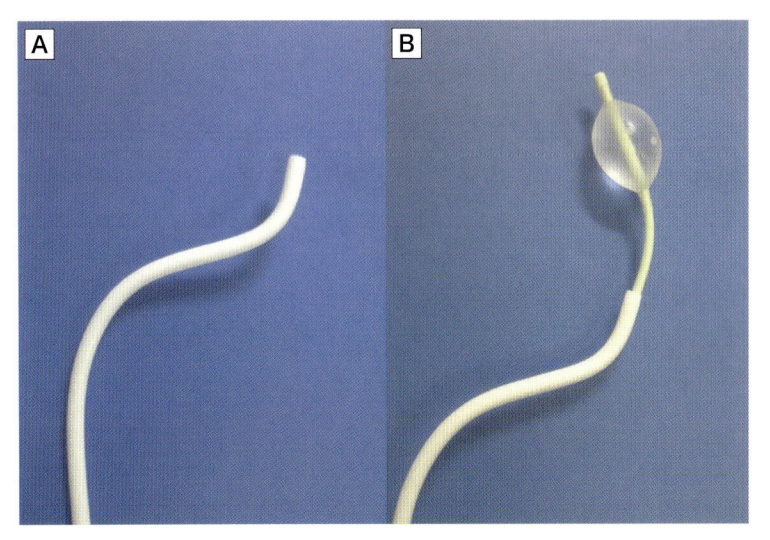

図1 ◆ BRTO用のデバイス
A) 8F. BRTO用ガイディングシース（S字型，メディキット）
B) 6F.のホッケースティック型バルーンカテーテル（最大20mm径，テルモクリニカル社）

ト社）がある．子カテも5Fのバルーンカテである．11Fのイントロデューサーが必要であるがガイディングが固定されるので子カテの選択性が向上する．
2) バルーンカテーテル（6F，5F）（テルモクリニカル社，図1B），単純にアングル状，クールナンド型に先端を曲げたマルチパーパス型が，使い勝手がよい．
3) マイクロカテーテル（2.9-2.2F）：スナイパー2（テルモクリニカル社）
4) 金属コイル：マイクロコイル（トゥルフィル，トルネードなど）

4 手技の実際

1 胃腎シャントの確認（図2）

造影CTで静脈瘤の血行動態を十分に確認しておく．左下横隔静脈，心膜静脈の関与，胃腎シャントの有無と，その径などをチェックする．

2 胃腎シャントへのカテーテル挿入

経大腿静脈ルート，経頸静脈ルートの2つのアプローチがある．ガイディングシースをガイドワイヤー優先で腎静脈の奥に挿入後，内筒をシース内に深く戻し，ガイディングシース先端からガイドワイヤーを出しておき，ゆっくりと引き戻す．先端が上を向いているシースの形状により容易にガイドワイヤーは副腎静脈から胃腎シャントに挿入できる．その後，シースをワイヤーに沿わせて胃腎シャント内に挿入する．副腎静脈から胃腎シャント内に挿入する．

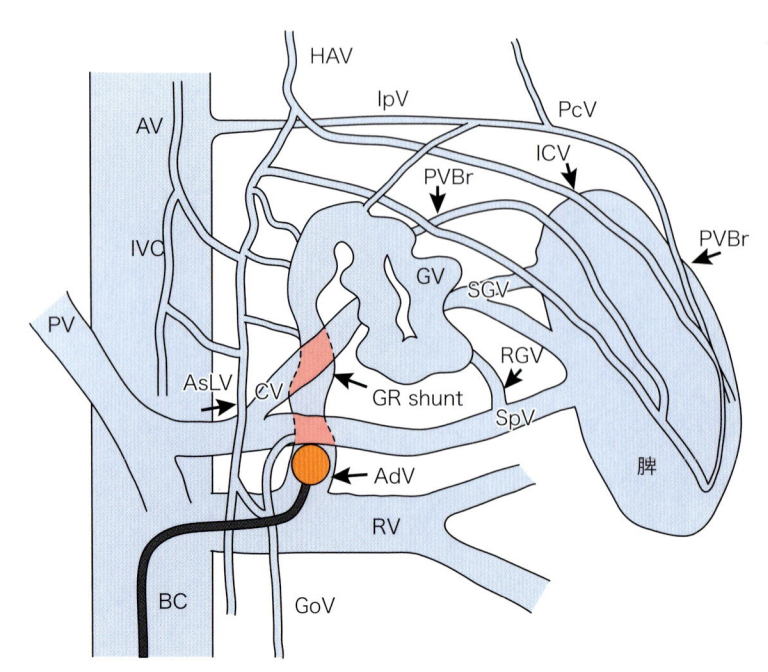

図2◆胃静脈瘤の血行動態
AdV：左副腎静脈，AsLV：上行腰静脈，AV：奇静脈，BC：バルーンカテーテル，CV：胃冠状静脈，GoV：卵巣，精巣静脈，GR shunt：胃腎シャント，GV：胃静脈瘤，HAV：半奇静脈へ注ぐ経路，ICV：肋間静脈，IpV：下横隔静脈，IVC：下大静脈，PcV：心膜静脈，PV：門脈，PVBr：下横隔静脈の分枝，RGV：後胃静脈，RV：腎静脈，SGV：短胃静脈，SpV：脾静脈

3 BRTV（バルーン閉塞下逆行性静脈造影）による側副路・胃静脈瘤の確認

　BRTVを行い，側副路の状態を確認する．また，胃腎シャントそのものにもRing型など形態の異常があり，これもチェックする（図2）．

　側副路の発達は大きく4つに分かれる（図3）．Grade3では側副路が発達，G4では著明に発達している．この状況では，胃腎シャントの中央部辺りでバルーン閉塞を行っても，静脈瘤からの排血路に向かう血流は側副路に流れるため液体塞栓物質は胃静脈瘤にはとどまらない．したがって，**バルーンカテーテルと静脈瘤と排血路の一本化**を図る必要がある．

4 Grade別，特殊形態別の治療戦略（図4）

1) Grade1，2

　Grade1では，側副路は描出されないため，胃腎シャントをバルーン閉塞させ，マイクロカテーテルを静脈瘤の可及的近傍または内へ挿入し，静脈瘤への硬化剤注入を行う．Grade2では，側副路は細いため，胃腎シャントのバルーン閉塞後，硬化剤を少量（2～5mL）を3～5分間隔で2～3回行う（**stepwise injection法**，図5）ことで，ほとんどの症例で細い側副路は閉塞し，Grade1の状態にすることでマイクロカテーテルを静脈瘤に挿入し硬化剤の注入を行うことができる．

2) Grade3，4

　Grade3，4では，2つの方法がある．1つは側副路にカテーテルを丹念に挿入しコイルあるいはエタノールなどを用いてすべて塞栓する方法．もう1つは，バルーンカテーテルを側副路を超えて静脈瘤近傍へ挿入し，静脈瘤側でバルーン閉塞を行う方法で**downgradingテクニック**と呼ばれている（図4C）．この後者の技術はGrade2にでも行うことができる．硬化剤注入はマイクロカテーテルを静脈瘤近傍まで進めて行う．

A Grade1　　B Grade2　　C Grade3　　D Grade4

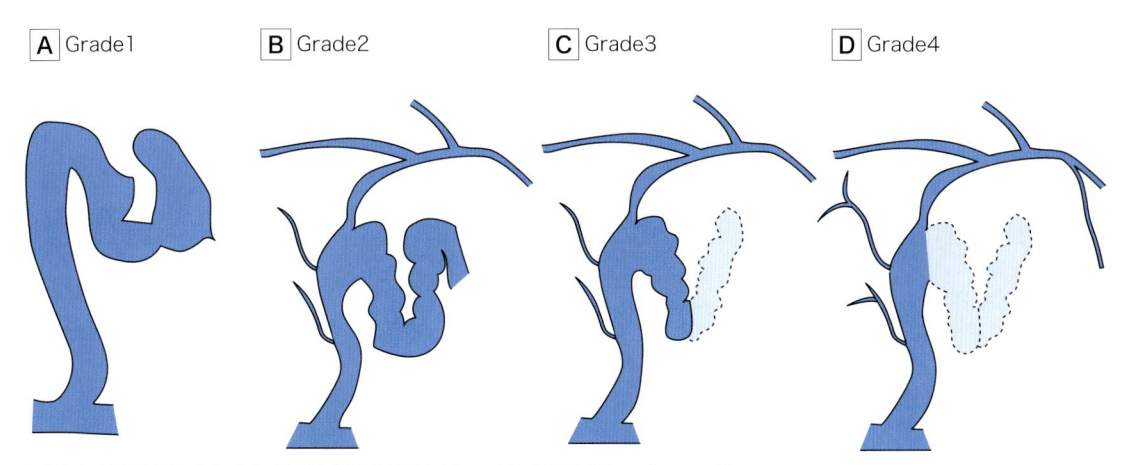

図3◆胃静脈瘤でみられる側副路のBRTVによる分類（Grade 1–4）
A：胃静脈瘤のみが造影されるGrade1，B：下横隔静脈といくつかの細かい静脈が描出されるが胃静脈瘤も全体が描出され短時間では造影剤がwash outされないGrade2，C：もう少し多くの側副路が描出され胃静脈瘤も部分的にしか描出されないGrade3，D：側副路のみが描出され胃静脈瘤が造影されないGrade4などに分かれる（文献3をもとに作成）

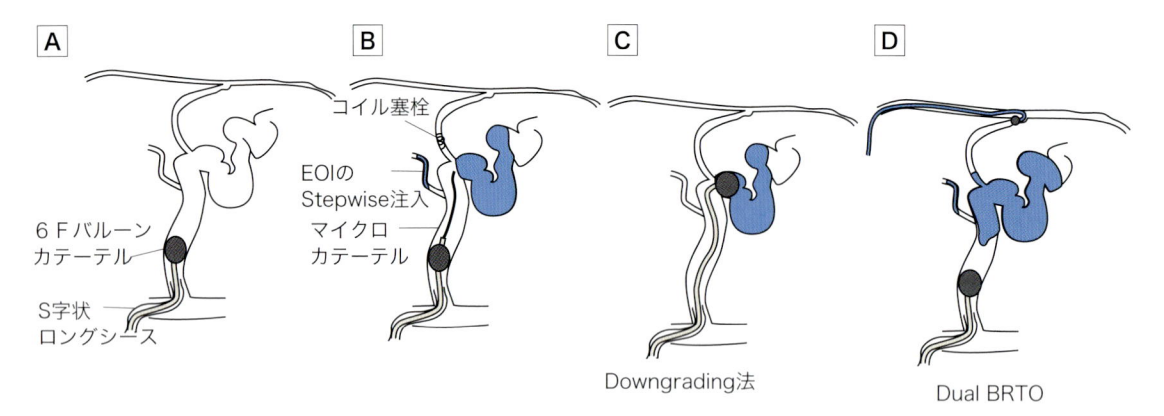

図4 ◆ BRTOで使われるテクニック
A：胃腎シャントのバルーン閉塞時，B：側副路のコイル塞栓による静脈瘤—胃腎シャントの一本化，C：直接バルーンカテーテルを静脈瘤サイドにウェッジするダウングレード技術，D：下横隔静脈からバルーンを排血路に挿入し，胃腎シャントバルーン閉塞と同時に行うdual BRTO

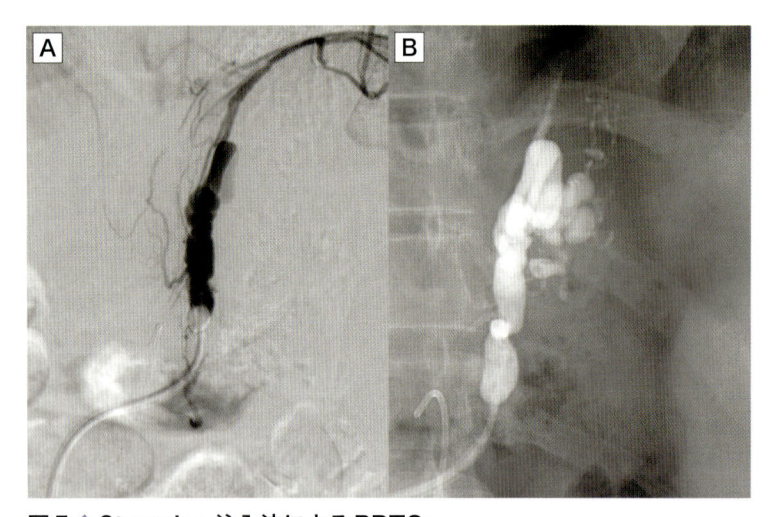

図5 ◆ Stepwise 注入法によるBRTO
BORVでGrade4（A）．EOIのStepwise注入で側副路は閉塞．B：閉塞後，EOIを注入．EOIが静脈瘤本体に停滞している
DVDの動画は図5の症例の実際の透視をビデオにした．途中でStepwise注入開始

4章§2-1

3) 下横隔静脈が拡張しているが，胃腎シャントから到達できない場合

　この場合は，下大静脈から下横隔静脈に直接ウェッジし，胃静脈瘤に向かう下横隔静脈の垂直枝（図4D）に5Fバルーンカテーテルを挿入しバルーン拡張を行い，この側副路の血流を遮断する．胃腎シャントのバルーン閉塞も同時に行うdual BRTOを行う．下横隔静脈の垂直枝にバルーンカテーテルが挿入できない場合，マイクロカテーテルをこの枝に挿入しコイル塞栓を行う．硬化剤注入はマイクロカテーテルを静脈瘤近傍まで進めて行う．

4) 胃腎シャントがリング状を呈する場合

　約4％でリング状を呈することがあり，この場合リングの上方か下方でバルーン閉塞する．または，リングの一方をコイルまたはバルーンで閉塞させ他方をバルーン閉塞させてBRTOを行う．

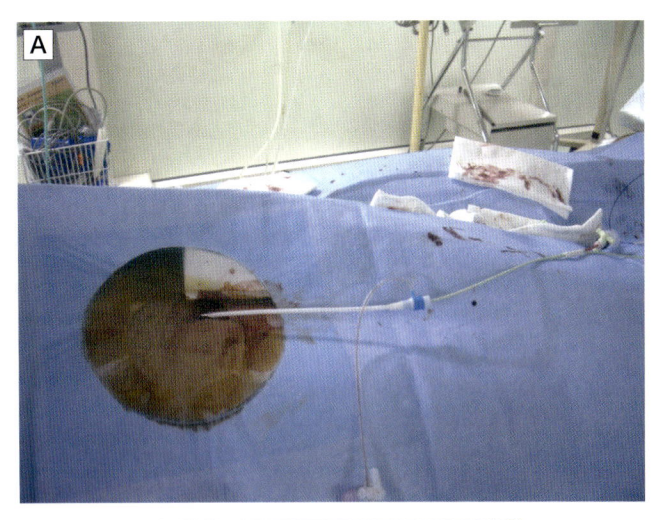

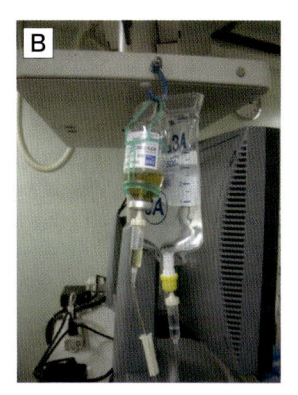

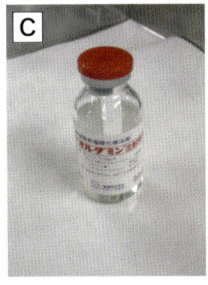

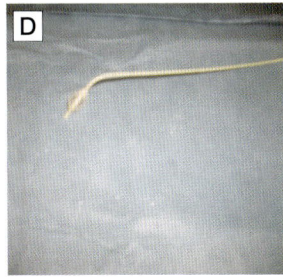

図6 ◆ BRTOの実際
右大腿静脈よりガイディングシースとバルーンカテーテルを挿入している．ハプトグロビンを硬化剤注入前に投与
A) BRTO中のカテーテル．B) ハプトグロビン．C) オルダミン®（Ethanolamine Oleate）．D) 20mm φ balloon

5 | 静脈瘤への硬化剤注入と硬化剤の選択，最大量

硬化剤注入前に，溶血を予防するため，ハプトグロビン（田辺三菱製薬）を点滴で滴下開始し（図6），半量が注入されたころから，硬化剤の静脈瘤への注入を開始する．硬化剤としては，オレイン酸エタノラミン（オルダミン®：武田薬品工業）を同量のヨード造影剤と混和して用いる．最大量は20mL（オルダミン1Vial）である．

最近，二酸化炭素，または空気を硬化剤に同量混ぜて，泡状にして用いる方法（フォームBRTO）も行われている．硬化剤の量を減じることができるという．この際の硬化剤はEOではフォームが形成されにくい．わが国ではポリドカノール（エトキシスクレロール®：カイゲン），欧米ではソトラデコールが用いられる．

6 | バルーン閉塞時間

金川原法では閉塞時間は30分で，その後硬化剤を含む血液を吸引して終了としている．しかし，新鮮血栓が静脈瘤内に形成されているため，バルーン解除で肺梗塞を起こすリスクがあり，われわれは5時間以上バルーン閉塞を継続することにしている[6]．夕方にBRTOが終了すれば5時間後は夜となるため翌朝までの安静ということになる．

7 バルーン解除

5時間以上のバルーン閉塞後に，再度血管造影室で少量の造影剤による静脈瘤の撮影を行う．静脈瘤が血栓閉塞し，造影剤が流入しないならば，バルーンを解除する．造影剤が瘤内に抵抗なく注入されるときは，再度EOIを瘤内が満たされるように注入し，1時間，バルーン閉塞のまま様子をみる．その後，ゆっくりとバルーンを解除する．大腿静脈止血後，終了とし，1日はベッド上安静とする．

5 術後の副作用

シャント閉塞による門脈圧の上昇の影響で食道静脈瘤の悪化は約30％に認められる．

6 合併症

- 血尿は高率に発生するが，ハプトグロビンの併用により，腎不全に陥ることは稀である．
- EOIによる肺水腫，ショックがきわめて稀であるが報告されている．
- エタノールによるアレルギー反応．
- エタノール注入直後の疼痛．
- 金属コイルのmigrationが稀に発生し，下横隔静脈の金属コイル塞栓時の血流方向の変化で起こることが報告されている．かなり大きめの金属コイルの使用が肝要である．
- 門脈血栓症は硬化剤の左胃静脈から門脈内への流入，または脾腎シャントから脾静脈への流入により起こりうる．

◆ 使用機器
- □ ガイディングシース：BRTO-ASA（メディキット社）
- □ バルーンカテーテル：セレコンMP1L（テルモクリニカル社）
- □ マイクロカテーテル：スナイパー2（2.9-2.1F）（テルモクリニカル社）
- □ マイクロガイドワイヤー：Aqua Navi V3 -0.018（ジョンソン・エンド・ジョンソン社）

◆ 文献
1) Kanagawa, H, et al : Treatment of gastric fundal varices by balloon-occluded reterograde transvenous obliteration. J Gastroenterol Hepatol, 11 : 51-58, 1996
2) 廣田省三：B-RTO, DBOE．「IVRマニュアル第2版」（栗林幸夫，他／編），pp174-180，医学書院，2011
3) Hirota S, et al : Retrograde transvenous obliteration of gastric varices. Radiology, 211 : 349-356, 1999
4) Kawanaka H, et al : Portosystemic encephalopathy treated with balloon-occluded reterograde transvenous obliteration. Am J Gastroenterol, 90 : 508-510, 1995
5) Maeda H, et al : Outflow patterns of gastrointestinal shunts and collateral veins from gastric varices : Radiologic variations and relevance to balloon-occluded retrograde transvenous obliteration, CVIR, 30 : 410-414, 2007
6) 小林 薫 ほか：B-RTOにおける長時間留置法（Overnight留置）の有用性－短時間法との比較－．臨床放射線 56 : 354-358, 2011

第4章 門脈圧亢進症の治療手技

§2 IVR

2) 経頸静脈的肝内門脈肝静脈シャント形成術（TIPS）

中村健治

POINT

①**保険未認可手技**：TIPSはわが国では保険適応外で，高度先進医療の対象となっているため経費の実費請求がある．基本的には肝移植を前提として施行することが望ましいが，わが国の現状を鑑みると最終的治療とされることも多い

②**各種IVR手技の組み合わせ**：種々の器具，手技を駆使して行う複雑な手技で，合併症を避けるためにもIVR経験の豊富な医師により行われるべきである

③**術前画像診断**：3D-MRA，3D-CT，できれば肝静脈─門脈同時造影をあらかじめ行い，肝蔵の形態や脈管の太さ，走行や穿刺経路を術前に把握しておくことが重要である

④**門脈穿刺**：TIPS手技の最大のポイントで複数回の穿刺を要することも多いが，穿刺目標として肝動脈内にガイドワイヤーを挿入すると容易となる

⑤**短絡路の作製**：バルーンカテテルで拡張のうえ，径8 mmあるいは10 mmの金属ステントを挿入，留置する．逸脱を避けるため，門脈，肝静脈内に各々1 cm程度出して留置する．ステント留置後に門脈造影を行い，短絡路および静脈瘤の血流を観察し，また門脈圧の低下を確認する

◆ 術前に行うこと
- □ プランニング
- □ 画像診断
- □ 前投薬投与

◆ 準備するもの
- □ 鎮痛薬　短絡路拡張時に投与する麻薬（塩酸モルヒネ，オピアト® など）
- □ 血管造影セット
- □ リネカー
- □ 穿刺針　Rösch-Uchida liver access set
- □ 金属ステント
- □ 各種ガイドワイヤー
- □ 短絡路拡張用バルーンカテテル

> **ポイント 患者説明**
> わが国におけるTIPS施行例はいまだに少ないので，手技の成功率，予後，合併症の発生率などについて欧米の成績を含めて客観的に説明する必要がある．TIPSが考慮される患者は基本的に内視鏡的治療を含む内科的治療がきわめて困難な例で，肝移植の適

応例である．それゆえ，TIPSは静脈瘤破裂による出血死の回避と難治性腹水の消失，減少によるQOLの改善などが目的で，あくまで肝移植までの橋繋ぎであり根本的治療法ではないことを患者に十分な理解を得る必要がある．

また，TIPSはわが国の保険適応外で，高度先進医療の対象となっており〔金沢大学，日本医科大学，昭和大学，大阪市立大学の4施設のみが承認されている（2013年4月時点）〕，経費の実費請求のあることも患者，家族に説明する必要がある．

1 適応疾患

経頸静脈的肝内門脈肝静脈シャント形成術（TIPS）は内科的治療の適応外あるいは無効な例で肝移植の適応となる患者が対象となり，その施行適応は，病態および肝機能により決定される．

1 病態別条件

1）絶対的適応

- **内視鏡的治療が困難あるいは危険な食道，胃静脈瘤**：EIS, EVLによっても吐血を繰り返す難治性の静脈瘤例，バルーン閉塞下逆行性静脈瘤閉鎖術（BRTO）や経皮経肝静脈瘤塞栓術（PTO）で治療し得ない胃静脈瘤例，腹水を合併した高度肝硬変例
- **門脈圧亢進症性胃腸症（PHG）**：進行性の貧血をきたす静脈瘤を形成しない門脈圧亢進症性の胃出血例
- **難治性腹水**：肝庇護や利尿薬投与，減塩食摂取，アルブミン投与などによっても効果がなく，腹水の穿刺吸引を必要とする例

2）相対的適応

- **門脈血栓症**：門脈血流のうっ滞を解消することにより血栓溶解を目的として行われることがある
- **異所性静脈瘤**：内視鏡治療やBRTO, PTO後に続発した異所性静脈瘤（十二指腸，小腸，大腸，直腸）
- **内視鏡で静脈瘤が確認できない消化管出血**：出血原因が門脈圧亢進症であることが明らかな下血例

2 肝機能条件

- 肝機能：血清ビリルビン値<3.0 mg/dLを目安とする
- 腎機能：血清クレアチニン値<2.0 mg/dLを目安とする
- 心肺機能：極度低下例は避ける

3 適応から除外するもの

1）絶対的非適応

- びまん性囊胞性肝疾患
- 高度の肺高血圧症

- びまん性門脈血栓症
- 高度腎障害
- 心機能異常

> **Pitfall**　びまん性門脈血栓症例に対して下大静脈から直接門脈穿刺してTIPSを施行し，難治性腹水が消失した例が報告されており，他に有効な治療法のない症例には有力なことがあり必ずしも適応外とはいえない．

2）相対的非適応

- 局所的門脈血栓症
- Budd-Chiari症候群
- 胆管拡張
- 肝腫瘍

> **ポイント**
> 肝癌合併例に対してTIPSを施行する際に最低満たすべき条件として，①穿刺経路に腫瘍がないこと，②腫瘍がTAEやPEITにより十分コントロールされていること，③予後を規定する因子が腫瘍ではなく門脈圧亢進症と判断されること，の3点が挙げられている．

2　プランニング

1）TIPS適応の決定

吐血歴や腹水穿刺回数などの病歴，内視鏡所見，肝予備能などを詳細に分析し，TIPSの適応について検討する．

2）穿刺する頸静脈の決定

左頸静脈ルートで穿刺針を挿入すると静脈の走行が屈曲しているため操作が困難となるので，通常は右頸静脈を穿刺する．しかし，稀に右頸静脈が非常に細い例や閉塞している例があるので超音波で確認する．

3）肝蔵の形態と脈管解剖の把握

MRIやダイナミックCTを行い，肝萎縮の程度の観察と肝腫瘍がないことを確認する．また，三次元表示（3D-MRA，3D-CT）を作製し，肝静脈と門脈の立体的な位置関係を把握する．できれば肝静脈・門脈同時造影も行い穿刺経路を設定して穿刺角度とシャント距離をあらかじめ測定する（図1A, B）．

4）留置ステントの決定

通常，8 mmまたは10 mm径のWallstent™を用いているが，長径は個々の症例により異なる．術前画像診断で計測した短絡路長とバルーン拡張後の実際の計測値と異なることも多く，術中に正確に計測しステント長を選択する必要がある．

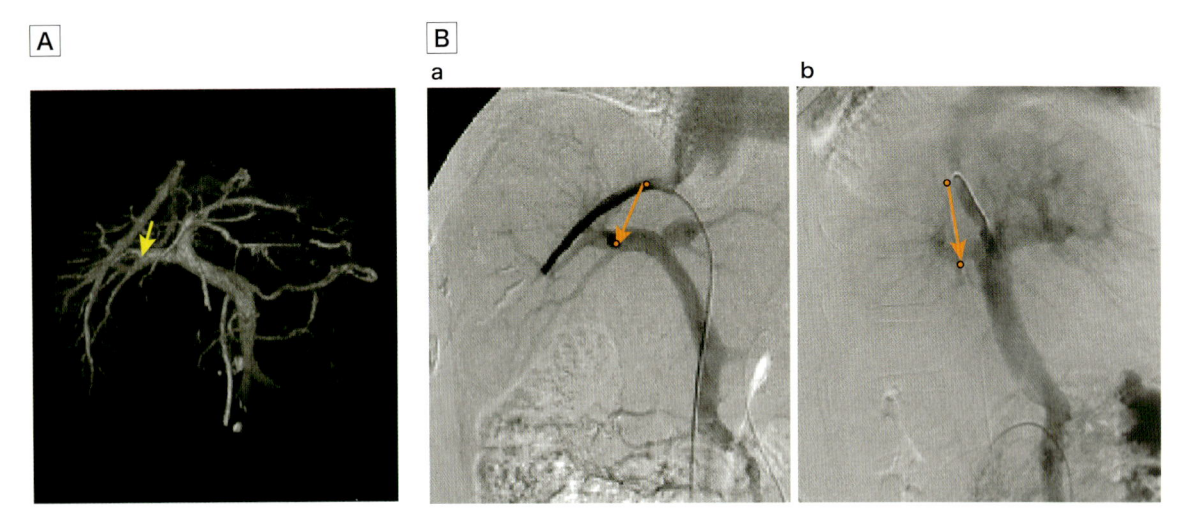

図1 ◆ 肝臓の脈管解剖の把握
A）3D-CT画像
B）門脈—肝静脈同時造影．a. 正面像，b. 側面像．それぞれ，矢印は穿刺方向

3 治療の実際

1 準備

1）前投薬および鎮痛薬

前投薬は通常の血管造影と同様である．また，短絡路拡張時に激痛を訴える患者が多いので，麻薬（塩酸モルヒネ，オピアト®など）を用意しておく．

2）リネカー

頸部から操作するため患者の頭部を含めて覆布をかける必要がある．リネカーを頭部に置いて覆布が患者の顔面に直接被さらないようにする．呼吸困難を訴える場合には適宜酸素マスクを用いる（図2）．

3）血管造影セット

通常の腹部血管造影用のものを用いるが，穿刺セットを入れるためバットは大きいものが望ましい．

4）穿刺針

通常はRösch-Uchida liver access set（0.035インチ穿刺針，5Fカテーテル，先端が30°屈曲した金属カニューレ，9Fダイレーター，図3）を用いるが，細径針や小児用穿刺セットなども市販されている．

5）金属ステント

Wallstent™, Palmaz® stent, SMART® stentなどが用いられる．径8 mmまたは10 mmのものを用い，長さは短絡路長径に合わせて門脈側，肝静脈側それぞれに約1 cm出すように留置する．欧米ではカバードステントが用いられ長期開存が得られているが，本邦では未認可である．

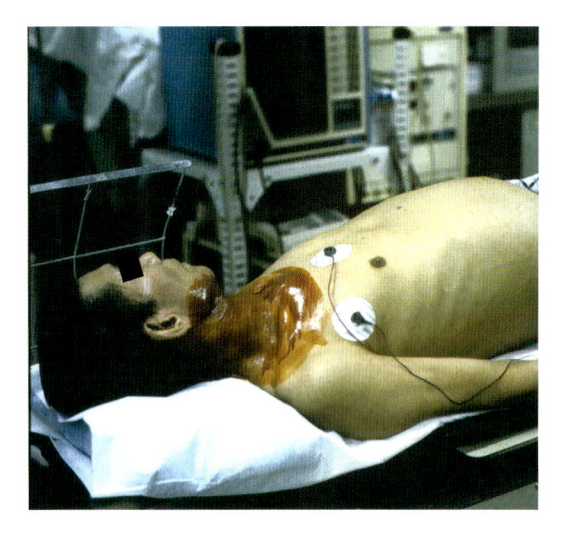

図2◆頸静脈穿刺

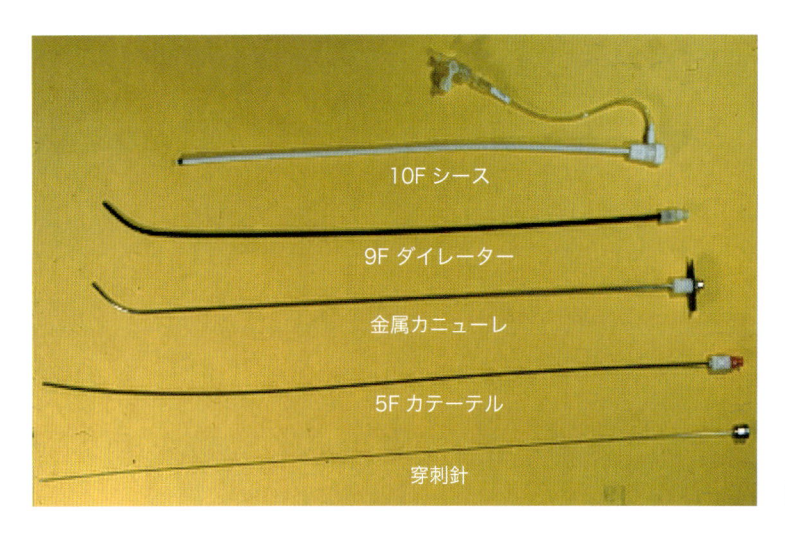

図3◆穿刺針 liver access set

6) ガイドワイヤー

Bentson wire（0.035インチ，門脈穿刺後のカテーテル誘導用として使用），Amplatz wire（0.038インチ，肝実質が硬くダイレーターやシースの挿入困難な際に使用），ラジフォーカス®M（0.025インチ，Bentson wireで門脈への誘導困難な場合に使用）

7) PTA用バルーンカテーテル

短絡路を拡張する際に用いる．8，10 mm径，4 cm長のものを通常，使用する．

2 TIPSの手順（図4）

1) 頸静脈穿刺

① 通常，右内頸静脈を穿刺するが，同名動脈の拍動を触知しその外側に沿って動脈の走行と平行に約45°の角度で下方に向け穿刺する．

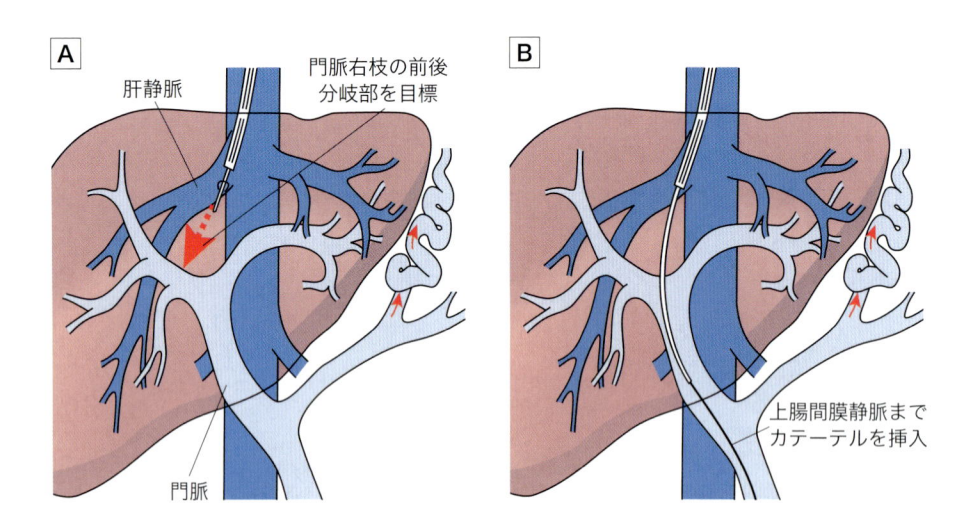

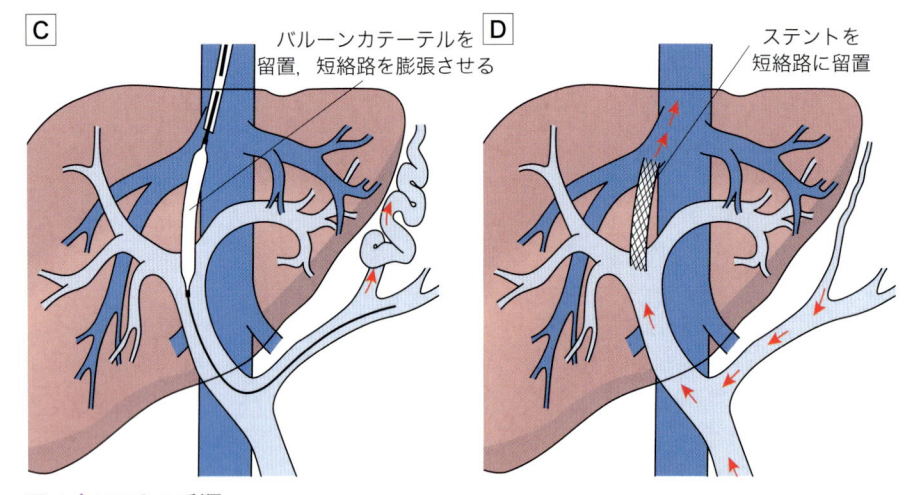

図4 ◆ TIPSの手順
A) 門脈穿刺，B) 門脈内カテーテル挿入，C) 短絡路の拡張，D) 金属ステント挿入

> **コツ** 右内頸静脈は同名動脈の外側，背側を走行するが，穿刺部を局所麻酔するときに頸静脈からの血液の逆流を確認すればその位置に針を刺したままにして，それに沿わせて穿刺する方法もある．穿刺困難な場合には超音波誘導下で行えばよい．

⬇

2) 肝静脈内穿刺セットの挿入

② 頸静脈の穿刺後，ガイドワイヤーを挿入し，上大静脈経由で右肝静脈まで挿入する．

⬇

③ ガイドワイヤー誘導下でRösch-Uchida liver access setを右肝静脈に挿入する．

> **コツ** 穿刺セットは10Fと太いので静脈内に刺入困難なことが多いが，付属のダイレーターで穿刺孔を拡大しておくとスムーズに挿入できる．

3) 門脈穿刺（図4A）

④ 門脈の穿刺目標点は門脈右枝の前後分岐部とし，術前の門脈造影像を参考にして穿刺する．穿刺は正面方向の透視下で行うが，金属カニューレの手元部にあるハブを約90°前方に回転させ固定し，5Fカテーテルを被せた穿刺針で目標点に向け穿刺する．

> **Pitfall** 肝の硬化が強い例では，穿刺針が直進せず目標方向に向かわないことや針が肝静脈壁で跳ね返されることも多い．この際には，金属カニューレを肝静脈壁に強く押し付けて穿刺する必要がある．

⑤ 穿刺後に穿刺針を抜去し，カテーテルに造影剤を入れた管注を接続して吸引しながら血液の逆流があるまで徐々にカテーテルを引く．

⑥ 血液の逆流を確認すれば造影剤を注入し，門脈内にカテーテル先端があることを確認する．

⑦ 管注を抜去し，ガイドワイヤー（Bentson wire）を上腸間膜静脈まで挿入する．

> **コツ 穿刺目標としての肝動脈内ガイドワイヤー挿入（図5）**
>
> 術前の画像診断で想定された穿刺経路，角度と現実に透視下で穿刺する際の感覚が大きく異なり，多数回の穿刺を要することも多いが，特に右葉萎縮の強い例では穿刺角度が強く困難なことが多い．
>
> 肝内門脈は肝動脈の背側下方を並走するので，右肝動脈の前後枝分岐部までガイドワイヤーの先端を留置し，これを穿刺目標とすることが推奨される（図5A）．正面だけ

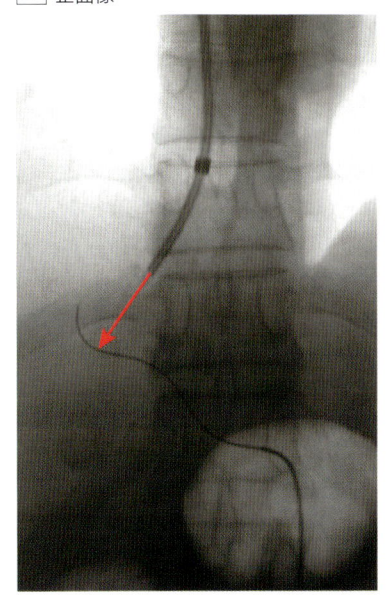

A 正面像　　B 側面像

図5 ◆ 肝動脈内ワイヤー挿入法

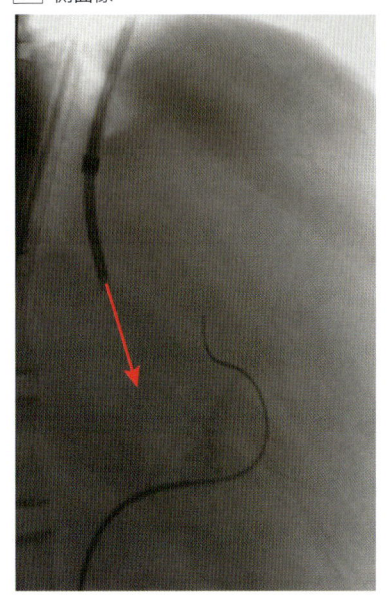

図6 ◆ガイドワイヤー反転法

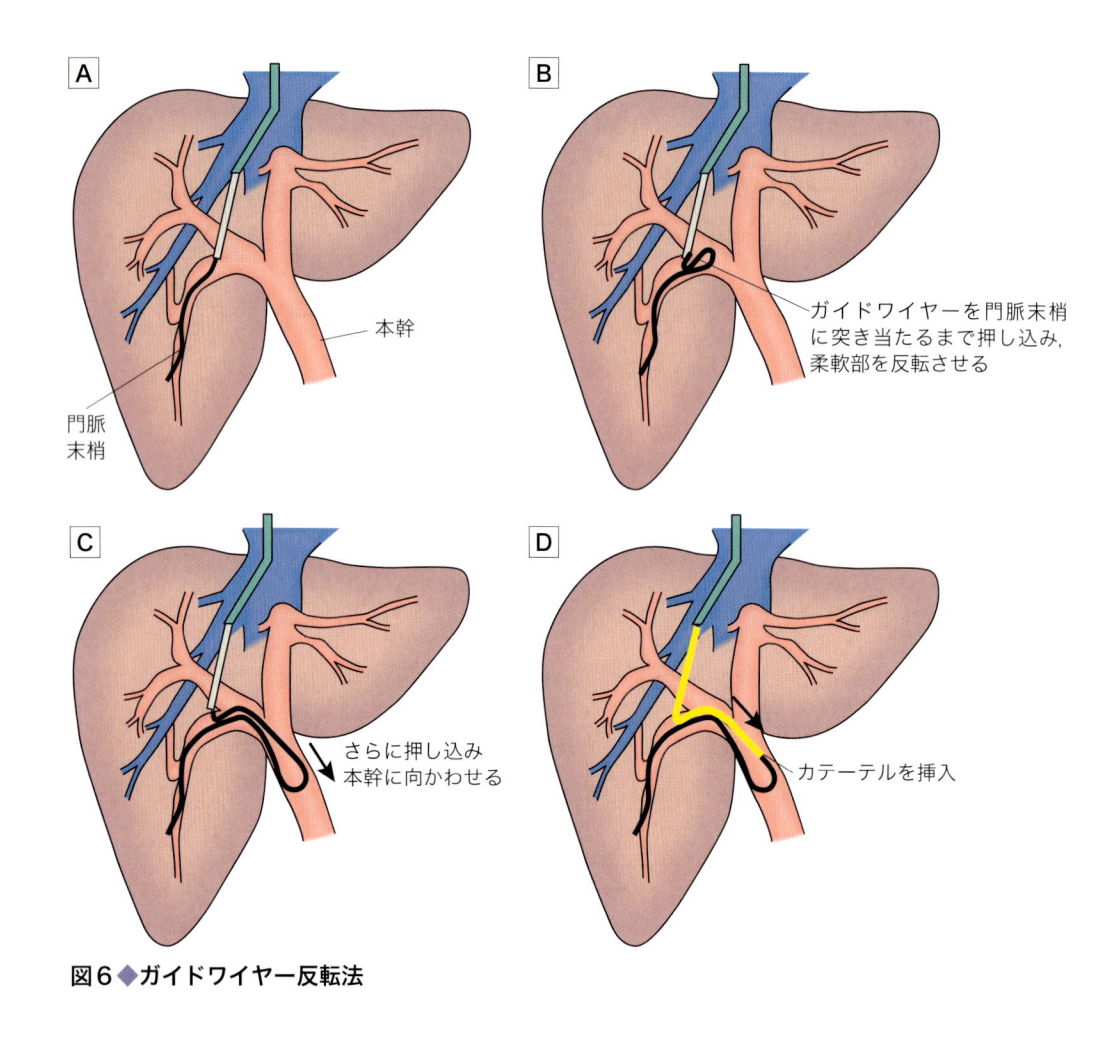

A 本幹 / 門脈末梢
B ガイドワイヤーを門脈末梢に突き当たるまで押し込み，柔軟部を反転させる
C さらに押し込み本幹に向かわせる
D カテーテルを挿入

でなく側面透視を行いカニューレの方向が目標（肝動脈内に挿入されたガイドワイヤー）に向かっていることを確認し門脈穿刺する（図5B）．金属カニューレ先端の屈曲角度は30°であるが，側面透視で角度が合わない場合にはガーゼで扱いて屈曲度を変える必要がある．

コツ ガイドワイヤー反転法（図6）

門脈穿刺成功後にガイドワイヤーを門脈内に挿入する際にワイヤーが門脈末梢に向かい本幹に誘導するのが困難なことも多い（図6A）．この際には先端フロッピーの部分の長いBentson wire（あるいは0.025インチラジフォーカスM）の先端を門脈末梢で突き当たるまで進め，さらに押し込みワイヤーの柔軟部を反転させる（図6B）．反転したガイドワイヤーは押し込むことにより順次門脈本幹に向かわせることができる（図6C）．門脈本幹内に挿入されたガイドワイヤーに沿わせてカテーテルを門脈内に挿入する（図6D）．

4) 門脈造影および門脈圧測定（図4B）

⑧ 門脈内に挿入されたガイドワイヤーに沿わせて5Fカテーテルを上腸間膜静脈まで挿入する．カテーテルにマノメーターを接続し，上腸間膜静脈～門脈本幹の圧測定を行い門脈圧亢進症を確定する．

⬇

⑨ 次に，カテーテルから造影剤を注入し（注入量15～20 mL，注入速度5～15 mL/秒）門脈造影を行い，門脈系の血行動態を観察する．

5) 短絡路の拡張（図4C）

⑩ 門脈内の5Fカテーテル内に腰の硬いガイドワイヤー（Amplatz wire）を挿入し，これを軸として9Fダイレーターを押し込み短絡路を拡張する．この際，金属カニューレを門脈方向に強く押し付け固定しないと硬い硬変肝ではダイレーターが進まないことが多い．

⬇

⑪ ダイレーターが門脈内まで挿入されれば，これに沿わせて10Fシースを門脈内に挿入する．

⬇

⑫ 5Fカテーテル，ダイレーター，金属カニューレを抜去し，ガイドワイヤーに沿わせてバルーンカテーテルを門脈内に挿入する．

⬇

⑬ シースを肝静脈まで引き抜き，バルーンカテーテルのバルーン部を肝静脈－門脈間の短絡路部に合わせて留置し，5気圧で膨張させ短絡路を作製する．拡張時に門脈壁と肝静脈壁の2カ所でバルーンに括れが生じるが，この位置と長さを計測して留置する金属ステントの長径の目安にする．

⬇

6) ステント挿入，留置（図4D）

⑭ ガイドワイヤーを門脈内に残してバルーンカテーテルを抜去し，再びシースを門脈内まで挿入する．このシースを介して金属ステントが装填されたシステムを門脈内に挿入する．

⬇

⑮ シースを引き戻し門脈側から徐々にステントを解放，拡張し，肝静脈までの短絡路に留置する．ステントの短縮や逸脱を考慮して門脈，肝静脈に各々1 cm程度出るように留置する．

⬇

7) 門脈造影および門脈圧測定ステント挿入後

⑯ 金属ステントの挿入後，門脈造影を行い金属ステントの位置確認と血行動態の変化を観察する．最後に門脈圧測定を行うが，術直後では腹圧などのため十分な減圧が確認されないことも多い．術後の右房－門脈の圧較差が15 mmHg以下を一応の目安としている．

症例1：食道静脈瘤破裂に緊急TIPSを施行した例（図7）

A. 食道静脈瘤破裂時の内視鏡像：食道静脈瘤が破裂し，出血している．
B. 門脈造影像：拡張した左胃静脈を認め，食道静脈瘤が描出されている．
C. TIPS後門脈造影：短絡路の血流は良好で，遠肝性の側副路が消失している．
D. TIPS 3カ月後内視鏡：出血はなく瘤はほぼ消失している．

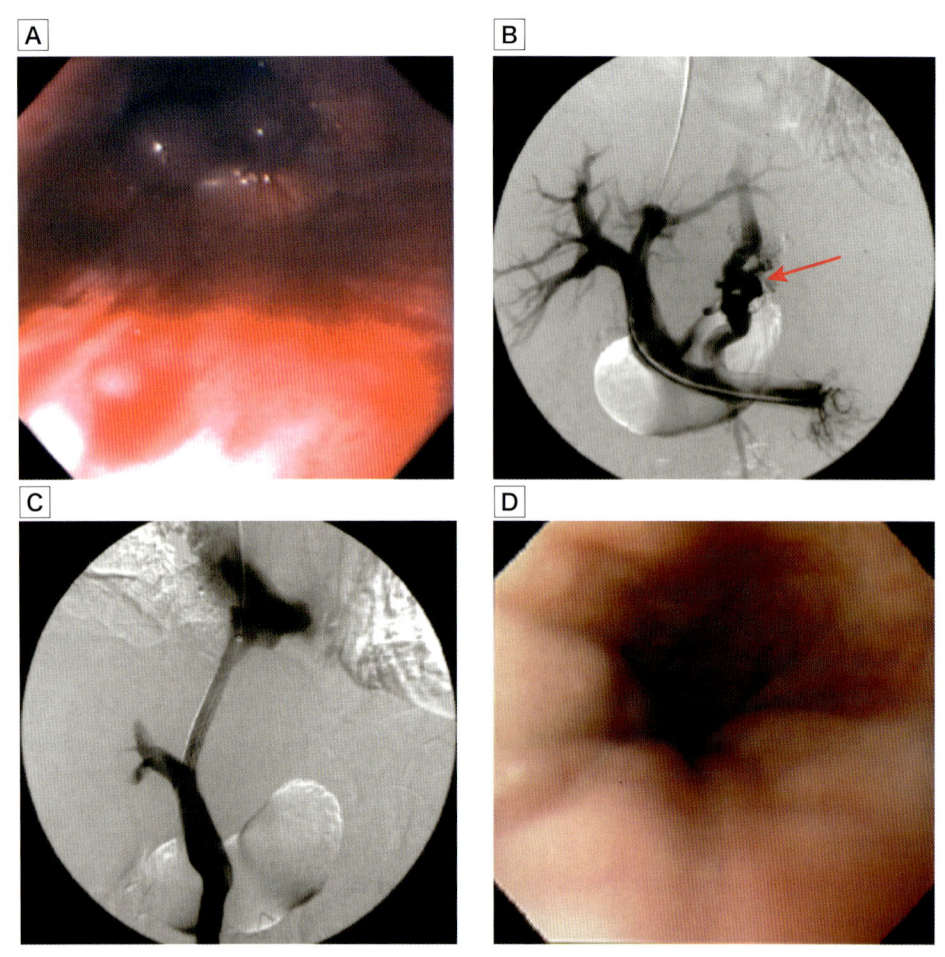

図7 ◆ 食道静脈瘤破裂に緊急TIPSを施行した例
A：TIPS前内視鏡，B：門脈造影，拡張した左胃静脈から食道静脈瘤が造影されている（→）．C：TIPS後門脈造影，D：TIPS3カ月後内視鏡

症例2：難治性腹水に対してTIPSを施行した例（図8）

A. 治療前CT像：肝臓は著明に萎縮し，大量腹水を認める．
B. 門脈像：門脈圧は30 mmHgで，軽度拡張した左胃静脈を認める．
C. TIPS後門脈造影：門脈圧は18 mmHgまで低下し，左静脈は造影されなくなっている．
D. TIPS1カ月後CT像：腹水は完全に消失している．

4 術後ケアと副作用・合併症

1 術後ケア

1）術後安静

術後に疼痛や発熱を起こすことは稀で，ベッド上安静は1日で十分のことが多い．疼痛を訴える際

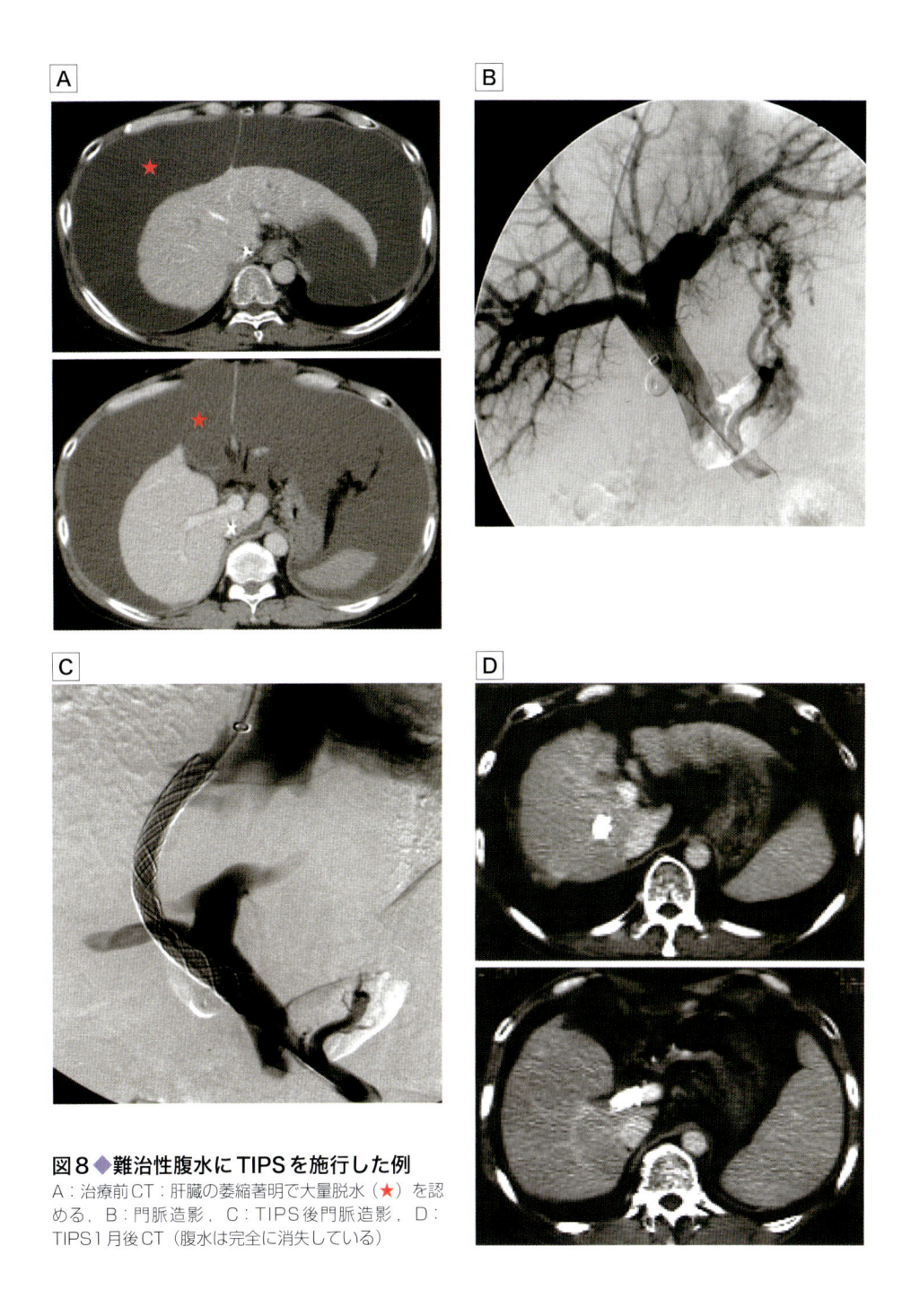

図8 ◆ 難治性腹水にTIPSを施行した例
A：治療前CT：肝臓の萎縮著明で大量腹水（★）を認める．B：門脈造影，C：TIPS後門脈造影，D：TIPS1ヶ月後CT（腹水は完全に消失している）

には腹腔内出血を考慮して超音波やCT検査を行う．

2) 穿刺部の観察

帰室時に穿刺部の皮下出血や血腫形成をチェックする．

3）肝機能チェックと肝庇護

術後早期に肝機能，特に血清ビリルビン値の測定を行う．術後1週間はアミノ酸製剤と肝庇護剤の投与が望ましい．

4）脳症発現のチェック

血清アンモニア値の測定とアンモニア臭，顔面紅潮などの有無を確認し，不穏状態や意識レベルの低下のないことをチェックする．

5）尿量チェック

術後数日間，尿量チェックし腎機能異常のないことをチェックする．

> **ポイント　経過観察と生活指導**
>
> 術後早期に肝性脳症が30％前後の症例に発生し，また肝機能低下を見る例もあるので，血液検査，特に血清中アンモニア値のチェックは1～2カ月ごとに行う必要がある．
> 短絡路の狭窄，閉鎖が6カ月～1年以内に発生することが多いので，静脈瘤増悪のチェックのために3～6カ月ごとの内視鏡検査，腹水や肝臓の形態変化を観察するため6カ月ごとのCT検査が術後1年以内は必須である．

2　副作用・合併症

1）手技に起因するもの

術中，術後の合併症は従来の欧米では5～15％と報告され，重篤なものとして腹腔内出血，門脈破損，敗血症，ARDSなどが報告されている．また，術後の肝酵素の上昇やビリルビン値の上昇など肝機能に与える影響も述べられているが，これは肝予備能による差が大きい．

2）術後の合併症

①**シャント狭窄，閉塞**：早期閉塞は胆管ろう形成やステント位置不適切による血栓形成により起こるが，1年の発生率は16～55％と報告されている．晩期閉塞は短絡路内の偽被膜形成により起こるが，2年の発生率は68％と報告されている．静脈瘤増悪のチェックのために3～6カ月ごとの内視鏡検査，腹水や肝臓の形態変化を観察するため6カ月ごとのCT検査が術後1年以内は必須である．

②**肝性脳症**：発生頻度は18～34％と報告されているが，ほとんどが犬山分類Ⅰ度の軽度のもので内科的治療でコントロールされている．

③**肝・腎不全**：報告によりさまざまであるが，発生頻度は10％以下である．

④**心・肺機能不全**：Azoulayらは術後ARDSの発生例を報告しているが，本邦での報告はない．

第5章

肝膿瘍・肝嚢胞の治療手技

1）肝膿瘍ドレナージ（PTAD）……………………………… 206
2）有症状肝嚢胞に対する硬化術……………………………… 212

第5章 肝膿瘍・肝囊胞の治療手技

1）肝膿瘍ドレナージ（PTAD）

田邊暢一

> **POINT**
> ① 正確かつ安全な穿刺をするための穿刺部位の決定が重要である．術後のカテーテル逸脱防止のため，穿刺ルート上に肝実質を少なくとも2cmはさむ
> ② 穿刺後の道具の出し入れは最小限に．腰のあるガイドワイヤーを確実に膿瘍腔内に送り込めれば，手技はほぼ成功
> ③ カテーテル留置直後は原則的に造影しない．膿瘍腔の確認は超音波，CTでも評価できる

◆ 術前に行うこと
  □ 内服薬確認：使用抗菌薬や抗凝固薬の有無，禁忌薬確認など．
  □ 超音波診断と穿刺ルートの確認：CT上の膿瘍の大きさと実際の膿瘍腔の大きさに食い違いがないか確認する．
  □ インフォームドコンセント

◆ 準備するもの
  □ 前投薬：硫酸アトロピン，ペンタゾシン（ソセゴン®），ジアゼパム（ホリゾン®）
  □ 局所麻酔薬：1％リドカイン（キシロカイン®）
  □ 穿刺針，ドレナージカテーテルセット
  □ 穿刺針ガイド付き腹部超音波診断装置

1 適応疾患・禁忌・デバイスの選び方

1 一般的な適応疾患

肝膿瘍ドレナージ（percutaneous transhepatic abscess drainage：PTAD）は全身的な抗菌薬投与を優先するが，ドレナージ施行により良好な成績を得たという報告が多く[1]，重症化前にドレナージ術を行うことが望ましい．大きな膿瘍では敗血症，膿瘍の破裂などの危険性が高くドレナージが必要となる．膿瘍が多発性である場合や，膿汁の排出が十分でない場合には複数本のドレナージを要す（図1）．適応となる疾患には以下のものがある．

1）化膿性肝膿瘍

経胆管性の感染経路が最も多いが，経門脈性の場合には，先行する病態として虫垂炎，大腸憩室炎，Crohn病などの腸炎や消化性潰瘍，消化管悪性腫瘍，骨盤内感染などがあげられる．起炎菌とし

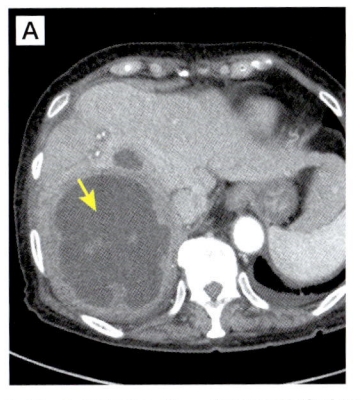

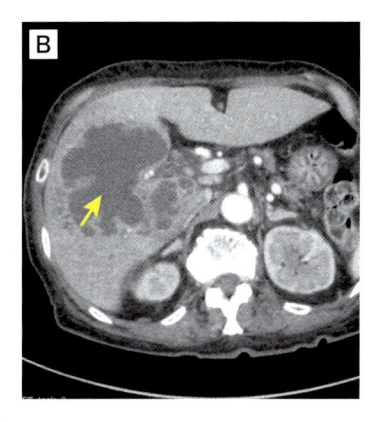

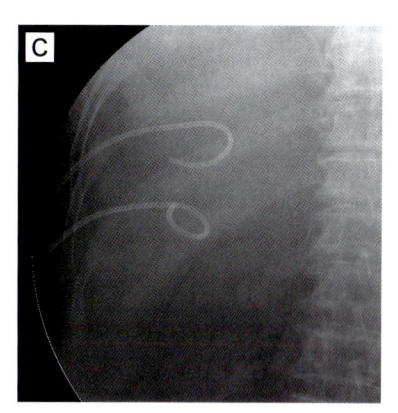

図1 ◆ 85歳女性，多発肝膿瘍症例
A：造影CT検査にて肝S7に長径110mmの肝膿瘍（→）
B：Aの尾側スライス．肝S5-6に長径88mmの肝膿瘍（→）
C：それぞれの膿瘍内にピッグテールカテーテルを留置した

ては，*E. Coli*，*Klebsiella* などのグラム陰性桿菌が多い．

2) アメーバ性肝膿瘍

赤痢アメーバが大腸病巣から経門脈性に肝内へ進入し形成される．肝組織の崩壊に伴いチョコレート様の特徴的な色調を呈す．メトロニダゾールが著効する．血清学的抗体検査も診断の補助となる．

2 適応から除外すべきもの

Risk & Benefit のバランスを考えたうえで施行する場合，絶対的禁忌はないが，以下のような相対的禁忌事項がある．

1) 腹水が貯留している症例

腹水のため肝が固定されず動いてしまい，穿刺やカテーテル挿入が困難である．また，膿汁が腹腔内に漏れ腹膜炎を起こしやすい．

2) 出血傾向が強い場合

重篤な出血傾向を示す症例は除外すべきだが，肝膿瘍が原因のDICを疑った場合には血小板輸血を行いながら施行する場合もある[2]．

3) カテーテル留置困難例

径3cm以下の膿瘍では，先端ピッグテール型のカテーテルの留置は困難である．

4) 安全な穿刺ルートがとれない場合

太い脈管が集まる肝門部を横切る場合や，穿刺ルートに肝実質を1cmもはさめない場合，合併症を起こす可能性が高い．

上記3）や4）については，カテーテル留置に固執せずPTC針の1回穿刺のみで膿汁をできる限り吸引するアスピレーション法[3]が施行可能な場合がある．複数回の穿刺処置を要する場合もあるが，カテーテル留置の必要がなく，早期に減圧と起炎菌などの同定をできる意義は高い．

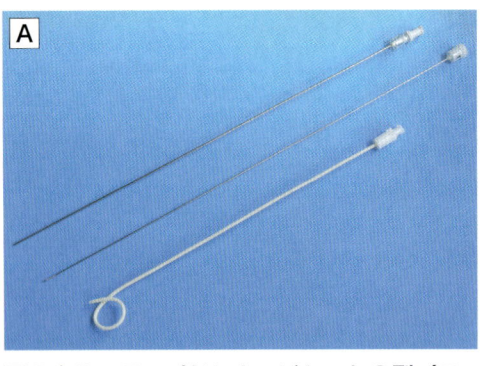

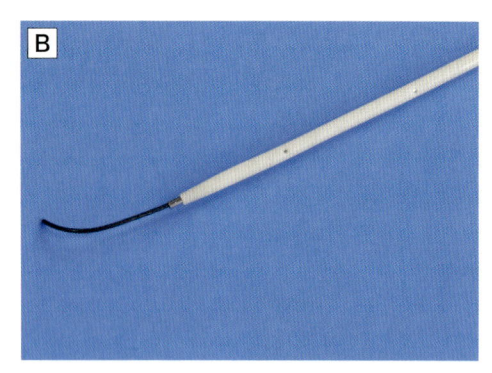

図2◆1ステップドレナージセットS型（ロック式ソフトタイプ）
A：上から金属内筒，スタイレット針，ピッグテールカテーテル
B：金属内筒とピッグテールカテーテルをロックし，ガイドワイヤーを出したところ．カテーテル先端はテーパーされている

3 穿刺・ドレナージ器具の準備

1) PTC針

2) ガイドワイヤー，先端アングル，スティッフタイプ

3) 超音波ガイド下1ステップドレナージセット，ピッグテール型

　経皮的肝膿瘍ドレナージは短時間で確実に膿瘍内にドレナージカテーテルを留置する必要がある．筆者はスティッフタイプ80 cmの短いガイドワイヤーを使用し，術野から手元が離れないようにしている．また，カテーテルを挿入するためにダイレーターを用いたルート拡張は手技を煩雑にするだけでなく合併症を引き起こす可能性を高くするため，筆者はこのダイレーターのステップを省いたシンプルな手技としている．

　ロック式1ステップドレナージセットは，7Fr.のピッグテール型カテーテルと金属性の内筒とスタイレット針の3本からなっており（図2A），それぞれをロックすることで穿刺時にカテーテルだけが進んでしまわないように工夫してある．肝膿瘍ドレナージの際には安全性を重視し，ガイドワイヤーを留置後にカテーテルと金属内筒だけをロックして用いる．カテーテルの先端はダイレーター様にテーパーされており，またその先端から金属の内筒がわずかに突出していることから（図2B），硬い組織でもダイレーターを必要とせず確実なカテーテルの挿入が可能となっている．

2 手技の実際

① 超音波にて膿瘍の中心を穿刺することが可能なルートを探す．穿刺ルートを決定したら皮膚から肝被膜にかけて局所麻酔を行う．

⬇

② 次に尖刀のメスで3 mmの皮膚切開を行い，モスキートペアンにて十分に皮下組織を解離する．

⬇

肝膿瘍・肝嚢胞の治療手技　第5章

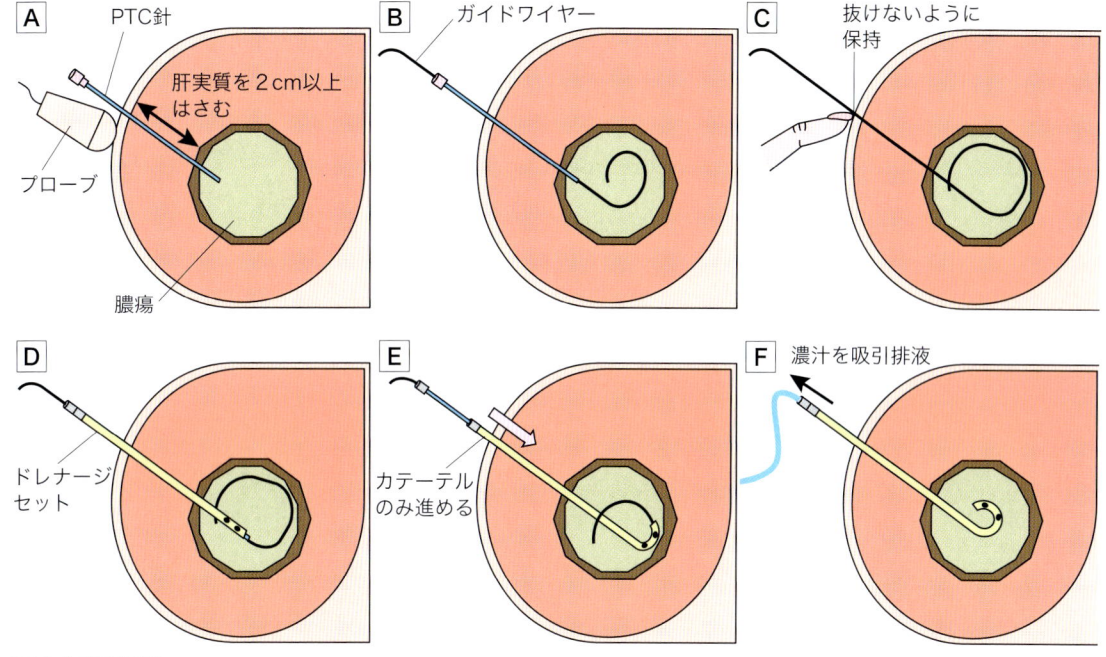

図3◆穿刺手技
A：超音波ガイド下に膿瘍の中心を狙ってPTC針を穿刺する
B：膿汁を吸引採取後，ガイドワイヤーを挿入する
C：ガイドワイヤーが抜けないように保持しながらPTC針を抜去する
D：ガイドワイヤーの進入方向に合わせてドレナージセットを挿入する
E：ガイドワイヤーのカーブに差し掛かったらセットのロックを解除し，カテーテルのみを押し進める
F：カテーテルが留置されたら内筒とガイドワイヤーは抜去し，直ちに膿汁の吸引排液をはかる

③ 穿刺針の先端が膿瘍の中心にくるように超音波ガイド下に穿刺する（図3A）．ただし，ルート上に脈管が近接する場合にはそれらを避けることを優先する．

④ PTC針穿刺後，エクステンションチューブを装着した注射器で吸引し，膿汁を確認後，検体検査に提出する．膿汁がエクステンションチューブ内を陽圧移動しなくなるまで膿汁を吸引し膿瘍内の減圧をはかっておく．

> **Pitfall　針先を見失ったら再穿刺を検討**
> 「穿刺針はしなり，肝臓はたわむもの」と心得ておく．超音波画面上で針先を見失ったまま手を進めるのは危険行為である．超音波プローブを微調整しても針先の高エコーを確認できない場合には，慌てずに再穿刺を考える．穿刺針は視認性と直進性のよいPTC針を用いる．

⑤ 80 cm程度の短く腰の強いガイドワイヤーをX線透視下に膿瘍内へ留置する．ガイドワイヤーが膿瘍腔内を抵抗なく一回りできれば，膿瘍腔の輪郭をイメージでき，また逸脱防止にもなる（図3B）．

⑥ ガイドワイヤーが抜けないようにX線透視下で先端を注視しながら，穿刺針を注意深く抜去する．

抜去したら速やかに皮膚挿入部を圧迫しつつ，ガイドワイヤーを保持する（図3C）．

⑦ 透視下でドレナージセットをガイドワイヤーの進入方向に合わせて挿入する（図3D）．

> **コツ ドレナージカテーテル挿入時のコツ**
> PTC針穿刺時の刺入角度をよく覚えておく．ガイドワイヤーに沿ってドレナージカテーテルを押し進める際に，手元でこの角度を保つことで挿入がよりスムースになる．

⑧ ガイドワイヤーのカーブ位置までドレナージセットを挿入したらロックを解除する．次に金属内筒が一緒に進んでしまわないよう保持しつつカテーテルのみを押し進め，先端がピッグテールの形となるのをX線透視下で確認する（図3E）．

⑨ カテーテルの留置が完了したら残りの膿汁を吸引排液する（図3F）．

> **Pitfall** 菌血症防止のため，造影など膿瘍内圧が上昇するような操作は控える．

3 合併症対策

予想される合併症は，①出血，②敗血症，③膿汁漏出性腹膜炎，④カテーテル逸脱，である．これらのうち①，③，④は安全な穿刺ルートを選択し，1回のアプローチでカテーテルを留置できれば頻度は激減する．敗血症は，減圧しながらカテーテルを留置しても24時間以内に出現しショックとなることがある．**ドレナージ施行後は，少なくとも3時間は血圧・脈拍をチェックし，翌日までベッド上安静として経過の観察が必要である**．

4 治療効果判定

効果判定は，CT検査で膿瘍腔消失の確認，炎症所見の改善をもって行う．再燃の可能性もあることから，膿汁の流出がなくなっても安易にカテーテルを抜かずに効果判定してから抜去する．

◆ 使用機器
- □ 八光メディカル社製：超音波映像下PTC針B型，18G
- □ テルモ社製：ラジフォーカス® ガイドワイヤーM，先端アングル，スティッフタイプ0.035 inch，80 cm
- □ 八光メディカル社製：超音波ガイド下1ステップドレナージセットS型-ロック式ソフトタイプ，7Fr., 300 mmピッグテール型

◆ 文　献

1) 川口　洋：経皮的肝膿瘍ドレナージに関する検討 −治療成績に関与する因子を中心に−．日本医放会誌，55：34-43，1995
2) 蘆田　浩 ほか：肝膿瘍ドレナージ療法．IVR器材と手技・ポイント．MEDICAL VIEW．106-108，2001
3) Giorgio A, et al：Pyogenic liver abscesses: 13 years of experience in percutaneous needle aspiration with US guidance. Radiology，195：122-124，1995

第5章 肝膿瘍・肝嚢胞の治療手技

2）有症状肝嚢胞に対する硬化術

近藤祐嗣

POINT
① 肝嚢胞が本当に症状をきたしているのか，適応につき慎重な判断が必要である
② 適応は単純性肝嚢胞のみであり，嚢胞性腫瘍や胆汁嚢腫（biloma）との鑑別が必要である
③ 治療効果は不確定であり，術前の説明が重要である

◆ 術前に行うこと
☐ 嚢胞腺腫・腺癌との鑑別が必要であり，造影CTやMRIを行っておく必要がある．腫瘍マーカーも鑑別の一助となる

☐ bilomaとの鑑別も重要である．以前に肝臓に対する手術や，ラジオ波焼灼術などの穿刺手技を受けたことのある例，胆管の狭窄が疑われる例は注意する．MRCPにて，胆管系の狭窄部位や結石，胆道腫瘍などが判明すれば，bilomaの可能性が高まり，当然，穿刺や薬液注入は禁忌となる

◆ 準備するもの
☐ 超音波ガイド下穿刺用の諸機器・器具　☐ 経皮経肝胆道ドレナージ（PTBD）用の針（18G）
☐ ガイドワイヤー　☐ 経皮経肝胆嚢ドレナージ（PTGBD）用7Fr.カテーテル（先端にバルーンが付き，側孔がないもの）またはPig tailカテーテル　☐ 無水エタノール（肝癌に対するエタノール注入療法の際に使用するものと同じ）100mL

☐ 硬化用の薬液として，他にミノマイシンや，ethanolamine oleate（EO）を用いることもある

> **Pitfall** バルーン付きカテーテルを用いる場合，途中に側孔がついた胆管ドレナージ用のカテーテルを使用すると，エタノールが側孔から嚢胞外へ注入されるおそれがあるため，側孔のない胆嚢ドレナージ用カテーテルを使う．一方，Pig tailカテーテルではそのような心配はない．

1 適応

嚢胞に由来すると推定される症状が自制範囲を超える場合，あるいは，嚢胞が周囲の胆管，下大静脈などを圧迫閉塞し，閉塞性黄疸，下肢浮腫などが出現した場合に治療適応となる．治療法として，経皮的な硬化術以外に，外科的切除や開窓術も選択肢となりうるため，比較検討が必要である．

単純性肝嚢胞は基本的には無症状であり，10cmを超えるような大きな嚢胞でも症状を呈することは稀である．患者の症状が消化管や胆道由来の不定症状ではなく，本当に嚢胞由来なのかどうか，慎重な吟味が必要である．

2 手技の実際

> **コツ** 治療の前日までに，超音波検査を行い，穿刺部位・経路を決定しておくべきである．できれば正常な肝実質を少なくとも1cm以上介するような経路で，安全に穿刺できるものを探す．その結果，穿刺ラインの角度が小さい（皮膚に対して寝かせた）状態で穿刺することもある．正常肝を介さない囊胞の直接穿刺はなるべく避ける．

① PTBD用の18G針にて囊胞を穿刺する．

② 内針を抜き，超音波ガイドまたは透視下にガイドワイヤーを囊胞の深部まで挿入する．その後ガイドワイヤーを留置したままで外套針を抜き，PTGBDチューブを挿入する．

③ 50mLシリンジにて囊胞内容液を可能な限り用手吸引排液する．必要に応じ，検体を採取処理し，各種検査を提出する．

④ 無水エタノール約50 mLをPTGBDチューブから囊胞内に注入する．

⑤ 10分間ほど待機する．

⑥ シリンジにて吸引排液する．

⑦ ④～⑥をもう一度繰り返す．

⑧ PTGBDチューブを抜去し，終了とする．

⑨ 術後の安静度は，術後4時間の絶対安静と，翌朝回診までの症状安静とする．

⑩ 治療翌朝，診察や血液検査を行う．

⑪ 特に問題なければ退院とする．

⑫ 外来にて定期的に経過観察する．

3 合併症

大きく分けて，穿刺に伴うものと，それ以外の急性・慢性障害がある．
穿刺に伴うものとして，出血（胸腔，腹腔，囊胞内），囊胞内容の漏出による腹膜炎がある．胸腔

内出血や腹腔内出血については，他の手技（RFA，生検）と同様である．囊胞内容の漏出は，手技中の穿刺部位からの漏出と，抜針後の穿刺口からの薬液を含んだ漏出とがある．上述のように正常肝実質を介した穿刺経路とすることが予防には最も大切である．また，抜針後の漏出を防ぐためには，囊胞内の減圧が必要であり，抜針前に内容液の排液を十分に行う．

注入するエタノールなどの薬液による急性障害として，疼痛，発熱，酩酊のほか，囊胞への感染，胆管炎がある．慢性障害としては，胆管狭窄，biloma化が起こりうる．

◆ 謝辞

当科では症例経験がないため，実際の手技内容については，関東中央病院消化器内科 小池幸宏先生に多くの御教示をいただきました．深謝申し上げます．

第6章

脾機能亢進症の治療手技

1）部分的脾動脈塞栓術（PSE） ……………………… 216
2）腹腔鏡下脾臓摘出術 ……………………………… 222

第6章 脾機能亢進症の治療手技

1）部分的脾動脈塞栓術（PSE）

吉田　寛，内田英二

POINT
① 部分的脾動脈塞栓術は脾臓の一部を温存しつつ機能の異常亢進を改善する
② Child-Pugh 12点以内ならば施行可能である
③ 効果が不十分な場合は追加塞栓が可能である
④ 巨脾例に対しては，無理せず当初から分割して塞栓（1回の塞栓範囲を40％ぐらいで留める）することも重要である

◆ 準備するもの
- 前投薬　ペンタゾシン（ペンタジン®），パモ酸ヒドロキシジン（アタラックス®-P）
- 麻酔薬　0.5％リドカイン（キシロカイン®）
- 造影剤
- 4Fr.シースイントロデューサー
- 4Fr.血管造影カテーテル（シェファードタイプ，コブラタイプ），マイクロカテーテル
- 0.035inchガイドワイヤー，マイクロガイドワイヤー（図1）
- 塞栓物質　ゼラチンスポンジ（ゼルフォーム®またはジェルパート®：ただしジェルパート®は保険適応外）

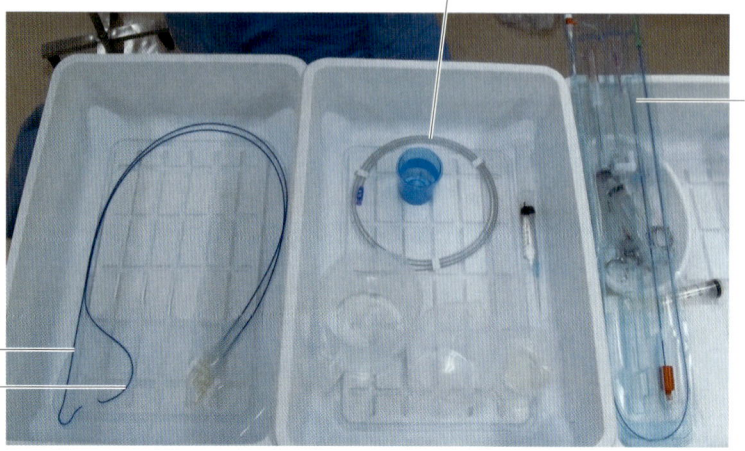

図1 ◆ 準備器材

第6章 脾機能亢進症の治療手技

1 適応および禁忌

1 適応

部分的脾動脈塞栓術（partial splenic embolization：PSE）[1]は，汎血球減少症，腹水，食道胃静脈瘤，門脈圧亢進性胃腸症など，脾機能亢進症および門脈圧亢進症に伴うすべての合併症が適応となる．

また溶血性貧血を呈する疾患（サラセミア，遺伝性鎌状赤血球症など），特発性血小板減少性紫斑病（ITP），脾臓摘出術前処置，脾損傷時の止血などにも適応がある．

血小板減少などによる出血傾向の改善を目的の1つとするため，出血傾向は適応除外条件とならない．

2 禁忌

血管造影剤過敏症症例が禁忌であるが，重度過敏症ではない場合は，PSE前・中のステロイド投与によって施行する場合もある．また重度の感染症は脾膿瘍が出現する危険性が高くなる[1]．
侵襲面を考慮してChild-Pugh 13点以上は原則的に適応外としている．

2 治療場所

血管造影室で行う．

3 治療の実際

6章-1

1 準備

①午前中にPSE予定の患者さんは朝食止めとし，午後にPSE予定の患者さんは昼食止めとしている．

↓

②血管造影室に入室後，上半身は裸，下半身は下着のみで治療着を着用してもらう．

↓

③血管造影室の検査台に乗ってもらい，下半身の下着を脱いでもらう．右鼠径部が露出する状態で陰部をガーゼで覆い，テープで固定しバスタオルをかける．

↓

④酸素飽和度と脈拍数のモニターを指先に，血圧モニターを点滴ライン対側の上腕に装着する．

↓

⑤点滴ラインから前投薬であるペンタゾシン（ペンタジン®）15 mg，パモ酸ヒドロキシジン（アタラックス®P）25 mgを投与する．

> **Pitfall** 体重30 kg以下の場合は前投薬の量は半量としている．

⑥バスタオルをはずし，穿刺部位である右鼠径部をイソジン®などの消毒薬にて広範囲に消毒する．

2 穿刺

　血管造影専用の滅菌ドレープをかけた後，右大腿動脈の拍動を確認し，23G針を用いて0.5％リドカイン（キシロカイン®）にて穿刺部位の皮下麻酔を行う．シースイントロデューサーキット付属の穿刺針を用いて穿刺し（図2），内筒を抜き逆流を確認する．動脈性の逆流を認めたら付属のガイドワイヤーを挿入する．

　DVDの動画の症例のように，ロングシースイントロデューサー使用時は，ガイドワイヤーなしで，直接血管造影カテーテルを挿入することもある．

> **Pitfall** ガイドワイヤーがスムースに進まない場合は無理に押し込まないようにする．ガイドワイヤーを一旦抜き，再度逆流を確認してから再挿入する．

　ガイドワイヤー挿入後，一旦透視下でガイドワイヤーの方向を確認する．ガイドワイヤー先端が腹部正中方向へ（動脈走行に沿って）進んでいたら穿刺針の外筒を抜き，シースイントロデューサーを挿入する．挿入後，内筒を抜き，逆流を確認し動脈内に留置されていることを確認する．

3 造影

　4Fr血管造影カテーテル内にガイドワイヤーを通し，血管造影カテーテル先端をシースイントロデューサーに挿入する．次に透視下でガイドワイヤーを進め，ガイドワイヤーに沿って血管造影カテーテルを挿入する．

①まず上腸間膜動脈造影を行い，その門脈相にて門脈からの側副血行路や血栓の有無などを確認する．造影の際，プロスタグランジン製剤を動注し，30秒後に撮影を開始する（図3）．

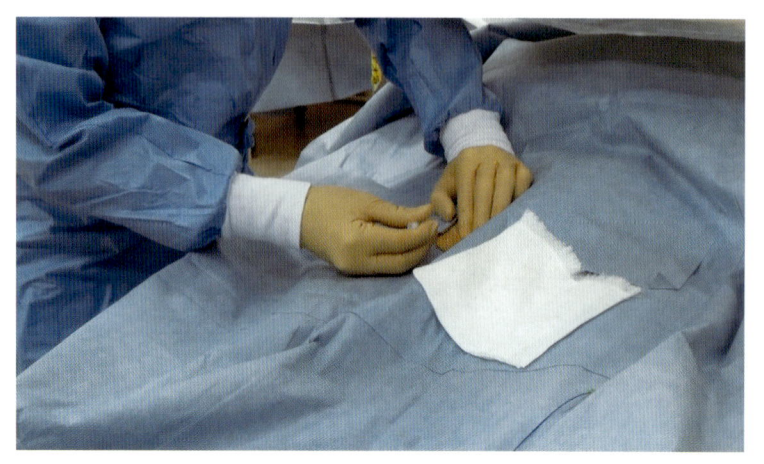

図2◆右大腿動脈穿刺

脾機能亢進症の治療手技　第6章

② 次に腹腔動脈造影を行い，脾動静脈の走行を確認する（図4）．

③ 脾動脈脾門部へカテーテルを進めて選択的脾動脈造影を行い，脾動脈脾内枝の分布状態および脾静脈の走行を確認する（図5）．

> **コツ** High flow typeのマイクロカテーテルを用いると，脾動脈の分枝に容易に挿入可能である．

④ 広域スペクトルの抗生物質（総投与量の半量）とステロイド（ヒドロコルチゾン500 mg）を脾動脈より注入する．

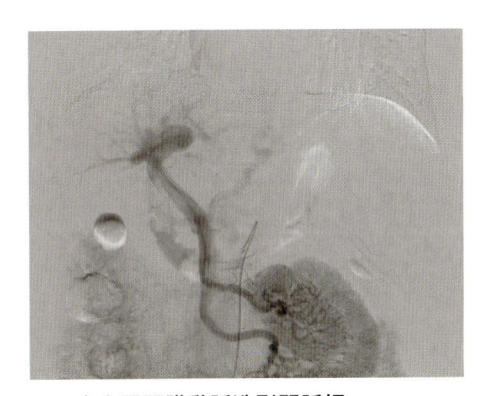

> **Pitfall** ステロイドの投与により，術後サイトカイン上昇を抑制し，発熱による消耗および過度な炎症を防止する．

図3 ◆ 上腸間膜動脈造影門脈相

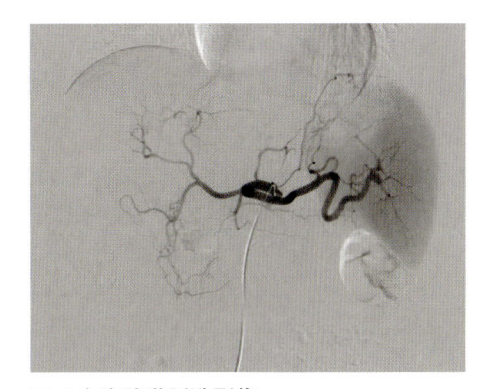

図4 ◆ 腹腔動脈造影像

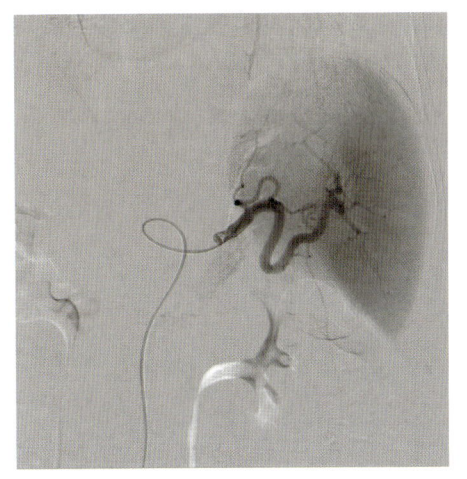

図5 ◆ 選択的脾動脈造影像

219

4 塞栓

脾動脈分枝より抗生物質（残り半量）および造影剤とともに，塞栓物質としてゼラチンスポンジを注入する．**塞栓範囲は塞栓前の血管造影像と対比し40〜80％とし，しかも脾静脈が描出されている程度とする**．脾動脈は4〜5本の区域動脈に分枝している．脾動脈分枝より区域ごとに脾下極から順に塞栓することで，塞栓範囲を意図的に決定できる．

> **Pitfall** 塞栓物質のゼラチンスポンジは，約2mm角（肝動脈塞栓時よりも大きい）にカットしたゼルフォーム®細片を注入する（図6）．小さな塞栓物質では，末梢まで塞栓されたり，また脾動脈を逆流し塞栓物質が大膵動脈などに流入し，合併症を引き起こす可能性がある．

> **Pitfall**
> ・巨脾例に対しては，無理せず当初から分割して塞栓（1回の塞栓範囲を40％くらいで留める）することも重要である
> ・効果が不十分な場合は追加塞栓も可能とする

> **コツ** ゼルフォーム®細片を注射器の内筒を抜き注射器内に入れる．余分な造影剤は注射器先端から出す．

> **Pitfall** 側副血行路の塞栓術と併施する場合は，門脈圧を測定し側副血行路塞栓前の門脈圧に下がるまで脾臓を塞栓する[2]．

近年ではコイルによる塞栓も行われているが，高価な点，再度PSEが必要なときに手技を困難にするという点，塞栓後の画像診断が困難になる点が問題となる．ゼルフォーム®のみで十分塞栓可能である．ただし塞栓したい血管から胃や膵を栄養する血管が分岐している場合には，これらの血管を選択してマイクロコイルを用いて血流改変後にゼルフォーム®で塞栓することもある．

塞栓後に再度，脾動脈本幹に血管造影カテーテルを引き戻し，造影にて塞栓範囲を確認する（図7）．

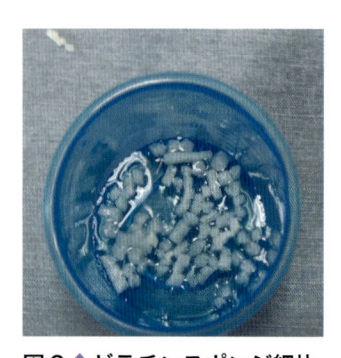

図6 ◆ ゼラチンスポンジ細片

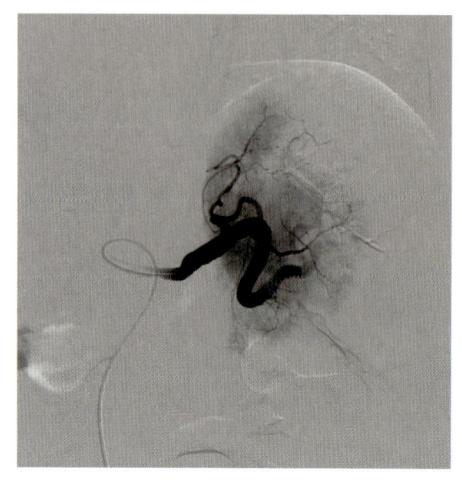

図7 ◆ 血管造影：塞栓範囲の確認

5 塞栓術後

シースイントロデューサーを抜去し，穿刺部を10分間圧迫止血する．止血を確認したら，穿刺部に止血圧迫綿を置きテープにて圧迫固定する．帰室後も仰臥位で安静を保ち，6時間後に固定を解除するが，当日の歩行は必要最小限に制限する．

塞栓術後処置として，ステロイド（ヒドロコルチゾン200 mg）と抗生物質を2日間，全身投与している．

4 合併症

合併症は左側腹部痛，発熱が主で，時に腹水貯留，左胸水貯留，稀に脾膿瘍を認める[1]．重篤な合併症は脾膿瘍のみで，他の必発ともいえる疼痛・発熱などは保存的治療で十分コントロール可能である．脾膿瘍は出現した際には，すみやかにドレナージまたは脾臓摘出術を施行しなければならない．他には門脈血流の低下と急激な血小板数の増加による相乗効果で血栓が出現した報告もある．また塞栓物質が膵動脈枝に流入することによる膵炎も報告されている．

したがって各症例の病態および目的にあわせて適切な塞栓範囲を決定し，さらに厳重な経過観察と十分な後療法が行われるならば，本法は安全確実な治療法といえる．

疼痛・発熱にはNSAIDsにて対処可能だが，門脈圧亢進症，食道胃静脈瘤症例では消化性潰瘍に留意しなければいけないので，抗潰瘍薬を投与する[3]．症例によっては疼痛はペンタゾシンにて対処する．

◆ 文献

1) Yoshida H, et al : Partial splenic embolization. Hepatol Res, 38 : 225-233, 2008
2) Yoshida H, et al : Long-term results of partial splenic artery embolization as supplemental treatment for portal-systemic encephalopathy. Am J Gastroenterol, 100 : 43-47, 2005
3) Yoshida H, et al : Interactions between anti-ulcer drugs and non-steroidal anti-inflammatory drugs in cirrhotic patients with bleeding esophagogastric varices. Hepatogastroenterology, 56 : 1366-1370, 2009

第6章 脾機能亢進症の治療手技

2) 腹腔鏡下脾臓摘出術

川中博文

POINT

①出血が少なく，かつ出血による緊急開腹を起こさないために，究極に安全を担保した腹腔鏡下脾臓摘出術を行わなければならない

②自身の技術やチームの習熟度を謙虚に考慮し，完全鏡視下にこだわらずにHALSを選択することも重要である．手技の困難さを感じた場合は，出血する前に躊躇せずにHALSや開腹術に移行するべきである

③手術の難易度に最も影響を与える因子は脾重量であり，各施設でHALSの適応を決めておくべきである

④肝硬変症では，鈍的剥離は出血することが多く，なるべくエネルギーデバイスを用いて切離するべきであり，助手はカウンタートラクションをかけすぎないことも重要である

◆ 術前に行うこと
- □ CTにて術前シミュレーションを行い，完全鏡視下かHALSかを選択する．
- □ 術前3週間前までに肺炎球菌ワクチン（ニューモバックス®）を接種しておく．

◆ 準備するもの
- □ 血小板値5万以下で血小板10単位，3万以下で血小板10〜20単位を準備する．

◆ 使用機器
- □ ハンドポート：ラップディスク® レギュラータイプ（八光）やGel Port®（メディカルリーダース）
- □ Vessel sealing system：LigaSure Atlas™（コヴィディエン　ジャパン社）やEnseal®（ジョンソン・エンド・ジョンソン社）
- □ 超音波凝固切開装置：Harmonic Scalpel®（ジョンソン・エンド・ジョンソン社）など
- □ 自動縫合器：Echelon™ 60 white（ジョンソン・エンド・ジョンソン社）やエンドGIA™ キャメル（コヴィディエン　ジャパン社）
- □ 脾臓の収納袋：エンドキャッチ™ II（コヴィディエン　ジャパン社）（800g以上），メモバック（ジェイ エス エス社）（800gまで収納可能）
- □ 組織接着剤：ベリプラスト®P（CSLベーリング社）など

1 肝硬変症に対する腹腔鏡下脾臓摘出術の適応

当科における脾臓摘出術の適応は，①血小板減少（大体3万以下）による出血傾向により，著しく

QOLが損なわれている場合や血小板減少や白血球減少によりIFN治療ができない場合，あるいは肝細胞癌などの治療が安全にできない場合，②内視鏡治療抵抗性の食道静脈瘤に対して，内視鏡治療とあわせて行う場合，③胃静脈瘤に対するHassab手術のなかで行われる場合などである．

また，肝機能からみた手術適応は，Child-Pugh Bまでならほぼ問題なく耐術可能と考えている．Child-Pugh Cに関しては相対的適応としており，脾摘により肝機能が改善する可能性もあるため，個々の症例で慎重に適応を判断している．

2 腹腔鏡下脾臓摘出術の手術手技

当科では，以下のように腹腔鏡下脾臓摘出術の手術手技を標準化している．

① CTによる術前シミュレーションと術式の選択

脾腫の程度，脾動静脈の走行，側副血行路と脾臓の位置関係について，術前のCTにて十分に理解をしておく．完全鏡視下手術が基本であるが，出血傾向や側副血行路の発達のある肝硬変に対して，安全を担保にして手術を行うためには，HALS（hand-assisted laparoscopic surgery，用手補助腹腔鏡下手術）が有用である．

当科においては，CTによる予測脾重量が600gを超える巨脾症例，発達した側副血行路が術野に存在する症例，Child-Pugh 9点以上の肝予備能の低下した症例では，完全鏡視下ではなく，最初からHALS-splenectomy（用手補助腹腔鏡下脾臓摘出術）を選択するようにしている（表1）．

↓

② 体位とポート挿入位置

右側臥位に近い半側臥位にて手術を行う（図1A）．また，ポート位置は，臍左にカメラポート，操作用ポートとして心窩部に5mm，脾の下極のレベルで左肋弓下鎖骨中線上に12mm，左肋骨弓下前腋窩線上に12mmのポートを挿入している（図1B，C）．また，HALSを行う際には，上腹部正中線上に約7cmの切開をおき，ハンドポートを挿入している．

> **コツ　腹腔内の観察**
> 肝切除や生体肝移植などの腹部手術の既往があっても，脾周囲の癒着はほとんどないため，腹腔鏡下脾臓摘出術の妨げにはならない場合が多い．完全鏡視下からHALS，HALSから開腹術へ緊急で移行する場合を考慮して，HALSや開腹に必要な部分の癒着剥離を最初に行っておく．

↓

③ 胃脾間膜の切離（図2-①）

LigaSure Atlas™を用いて切離を進めていくが，胃脾間膜の血管から出血した経験はない．手術台を左側に傾け体位を水平近くにすることで，胃脾間膜が進展し切離しやすくなる．網嚢に正確に入ることができれば，脾上極手前まではストレスなく胃脾間膜の切離を進めることができる．後腹膜の剥離から最初に始めても構わない．

↓

④ 後腹膜の剥離（図2-②）

手術台を右側に傾けることで剥離面に重力による自然なカウンタートラクションをかけながら手

表1 ◆ 当科における HALS-Splenectomy の適応

■ 最初から HALS-Splenectomy を選択
1. 脾門部の側副血行路の発達が著明な場合
2. 600 g を超えるような巨脾
3. Child-Pugh 9 点以上
4. 生体肝移植術後
5. PSE（partial splenic arterial embolization，部分的脾動脈塞栓術）術後
6. 透析症例

■ HALS-Splenectomy への移行のタイミング
1. 脾上極の剥離が不十分で，自動縫合器が脾門部の途中までしか届かない場合
2. 脾門部が厚く自動縫合器で把持できない場合
3. 脾周囲の高度の癒着がみられる場合

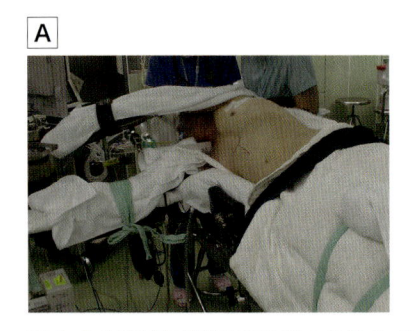

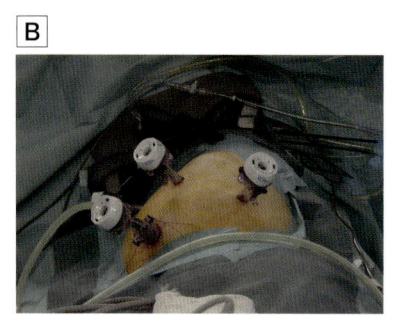

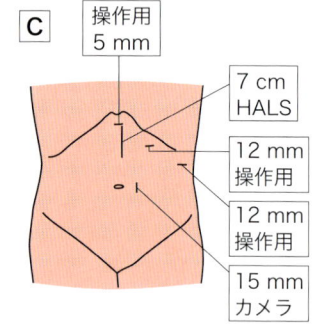

図1 ◆ 腹腔鏡下脾臓摘出術の体位とポート挿入位置
A）体位：右側臥位～右半側臥位
B）C）ポート挿入位置

術を行うことができる．脾外側の後腹膜には，細かな側副血行路が多数存在するので，主に LigaSure Atlas™ を用いて，剥離を進める．

> **コツ** 脾臓を避ける際には，鉗子の柄の部分を用いることで，脾臓の損傷を防ぐことができる．また，後腹膜のみを切離するように心がけることで，副腎の損傷や後腹膜下の側副血行路の損傷を防ぐことができる．腹腔鏡下手術では後腹膜の下側が見えるため，良好な視野が得られ，ほとんど出血させることなく，脾上極近くまで剥離が可能である．後腹膜切離の目印として，ガーゼを挿入しておくと，次の脾横隔膜間膜切離の際の目標となる．

⑤ 脾上極の剥離・挙上（図2-③）

　腹腔鏡下手術だけでなく開腹手術においても，脾臓摘出術で最も注意する部分である．短胃静脈が側副血行路として発達している場合が多く，側副血行路は組織に埋もれ透見できないことも多いため，いつの間にか出血してしまうこともある．

　手術台を右に傾けて，脾臓が被さってくるようにした方が脾上極は持ち上がりやすい．網嚢の頂点の腹膜を剥離し最後の短胃動静脈を処理しながら，脾横隔膜間膜の剥離に続けていく．脾腫ならびに脾周囲組織が肥厚しているため，一気に後腹膜からの剥離面につながることはまずない．時に後腹膜の剥離も追加しながら，徐々に脾上極を持ち上げながら，脾上極を剥離し，後腹膜の剥

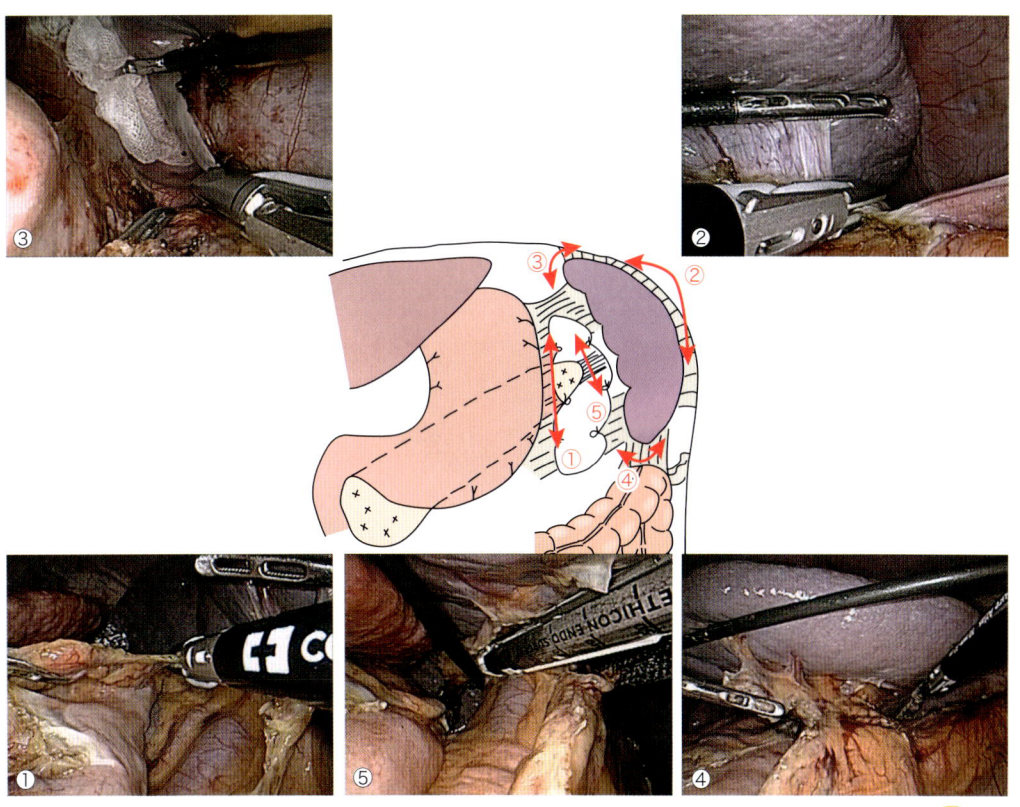

図2◆腹腔鏡下脾臓摘出術：胃脾間膜の切離から脾門部の一括処理まで
① 胃脾間膜の切離，② 後腹膜よりの剥離，③ 脾上極の剥離・挙上，④ 脾結腸間膜の切離，⑤ 脾門部の一括処理

離面へつなげる．

> **Pitfall** また，脾上極の処置に困難を感じた場合，躊躇せずHALSへ移行するべきである．

⑥ 脾門部の一括処理（**図2-④，⑤**）

　脾上極が十分に持ち上がってから自動縫合器を用いて切離を行う．この際には，脾下極の血管処理を行っておくと，脾門の径が小さくなり，ほとんど1回の切離で脾動静脈が切離できる．脾門部の切離には，Echelon 60（white）などの自動縫合器を使用している．

　切離面からの出血の場合，ステープルラインそのものをクリッピングすることで止血できる．

> **Pitfall** 脾上極の剥離が不十分な場合，自動縫合器が脾門部の途中までしか届かない場合が多く，脾静脈の途中で切離された場合など，致命的な出血をきたすことがある（**図3**）．脾上極の剥離が不十分な場合は，出血に対するコントロールも困難となるため，脾門部の切離を行うべきではなく，躊躇せずHALSに移行するべきである．

⑦ 脾臓の摘出

　脾臓を回収袋に収納し，ある程度細片化した後，カメラポートより袋ごと引出し，細片化した脾

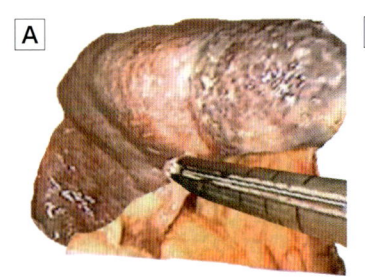

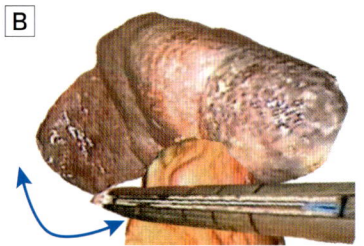

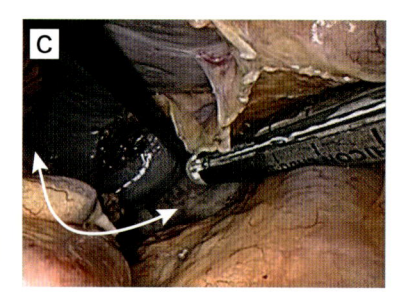

図3 ◆ 脾門部の一括処理
A) 脾上極の剥離が不十分な場合，自動縫合器が脾門部途中までしか届かず，脾静脈の途中で切離するようになるため，出血の危険性が高くなる
B, C) 脾上極の剥離が十分な場合，脾上極が挙上できるので，ほぼ1回の自動縫合器の使用で，脾動静脈の処理が終了する

を少しずつ取り出す．HALSを施行した場合は，脾臓を袋に収納した後ハンドポートより引き出し摘出できる．

> **コツ** ハンドポートより大きな脾臓でも，袋の中で，脾臓内の血液を吸引すれば，容易に取り出すことができる．2,500gの脾臓もHALSの切開創より取出し可能であった．

⑧ 止血確認

脾門部切離端には，ベリプラスト®Pなどの組織接着剤を噴霧している．膵組織を一部切除してしまった場合などは，タココンブ®などの貼布も行っている．

3 脾臓摘出術の際の門脈大循環シャントの処置

腎静脈系短絡路や傍臍静脈系短絡路などの門脈大循環シャントも同時に存在する場合が多い．通常，脾臓摘出術を行った際には，腎静脈系短絡路は後腹膜に存在するため，切離されることなく残存することが多い．摘脾前後の血行動態として，摘脾前は，脾静脈血流がシャントへ流入しているが，短絡路を温存した場合，腸間膜静脈血流がシャントへ流入するようになり，門脈血流が減少し，摘脾を行っても肝機能が低下していく症例も認められる．したがって，可能な限りシャントは切除する方針としている．また，残存したシャントは，術後にBRTOで閉鎖することも可能である．

4 脾臓摘出術後のOPSI

肝硬変症では，OPSI (overwhelming postsplenectomy infection, 脾臓摘出後重症感染症) の頻度は高くはないと思われるが，ひとたび発症すると救命困難なことを考慮すると，可能な限りの予防策はとるべきと考える．OPSIの原因菌として最多菌種の肺炎球菌に対するワクチンを術前3週間前までに接種し，追加接種は5年ごとに行う．

最初は軽い感冒様症状などであり，治療開始が遅れやすいため，当科では，抗生物質 (ニューキノ

ロン系)を常備薬として処方し,感冒様症状があれば,予防的に内服していただくようにしている.さらに患者やかかりつけ医にも脾臓摘出術後の感染症についての情報を詳しく与えておくことが大切である.

◆ 参考文献

1) Kawanaka H, et al : Technical standardization of laparoscopic splenectomy harmonized with hand-assisted laparoscopic surgery for patients with liver cirrhosis and hypersplenism. J Hepatobiliary Pancreat Surg, 16：749-757, 2009
2) Kawanaka H, et al : Impact of antithrombin III concentrates on portal vein thrombosis after splenectomy in patients with liver cirrhosis and hypersplenism. Ann Surg, 251：76-83, 2010
3) 川中博文,他：腹腔鏡下脾臓摘出術.手術,62：301-308, 2008

索引 index

数字

1％AS	178
5％EO	178
5-FU	124, 128

欧文

APC（アルゴンプラズマ凝固法）	172, 184
BORV	186
BRTO	186
BRTV	189
Budd-Chiari症候群	19
conversion therapy	164
CT	24
CTAP	53, 57
CTHA	23, 27, 53, 57
CTガイド下ラジオ波焼灼術	101
CVポート	150
EO（ethanolamine oleate）	212
EVL・AS併用法	172
EVL・地固め法	172
EVLデバイス	173
FibroScan®	16
FOLFOX療法	161
GDAコイル法（胃十二指腸動脈コイル法）	142
HALS-splenectomy	223
HER2	157
JCOG（Japan Clinical Oncology Group）	161
LRA（腹腔鏡下ラジオ波焼灼術）	92
LUS（laparoscopic ultrasonography）	92, 94
macronodular cirrhosis	16
MDCT	25
MPG（Motion probing gradient）	40
MRI	38
NCCNガイドライン	160
OPSI（overwhelming postsplenectomy infection）	226
PEIT	72
PowerPoint	36
PSE	216
PTAD	206
PTC針	208
RC sign	179, 180
RFA	77, 85, 107, 136
SN-38	165
T1強調像	39
T2*強調像	40
T2強調像	40
TACE	113
TIPS	193
UGT1A1	165
Volume navigation	112
WHF（weekly high-dose 5-FU）	146
X線写真	153

和文

あ行

アメーバ性肝膿瘍	207
アルゴンプラズマ凝固法（APC）	172, 184
胃十二指腸動脈コイル法（GDAコイル法）	142
胃静脈瘤	186
胃腎シャント	188
栄養血管	114
エコートレイン数	40
エトキシスクレロール®	178
エラストグラム	21
遠隔転移	127

オーバーチューブ	173
オルダミン®	178

か 行

ガイドワイヤー	152
海綿状血管腫	35
拡散強調像	40
画像診断	24
カテーテル	152
化膿性肝膿瘍	206
肝悪性腫瘍	77
肝外病変	107
肝細胞癌	72, 132
肝細胞特異性 Gd 製剤	42
肝実質の腫大・萎縮	15
肝腎コントラスト	18
肝図システム	67
肝生検	61
肝動注化学療法	141
肝動脈化学塞栓術	113
肝内胆管の拡張	15
肝膿瘍ドレナージ	206
肝表面への突出像	46
緩和的外科治療	157
偽病変	53, 59
気腹CT	93
近位尿細管障害	183
経頸静脈的肝内門脈肝静脈シャント形成術	193
経口分岐鎖アミノ酸製剤	176
経皮的エタノール注入療法	72
経皮的ラジオ波焼灼術	77, 85, 136
血管造影	53
血管内皮障害	181
血小板輸血	207
血栓化形成作用	181
限局性結節性過形成	52
原発性肝癌	77
減量目的	136
後胃静脈	180
効果予測因子	125
硬化療法	170
後方エコー増強	46
コロナ濃染	23
コロナ様濃染	53, 57
コンベックスプローブ	14

さ 行

細胞外液性 Gd 製剤	41
細網内皮系特異性超常磁性酸化鉄造影剤	43
柵状血管	180
ジェルパート®	117
地固め法	172
自動生検針	62
腫瘍生検	61
消化器がん	167
焼灼	82
食道静脈瘤	170
食道静脈瘤出血例	175
食道静脈瘤破裂	201
浸水法	92, 96
スクレロ食	185
ゼラチンスポンジ	117
セルジンガー法	120
穿刺	79
穿刺経路	63
穿刺専用超音波プローブ	112
全身化学療法	155, 160
造影超音波検査	48
奏効率	129
塞栓後症候群	117
側副血行路	15
側方陰影	46
ソナゾイド®	48
ソナゾイド® 造影超音波	136
ソラフェニブ	124, 130, 132

た行

大腸癌肝転移	136
大腸癌治療ガイドライン	160
ダイナミックCT	23, 27
ダイナミックMRI	23
多血性肝細胞癌	27
短胃静脈	180
単純性肝嚢胞	212
胆嚢炎との鑑別	18
超音波ガイド下穿刺法	151
超音波腹腔鏡	92, 94
手足症候群	165
低侵襲治療	136
転移性肝癌	77, 136, 141
展開型電極	85
動注化学療法	119

な行

内視鏡的食道静脈瘤結紮術	170
内部エコーの不均一化	46
難治性腹水	202
日本住血吸虫症	19
日本臨床腫瘍研究グループ	161
粘膜下血腫	185
膿汁漏出性腹膜炎	210
嚢胞	35
ノンコアリングニードル	153

は行

背景肝生検	61
敗血症	210
ハプトグロビン	178
バルーンタンポナーデ法	175
バルーン閉塞下逆行性経静脈的塞栓術	186
バルーン閉塞下逆行性静脈造影	189
バルーン閉塞下の胃腎シャントからの造影	186
バルン式持続注入ポンプ	146
左胃静脈	17, 180
病勢制御率	129
フィブロスキャン	20
腹腔鏡下脾臓摘出術	222
腹腔鏡下ラジオ波焼灼術（LRA）	92
腹部超音波検査	45
部分的脾動脈塞栓術	216
プランニング	73, 78, 138
分子標的薬	132, 159, 167
ペグインターフェロン-α-2a	124, 128
ヘモグロビン尿	183
辺縁低エコー帯	46
傍臍静脈	17
傍食道静脈	180

ま行

マキシマル・バリアプリコーション	151
末梢神経障害	165
マルチモダリティ・フュージョンイメージング	111
ミノマイシン	212
無水エタノール	212
無増悪生存期間	129
門脈血行動態	177
門脈腫瘍塞栓	119

や行

薬剤過敏反応	165
薬剤分布	122, 123, 148
有害事象	129
用手補助腹腔鏡下脾臓摘出術	223
予後規定因子	125

ら行

ラジオ波焼灼術	107
リピオドール	115

医学とバイオサイエンスの 羊土社

羊土社 臨床医学系書籍ページ　http://www.yodosha.co.jp/medical/

- 羊土社では，診療技術向上に役立つ様々なマニュアル書から臨床現場ですぐに役立つ書籍，また基礎医学の書籍まで，幅広い医学書を出版しています．
- 羊土社のWEBサイト"羊土社 臨床医学系書籍ページ"は，診療科別分類のほか目的別分類を設けるなど書籍が探しやすいよう工夫しております．また，書籍の内容見本・目次などもご覧いただけます．ぜひご活用ください．

▼ メールマガジン「羊土社メディカルON-LINE」にご登録ください ▼

- メディカルON-LINE（MOL）では，羊土社の新刊情報をはじめ，お得なキャンペーン，学会・フェア情報など皆様に役立つ情報をいち早くお届けしています．
- 登録・配信は無料です．登録は，上記の"羊土社 臨床医学系書籍ページ"からお願いいたします．

動画で身につく肝疾患の基本手技 ― インターベンション治療の秘訣

2013年 9月15日　第1刷発行	監　修　小池和彦
	編　集　椎名秀一朗，建石良介
	発行人　一戸裕子
	発行所　株式会社 羊 土 社
	〒101-0052
	東京都千代田区神田小川町2-5-1
	TEL　　03（5282）1211
	FAX　　03（5282）1212
	E-mail　eigyo@yodosha.co.jp
	URL　　http://www.yodosha.co.jp/
	印刷所　株式会社 平河工業社

ISBN978-4-7581-1048-8

本書の複写にかかる複製，上映，譲渡，公衆送信（送信可能化を含む）の各権利は（株）羊土社が管理の委託を受けています．
本書を無断で複製する行為（コピー，スキャン，デジタルデータ化など）は，著作権法上での限られた例外（「私的使用のための複製」など）を除き禁じられています．研究活動，診療を含み業務上使用する目的で上記の行為を行うことは大学，病院，企業などにおける内部的な利用であっても，私的使用には該当せず，違法です．また私的使用のためであっても，代行業者等の第三者に依頼して上記の行為を行うことは違法となります．

JCOPY ＜（社）出版者著作権管理機構 委託出版物＞
本書の無断複写は著作権法上での例外を除き禁じられています．複写される場合は，そのつど事前に，（社）出版者著作権管理機構（TEL 03-3513-6969，FAX 03-3513-6979，e-mail：info@jcopy.or.jp）の許諾を得てください．

羊土社のおすすめ書籍

胆膵内視鏡の診断・治療の基本手技 改訂2版

糸井隆夫／編

動画DVD付

スコープ操作の初歩からEUS・ERCP，トラブル対処まで胆膵内視鏡に必要な知識と技を，熟練ドクターが詳しく解説した大好評書の改訂版！豊富な写真と動画で微妙なコツもよくわかる．最新のWGC法なども解説！

- 定価（本体9,200円＋税）
- B5判　303頁　ISBN978-4-7581-1045-7

胆膵内視鏡治療 手技の極意とトラブルシューティング

小池和彦／監
伊佐山浩通／編

動画DVD付

エキスパートが経験で得たEUS・ERCPの技と極意を伝授．施行難渋例への対処法や，ありがちな失敗への予防策も解説．ERCP後膵炎やステント迷入を防ぐための対策もよくわかる！84分の充実のDVD付き！

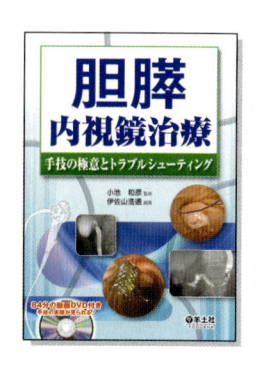

- 定価（本体9,500円＋税）
- B5判　286頁　ISB978-4-7581-1046-4

あらゆる場面に対応できる臨床医を目指す　消化器BOOK

B5判　フルカラー

04 これでわかる！慢性肝炎の治療戦略
肝癌を防ぐためのマネジメント

企画／井廻道夫

- 定価（本体4,200円＋税）　172頁
- ISBN978-4-7581-1237-6

01 胃癌を診る・治療する
企画／大津 敦
- 定価（本体4,200円＋税）　178頁
- ISBN978-4-7581-1234-5

02 炎症性腸疾患を日常診療で診る
企画／日比紀文，久松理一
- 定価（本体4,200円＋税）　213頁
- ISBN978-4-7581-1235-2

03 内視鏡診療の安全管理
企画／赤松泰次
- 定価（本体4,200円＋税）　172頁
- ISBN978-4-7581-1236-9

05 症状・画像から見抜く！膵胆道系の鑑別診断
企画／花田敬士
- 定価（本体4,800円＋税）　230頁
- ISBN978-4-7581-1238-3

06 うまく続ける消化管がん化学療法
企画／瀧内比呂也
- 定価（本体4,600円＋税）　194頁
- ISBN978-4-7581-1239-0

07 緊急時に迷わない！消化器症状への救急対応
企画／藤田直孝
- 定価（本体4,600円＋税）　222頁
- ISBN978-4-7581-1240-6

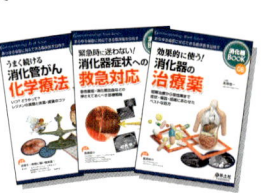

08 効果的に使う！消化器の治療薬
企画／髙橋信一
- 定価（本体4,600円＋税）　194頁
- ISBN978-4-7581-1241-3

発行　羊土社 YODOSHA
〒101-0052　東京都千代田区神田小川町2-5-1　TEL 03(5282)1211　FAX 03(5282)1212
E-mail：eigyo@yodosha.co.jp
URL：http://www.yodosha.co.jp/

ご注文は最寄りの書店，または小社営業部まで